AF532060

VERENA UND
ACHIM SAM

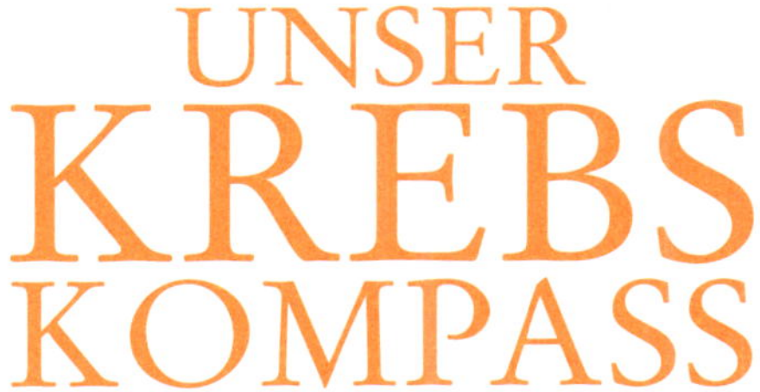

UNSER KREBS KOMPASS

Wie wir mit der Krankheit
leben lernen

Verfasst mit Marc Bielefeld und Franziska Pfeiffer

Mit Expertenunterstützung von Dr. Marc Baenkler,
Dr. Donata Grimm, Prof. Dr. Michael Hamm,
Prof. Dr. Dirk Jäger, Prof. Dr. Andreas Michalsen
und Dr. Joachim Wiskemann

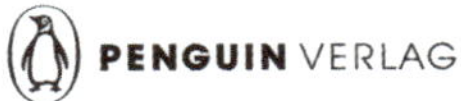
PENGUIN VERLAG

Die Originalausgabe erschien 2020 unter dem Titel
*Der Krebs-Kompass. Wie wir mit Krebs leben lernen.
Diagnose, Therapie, Heilungschancen*
bei C. Bertelsmann, München 2020.

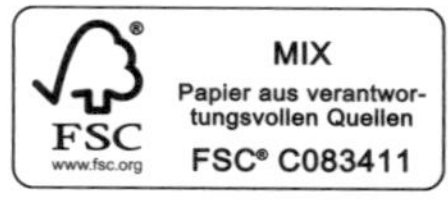

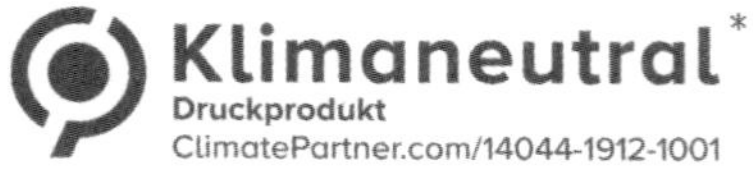

Penguin Random House Verlagsgruppe FSC® N001967

1. Auflage 2021

Lektorat: Eckard Schuster
Umschlaggestaltung: Büro Jorge Schmidt, München
Umschlagabbildung: © Gulliver Theis
Satz: Leingärtner, Nabburg
Druck und Bindung: CPI books GmbH, Leck
Printed in Germany
ISBN 978-3-328-10719-4

www.penguin-verlag.de

Für jede Umarmung, für Mut,
Forschung und Erdnusseis

Für euch, die wissen, um was es hier geht

Für alle, die nach den Sternen greifen,
und alle, die bereits selbst welche sind

Inhalt

Vorwort

Der Krebs klopft nicht an. Er klopft nie an. Und es ist ihm auch völlig egal, bei wem er einmarschiert. Er ist auf einmal da. Und dann drischt er wie ein gnadenloser Paukenschlag auf einen ein. Schlimmer kann es kaum kommen. Doch dann geht das Trommelgewitter erst richtig los. Der Krebs fordert alle Aufmerksamkeit und verbraucht dabei jede Kraftreserve. Er ist unsensibel, unberechenbar und unheimlich zugleich. Er kann kaltblütig sein und komplex. Er mischt sich kompromisslos ein und zwingt nicht nur die Gesundheit, sondern das gesamte Leben an seine Grenzen und weit darüber hinaus.

Mit solcher oder ähnlicher Wucht fällt der Krebs allein in Deutschland jedes Jahr über eine halbe Million Menschen her. Und dann steht man da. Ohnmächtig. Gewaltig gefordert, grenzenlos überfordert, geschunden vom Ringen mit der Krankheit und ihrem unheilvollen Ruf.

So donnerte der Krebs auch bei uns ins Leben. Schickte pechschwarze Wolken aus heiterem Himmel und trat einfach die Tür ein. Unter den mehr als 200 verschiedenen Gesichtern hat er sich bei uns ein besonders böses ausgesucht: Brustkrebs, metastasiert. Heilungschancen gleich null. Lebenserwartung? Gering.

Wir, das sind Verena und Achim Sam. Ein bis zum Sommer 2018 unbeschwertes Paar aus Hamburg im vermeintlich besten Alter, verliebt und frohgemut, sportlich und mitten im Leben stehend, versehen nicht nur mit Haus, Hund und Katze, sondern auch mit Plänen für die Zukunft und einem Bündel voller Träume.

Doch dann schnappte sich der Krebs unseren Lebensplan und setzte den Rotstift an.

Verena ist zum Zeitpunkt ihrer Diagnose 35 Jahre alt, von Beruf Fitnesstrainerin und auch privat ziemlich sportlich. Ärzte kannte sie nur vom Hörensagen, und die Medikamente summierten sich in ihrem Leben auf drei Aspirin. Keine Zigarette. Kaum Alkohol. Null krank. Dafür eine geballte Ladung positiver Lebensenergie. Und dann das. Krebs im fortgeschrittenen Stadium.

Achim ist 37 Jahre alt, als die Hiobsbotschaft ins Haus kracht. Er ist ein bekannter Ernährungswissenschaftler, Autor von Food- und Fitnessratgebern, die Bestseller wurden. Er war mal sehr sportlich und ist es zwischendurch immer mal wieder. Früher war er ein erfolgreicher Radrennfahrer, dann geht er in anderen Bereichen an seine Grenzen. Erst feiert er, bis der Arzt kommt. Später arbeitet er bis zum Burnout. Und dann kriegt nicht er Krebs, sondern sie. Verena, sein liebster Mensch. Sein Gesundbrunnen. Seine Sonne.

Nach dem Befund taumelte das »Wir« erst mal über ein Trümmerfeld, überfordert von tausend Fragen, die auf uns einprasselten. Wie geht es weiter? Was sind die ersten Schritte? An wen sollen wir uns wenden? Sind die Standardtherapien gut genug? Oder gibt es bereits bessere Alternativen, die schon viel weiter sind?

Die Fragen krempelten den Alltag bis in die letzte Ritze um. Weiter Sport treiben oder ab jetzt doch lieber ausruhen? Fasten oder besser Kohlenhydrate essen und den Selleriepropheten huldigen? Wir hätten es nie für möglich gehalten – doch mit der Krankheit wogen selbst leichte Themen plötzlich schwer: Denn tatsächlich entscheiden Bewegung und Ernährung mit darüber, wie gut und wie lange das Leben mit der Krankheit weitergehen kann.

Aber so läuft es im wilden Krebskarussell. Es schleudert dich hin und her und hat immer wieder schwindelerregende Sonderfahrten im Programm. Wir erlebten dabei Situationen, die wir uns vorher nicht vorstellen konnten. Wem zum Beispiel erzähle ich von der Krankheit? Wem besser nicht? Ein Punkt, der uns vorher gar nicht in den Sinn gekommen wäre. Doch auch diese Entscheidung wird Konsequenzen haben – im Beruf wie im Privatleben. Am Ende rührte die Krankheit am Job, nagte an Freunden und zerrte sogar an der Familie.

Mittendrin wurden wir immer wieder von Medienberichten und zahllosen Meinungen bombardiert, von gut gemeinten Ratschlägen und haltlosen Unkenrufen. In der Tat, die Zentrifugalkräfte sind nicht ohne. Der Krebs reißt und zerrt an allem.

Und schon bald stellten wir fest: Trotz aller medizinischen Fortschritte, trotz aller neuen digitalen Kommunikationswege und hochmodernen medizinischen Einrichtungen – die wenigsten Betroffenen wissen anfangs, was auf sie zukommt. Wissen nicht, was sie als Nächstes tun sollen und welchen Strohhalmen sie trauen dürfen.

Inzwischen – anderthalb Jahre nach der Diagnose – sind wir schlauer. Im Laufe der Therapie haben wir viele Erfahrungen gesammelt. Haben viele wichtige Studien und relevante wissenschaftliche Veröffentlichungen gelesen, mit zahlreichen Ärzten gesprochen und uns mit vielen Betroffenen ausgetauscht. Es gab auf dieser Reise viel zu tun und zu verdauen. Aber es gab auch viel zu lernen. Denn es ist auch so: Man kann wachsen mit dem Krebs. Wie an jeder größeren Aufgabe, wenn man sich ihr stellt.

Unser Wissen und unsere Erfahrungen wollen wir im vorliegenden Buch versammeln und verdichten. Wollen Fragen beantworten und Rat geben. Wollen Wege und Möglichkeiten aufzeigen, die wir nicht nur für gut befinden, sondern die jeweils auch mit renommierten Experten aus den jeweiligen Bereichen abgestimmt sind. Mit Professoren, Schul-, Sport- und Komplementärmedizinern, mit Ernährungswissenschaftlern und Psychologen.

Es geht um das wichtigste Wissen rund um den Krebs. Es geht um moderne Therapieverfahren. Es geht um die gesunde Dosis Sport und Ernährung. Um Aprikosenkerne und Genscheren, um die Macht der Worte und die Kraft der Hoffnung. Und es geht auch und vor allem: um unsere Seelen, unsere Herzen.

Sie und die ganze Einstellung zur Krankheit sind essenziell. Darum wollen wir Ihnen nicht nur mit Fakten und Wissen, sondern auch mit unserer ganz persönlichen Geschichte helfen, einen Weg, einen guten Weg durch die Zeiten der Krankheit zu finden.

Um es ganz klar zu sagen: Dieses Buch ist kein Präventionsbuch. Es ist ein Überlebensbuch. Und zwar für alle Betroffenen: für die Erkrankten in allererster Linie, aber auch für Ärzte und das Klinikpersonal und besonders auch für Angehörige und Partner. Sie sind die Ko-Betroffenen. Sie sitzen mit im Boot, ob sie wollen oder nicht.

Wir haben uns darum dazu entschieden, unsere Geschichte im Kanon zu erzählen: aus Sicht der Betroffenen und aus Sicht des Partners. Zu eng sind unsere beiden Rollen miteinander verknüpft, zu dick die Stränge, an denen wir beide ziehen, um mit der komplexen Situation klarzukommen.

Der Krebs kommt einem Universum gleich. Die einzig wahre Lösung und den einen Fixstern gibt es nicht. Doch wollen wir zusammen versuchen, einen klärenden Kurs einzuschlagen.

Darum dieses Buch. Eine Navigationshilfe für das Leben mit dem Krebs. Wir hätten gern etwas Ähnliches gehabt, als wir plötzlich dastanden mit der Krankheit, jedoch völlig ohne Orientierung.

Wir fanden wenig, dem wir Vertrauen schenken konnten. Und deshalb begannen wir selbst zu recherchieren und aufzuschreiben.

Es gibt aber noch einen weiteren Grund, warum uns dieses Buch am Herzen liegt. Weil wir wissen, wie viele andere Menschen gerade von einem ähnlichen Erdbeben durchgerüttelt werden.

Ihnen allen wollen wir Mut machen.

Denn das Leben nach der Krebsdiagnose muss nicht sofort zu Ende sein. Das Leben mit dem Krebs ist möglich. Und mehr als das: Das Leben mit dem Krebs kann ein gutes Leben sein – vielleicht eines mit weniger prognostizierter Quantität, dafür eines, das in anderer Hinsicht wertvoller wird, reicher. Es hat uns vorangebracht. Es ist ein Leben, das bewusster ist als früher, mit einer ebenfalls zuvor ungeahnten Qualität. Wir haben viel gelernt. Über die Krankheit, über uns selbst. Über die Menschen. Und vielleicht sogar ein wenig über das Leben.

Wir wollen nicht das Blaue vom Himmel holen. Wollen keinesfalls Unmögliches versprechen. Unbedingt aber wollen wir die Kulissen zur Seite schieben, die das Thema Krebs oft genug verstellen, verzerren und verbauen. Es eröffnen sich dabei Perspektiven, neue Sichtweisen. Es eröffnen sich neue Einsichten und Aussichten. Und damit letztlich auch völlig neue Wege, diese komplizierte Krankheit besser zu verstehen und ihr effektiver zu begegnen. Wir leben – zum Glück – in einer Zeit, in der sich die Krebsforschung und auch -bekämpfung rasant entwickeln. Dank auch menschlicher Größen, die dies überhaupt ermöglichen und fördern.

Und inzwischen glauben wir nicht nur fest daran, sondern wissen es: Der Krebs trifft das ganze Leben. Aber das Leben kann auch den Krebs treffen. Kann ihn in die Schranken weisen, ihn erträglicher machen oder – niemand weiß es – ihn vielleicht sogar besiegen.

I

Plötzlich ist da was

Vom Supersommer in die Mammografie

Was auf Betroffene zukommt, wenn plötzlich der Verdacht Krebs im Raum steht. Welche Fragen stellen sich? Welche Rolle nimmt der Partner ein? Und warum ist es nicht immer ratsam, alle Ratschläge zu befolgen?

Verena: In Griechenland schien noch die Sonne. Es war Juni 2018, und wir hatten uns den Urlaub auf der Insel Kos redlich verdient. Vor unseren Füßen lag dieser schneeweiße Strand, das Meer war warm, und ich ging jeden Morgen joggen. Ich lief durch die nahen Dünen, am türkisen Wasser entlang. Sport ist für mich wie atmen. Achim lag auf der Terrasse, ein Buch auf dem Bauch, und genoss das Leben. In sein Mailsystem hatte er eine Abwesenheitsnotiz »gedonnert«, wie er sagte. »Ich mache jetzt Digital Detox – Nachrichten werden weder gelesen, gehört noch beantwortet.«

Wir aßen gut, tranken bunte Früchtecocktails, und die einzige Sorge, die uns in diesen Tagen in Griechenland durch den Kopf ging, kreiste um unsere Blumen zu Hause im Garten: ob sie diesen deutschen Supersommer überleben würden.

Nach der ersten Nacht in unserem Ferienapartment hatte ich Achim in die Badewanne verbannt. Jawohl, zum Schlafen. Er schnarcht nämlich wie ein intervallgesteuerter Mähdrescher und war deswegen kürzlich sogar in einer Schlafklinik. Zwei Nächte hatte er dort verbracht. Kameras und Messgeräte sollten seine nächtlichen

Säge-Arien aufzeichnen und analysieren. Aber da war nichts. Nur Stille. Nur ein friedlich und ganz leise schlafender Achim Sam.

Glaubt man's? Ich jedenfalls konnte nicht fassen, dass er ausgerechnet in diesen beiden Nächten in der Schlafklinik die Stille in Person gab: Denn in Griechenland war er diesbezüglich prompt wieder in Hochform. Für die zweite Nacht buchte Achim uns in eine Familiensuite um. Zwei getrennte Schlafzimmer. Es ging nicht anders. Ich war schließlich auch zur Erholung hier. »Denk an die Schlafklinik«, sagte ich abends zu ihm. »Da ging's doch auch.« Und während ich ihm diese Worte ins Ohr küsste, hatte ich noch keinen blassen Schimmer, dass wir schon bald erneut eine Klinik aufsuchen sollten.

Diesmal allerdings sollte ich die Kandidatin fürs Krankenhaus sein. Und der Besuch gänzlich anderer Natur.

Das Leben war in diesen Tagen ein Traum. Wir lehnten uns zurück, taten endlich mal nichts außer genießen. Und das konnten wir besten Gewissens tun. Achim hatte zu Hause eine leitende Stellung in einem Medienkonzern, er hatte erfolgreiche Bücher über gesunde Ernährung geschrieben, die zu Bestsellern wurden. Er saß danach in zahllosen Talkshows, wurde zum gefragten Food-Experten in Funk und Fernsehen und in vielen Printmagazinen. Bis er am Rand eines Burnouts stand.

Auch im Sportstudio, das ich zusammen mit meinem Bruder aufgebaut hatte, lief es endlich rund. Es ist eine »Box«, so nennt man Sportstudios, die nicht mit den klassischen Geräten ausgestattet sind, sondern mit allen möglichen Utensilien für ein funktionelles Kleingruppentraining. Da sind Stangen für Klimmzüge und Turnübungen, Kletterseile, um sich daran hochzuziehen, Flächen mit Gummimatten und Langhanteln zum Gewichtheben. Eben alles erdenkliche Zeug, das fitter und stärker macht. Der Begriff »Box« entstand aber in erster Linie durch die Tatsache, dass die vier Wände zu einem wesentlichen Bestandteil der Work-outs werden, weil man an ihnen Handstand übt, sie mit schweren Gymnastikbällen bewirft oder schlicht Dehnübungen an ihnen verrichtet. Man kann sich so eine Box in etwa vorstellen wie einen Schuhkarton, in dem man von links nach rechts turnt und die Wände hochgeht.

Wir hatten dort inzwischen tolle und treue Mitglieder, und ich konnte nach Herzenslust dem nachgehen, was für mich nicht nur Beruf, sondern auch Berufung ist: Sport. Bewegung. Fit sein und gesund leben – und andere Menschen dafür begeistern. Meine Güte, das machte ich ja schon als kleines Mädchen. Durch die Gegend turnen, agil sein. Wenn es mit der Familie in die Ferien ging, schleppte ich freiwillig die Koffer ins Auto, packte mit an, wo ich nur konnte. Hauptsache Training!

Wir hatten in Hamburg, in Deutschland und auf der Welt verteilt viele Freunde. Dazu ein schönes Häuschen mit Garten, zwei Autos und einen Sportwagen für Achim zum Schrauben. Wir hatten eine Katze und bald noch fünf weitere, die regelmäßig in unserem »Katzenkiosk« vorbeischauten. Achim bastelte im Keller in letzter Zeit immer an seinen alten Mountainbikes herum, die er so liebt. Er hatte sich kürzlich extra einen türkisfarbenen Nappaledersattel bestellt und irgendeine eloxierte Gangschaltung im Knallbonbon-Look. Was weiß ich.

Und jetzt Griechenland. Sonne. Wellen. Pool. Die Dorade im Salat kam frisch aus dem Meer, das Olivenöl aus den nahen Bergen. Unten am Beach bogen sich die Sonnenschirme im warmen Wind. Elf Tage lang tankten wir in diesem Ferienhimmel auf, dann flogen wir zurück nach Hause. Home sweet Hamburg.

Es war heiß bei uns im Norden. 2018, dieser ewige Sommer. Die Temperaturen hatten die Elbe auf Tiefststände verdampfen lassen, und in unserem kleinen Viertel grillten die Nachbarn draußen auf den Wiesen um die Wette. Deutschland lief in diesem Sommer in Badehose und Bikini durch die Straßen.

Zurück zu Hause, ließen wir es ruhig angehen. Chillen. Nur bei jedem dritten Anruf mal wieder ans Handy gehen, den Urlaub langsam ausklingen lassen. Ich hatte mir ein Magazin geschnappt, lag in der Hängematte und schaukelte so vor mich hin. Achim kam zu mir, sagte irgendwas über die Hitze und strich mir dabei gedankenverloren über den Bauch. Dann ein bisschen seitlicher, ein bisschen höher.

»Was ist da denn?«, sagte er.

»Ach, so ein Knubbel«, sagte ich. »Ist da schon ein paar Tage.«

Achim tastete noch etwas weiter. Ich spürte nichts, es tat nicht weh. Ich spürte nur seine Hand auf meiner Haut.

»Das ist nichts«, sagte ich. »Ist bestimmt nur ein geschwollener Lymphknoten oder so was.«

Einen Moment schwiegen wir. Es war hypnotisch heiß draußen, vor dem Haus nebenan duschte der Nachbar unter seinem Gartenschlauch.

Ich weiß nicht, ob wir Menschen einen siebten Sinn haben. So wie Katzen. So wie die Rehe, die Bären und die Fledermäuse. Aber irgend so etwas in der Art müssen wir doch noch besitzen. Wir spüren das nicht mehr oft. Aber in diesem Moment in der Hängematte spürten wir es. Es fühlte sich an wie ein seltsames, tief verborgenes Wissen. Da war etwas, und wir beide, Achim Sam und Verena Ziemann, ahnten, dies war nichts Gutes.

Es sollte das Ende dieses ewigen Sommers sein.

Meine Frauenärztin weilte gerade im Urlaub, aber Achim und ich meinten am Ende beide, dass ich den »Knubbel« besser jetzt prüfen lassen sollte. Und zwar schnell. Es dauerte eine Woche, bis ich einen Termin bekam.

Wir fuhren durch die brütend heiße Stadt bis zur Radiologischen Allianz an der Schanze. Neben dem gläsernen Eingang standen schon die Schilder mit diesen eisigen Begriffen. Nuklearmedizin. Strahlentherapie. Neuroradiologie.

Mamma Diagnostik. Ich schaute nicht hin, ich ging rein. Dachte an meine Schwester, die hatte auch mal so eine Stelle gehabt.

Stelle. Was für ein harmloses kleines Wort. Doch wie fies konnte es mal eben an Bedeutung gewinnen – und zu einem perfiden Euphemismus mutieren? Bei meiner Schwester war es am Ende zum Glück nur eine Zyste gewesen.

Die Ärztin kam, tastete meine Brust ab und sagte, dass auf jeden Fall ein Ultraschall gemacht werden müsse. Ich lag auf der Pritsche, lag da wie auf Glas und starrte an die weiße Decke des Untersuchungszimmers. Achim saß draußen im Wartezimmer, ich hatte noch seinen Blick im Kopf. Wie er mich angeschaut hatte, als ich in den Untersuchungsraum gebeten wurde. Seine braunen Augen. Es ist der Wahnsinn, was Augen sagen können, ohne dass man ein einziges Wort verliert.

Nach der Untersuchung wurde gleich festgestellt, dass »Ultraschall nicht reichen« würde. Ich vernahm die Worte; wie Drohnen flogen sie durch den Raum. Man müsse sich die Sache genauer ansehen, so in etwa drückte das Klinikpersonal sich aus, und als Nächstes sollte eine Mammografie erfolgen. Ich ging aus dem Untersuchungszimmer und sagte Achim, dass es »Auffälligkeiten« gebe. Dass wir jetzt noch klären müssten, wie und wann genau es weitergeht. Eine weitere Untersuchung auf jeden Fall, vielleicht auch zwei. Heute, morgen, in den nächsten Tagen.

Auffälligkeiten? Und was denn klären? Achim starrte mich an. Die kleinen Glücksbringer, die er sich in seine Hosentasche gestopft hatte, waren schon halb zerquetscht.

Ich wurde in den nächsten Raum zur Mammografie gebeten. Diesmal lag ich nicht da. Ich stand vor einem weißen Monstrum von Gerät, das eine durchsichtige Platte besaß, diverse Hebel und Schalter und diesen großen vorstehenden Kopf mit der Röntgenkamera. Das ganze Teil sah aus wie ein Roboter.

Es dauerte nicht so lange. Der Raum war hell wie grauer Schnee, und die Platte fühlte sich kalt an. Die Ärztin, die mich jetzt untersuchte, stand ein paar Meter weiter hinter ihrem Monitor, und bald sagte sie das erste Mal, dass es wohl nichts Gutes sei. Dass es nach etwas Bösartigem aussehe. Und dass jetzt unbedingt noch eine Biopsie gemacht werden müsse, eine »Stanze«. Im Klartext: Gewebeproben entnehmen. Wir müssten dafür einen Termin ausmachen, hieß es erst, und schon die Aussicht, jetzt womöglich noch ein paar Tage warten zu müssen, kam mir zu diesem Zeitpunkt unerträglich vor. Ein Blindflug durchs Ungewisse. Wie die Fahrt durch einen Tunnel ohne Licht.

Es gab dann plötzlich eine Lücke im Terminkalender. Eine Patientin war nicht gekommen, und so konnte ich zum Glück noch am selben Nachmittag zur Biopsie. Und nun lag ich wieder da, diesmal lokal betäubt. Mehrere Stiche drangen in meine Brust, in meine rechte Seite. Ich spürte nichts, es tat nicht weh. Es war ein Dienstag, und erst am Freitag sollten die Ergebnisse vorliegen. Ich zählte im Kopf. Zwei Tage, drei Nächte. Eine gefühlte Unendlichkeit.

Wir verließen die Radiologie. Draußen war es heiß. Wir hatten das Gebäude in Flipflops betreten, mit Bleischuhen kamen wir wieder heraus.

Zwei Tage warten also bis zur nächsten Stufe, bis zum ersten hieb- und stichfesten Befund. Es war das erste Mal, dass Achim und ich am eigenen Leib erfuhren, was Warten bedeuten kann. Du sitzt bei dieser Art des Wartens in keinem Wartezimmer, stehst in keiner Schlange. Du wartest nicht auf einen verspäteten Zug, nicht darauf, dass die Bank öffnet. Du wartest auch nicht auf einen Flug, der vielleicht gestrichen wurde und erst am nächsten Tag abgeht. Du wartest auf ein nächstes Urteil. Auf ein paar Worte und Sätze von einem Arzt, auf einen verdammten Befund, der unter den acht Milliarden Menschen auf dieser Erde zunächst einmal nur dich betreffen wird. Dann deinen Partner. Und dann ein paar ausgewählte Menschen aus dem Kreis deiner Familie und deiner engsten Freunde, die dieser Befund treffen wird wie eine Abrissbirne.

An diese sehr spezielle Form des Wartens würden wir uns ab jetzt gewöhnen müssen. Dieses Warten würde Teil eines Untersuchungsmarathons werden. Teil der folgenden Therapien. Teil der Suche nach Wissen und gutem Rat. Teil des ganzen Prozedere, bis endlich der Anruf von mal wieder einem Arzt kommen würde oder du ihm höchstpersönlich gegenübersitzen würdest. Diese sehr spezielle Form des Wartens kennt ganz eigene Gesetzmäßigkeiten. Sie kann sehr groß und kalt ausfallen. Sie kann dich aus den Träumen reißen und deine Tage in Achterbahnfahrten verwandeln. Doch diese ganze Warterei auf Ergebnisse und Antworten, darauf, wie es weitergeht, sie wird jetzt ein Teil deines Lebens werden.

Doch wir sollten uns daran gewöhnen. Sollten lernen, auch damit umzugehen.

Nach der Biopsie hatten sie mir nebenbei noch diesen Satz mit auf den Nachhauseweg geschickt: Ich sollte in den nächsten Tagen keinen Sport machen.

Wie bitte? Keinen Sport? Mich nicht mehr bewegen? Nicht mehr meinem Beruf nachgehen, meinem Lebenselixier? Ich wollte das nicht glauben und schon gar nicht befolgen. Und ich befolgte es auch nicht. Ich ging weiter in die Box, ging noch am selben Abend zum Training und zu den Kursen – und hatte natürlich noch überhaupt keine Ahnung, wie eng diese beiden großen Themen am Ende miteinander verwoben sein würden.

Der Sport und die Krankheit. Die Bewegung und der Krebs. Die Wirkung eines gesunden und fitten Körpers auf ein paar Zellen, die aus dem Ruder gelaufen waren. Nun, ich sollte es später noch erfahren.

Doch auch weit über das Thema Sport hinaus wissen wir heute:

Es geistert eine Menge Halbwissen und Unwissen durch die Gegend, sobald es um Krebs geht. Da flattern einem zahllose Meinungen, Warnungen und Weisungen entgegen – befolgen allerdings sollte man sie keinesfalls alle.

Achim hatte während der Biopsie draußen gewartet. Wir stiegen danach ins Auto und fuhren erst einmal ziellos durch Hamburg. Natürlich unterhielten wir uns, sprachen über die Details, die wir gehört hatten. Was hatte die Ärztin vorhin noch gesagt? Da war angeblich ein auffälliger Lymphknoten. Achim hatte das so verstanden und ich auch. Ich wollte auf meinem Handy schon googeln, aber ich ließ es sein. Dr. Google sei ein Killer in so einer Situation, hatte ich mal gehört. Drei Klicks bis zum Tod. Ich hielt mich daran, auch wenn die Versuchung groß war, schnell Gewissheit zu erlangen, sich beim Scrollen durch digital generierte Suchergebnisse zu beruhigen oder mal eben Wissen und Fakten anzusammeln.

Nein, ich verzichtete darauf – und ich würde das auch weiterhin tun. Das Internet ist in so einer Lage nicht dein Freund, es kann ganz schnell zu deinem Feind werden. Es sei denn, du gehst gezielt auf eine verifizierte Homepage, wie etwa auf die ausgewiesene Seite des Krebsinformationsdiensts. Oder du willst nur mal eine Telefonnummer herausfinden, eine Adresse.

Mein Motto jedenfalls ist – und es hat sich bis heute bewahrheitet: Bestell dir von mir aus Schuhe im Netz, aber hol dir dort nicht dein Todesurteil ab – von Wildfremden willkürlich und vorschnell zusammengeschustert.

Wir gingen erst mal irgendwo einen Kaffee trinken. Mussten diese ersten Untersuchungen irgendwie verarbeiten, mussten nachdenken und einordnen. Immer wieder kreisten die Szenen im Zimmer der Ärztin in meinem Kopf, es war ja gerade erst eine gute Stunde her. Die Ärztin hatte sich mit ihren Worten zurückgehalten. Aber ich hatte schon heraushören können, dass es sich hier um etwas Gravierendes handelte.

Wir tranken noch einen Espresso, dann fuhren wir nach Hause.

Nach einer Nacht mit dünnem Schlaf lagen wir noch im Bett, als am nächsten Vormittag das Telefon klingelte. Es war überraschend die Ärztin von gestern, und sie sagte, dass die Ergebnisse der Biopsie nun doch schon gekommen seien. Sie machte eine kleine Pause, dann sagte sie das erste Mal das Wort.

Krebs.

Brustkrebs.

Danach verschwamm alles.

Ich sah Achims altes Surfboard an der Wand lehnen, die getrockneten Blumenkränze aus Hawaii, die darüber hingen und Glück bringen sollen. Ich sah unser Stoffnilpferd mit dem roten Lederbezug, auf dem ein paar Bücher lagen. Ich hörte die Stimme der Ärztin. Die Terrassentür stand offen, draußen war es noch immer unverschämt heiß.

Ich hörte die Worte wie Flusen.

Achim war längst nach unten gekommen. Ein Klingeln hatte genügt, allein die Tonalität dieses Gesprächs ausgereicht, damit die Dringlichkeit des Anrufs sich sofort im ganzen Raum verteilte. Achim stand wie ein Schießhund hinter mir.

Als Nächstes ein Brustzentrum suchen, sagte die Ärztin. Vertrauen haben. Vielleicht doch noch ein CT und MRT machen lassen. Verschiedene Anlaufstellen. Ganz sichergehen. Wie Sand rieselten die Worte durch meinen Geist. Folgeuntersuchungen. Überlegen, wohin. Weitere Schritte. Dann: Auf Wiedersehen.

Ja, auf Wiedersehen.

Achim stand für ein paar Sekunden da wie ein Marmorblock. Ich ging kurz nach draußen vor die Tür. Es war Mitte Juli 2018. Ich war 35 Jahre alt, und alles Unbeschwerte in meinem Leben hatte sich in den letzten fünf Minuten am Telefon für immer aufgelöst.

Achim: Der Typ mit den braunen Augen, der Verena ansah, bevor sie in den Behandlungsraum ging, das bin ich. Achim Sam, 38 Jahre alt. Man könnte auch sagen: Ich bin der schnarchende Mähdrescher. Verena übertreibt manchmal ein bisschen, aber sie hat ja recht. Ohne dass ich es merke, zersäge ich nachts manchmal halbe Wälder.

Sie ist gerade beim Sport. Mal wieder und wie fast jeden Tag. Genauer gesagt: sechs Tage die Woche. Verena hat nicht übertrieben, wenn sie schreibt, dass sie Sport liebt. Dass sie ohne Sport und Bewegung nicht leben kann und auch jetzt in keinster Weise vorhat, ihre Work-outs, Gewichthebeeinheiten und Laufrunden an den Nagel zu hängen. Einen Teufel wird sie tun. Und in der Tat: Wir beide wissen heute – das ist gut so. Das ist sogar sehr richtig und sehr gesund so. Und genau dies längst auch wissenschaftlich erwiesen.

Ich würde auch gern wieder mehr Sport machen. So motiviert und fit sein wie Verena. Nun, das wird eh nichts mehr, wenn ich mir meinen Bauch anschaue – und dann ihren. Sie hat einen Schildkrötenpanzer. Absolviert ohne Probleme fünfzig Liegestütze am Stück und könnte aus dem Stand heraus dreißig, vierzig Kilometer laufen – wahrscheinlich sogar mehr und ebenfalls am Stück.

Ich hingegen, ach, lassen wir das. Ich habe zwar auch viel Sport gemacht in meinem Leben, fuhr eine Zeit lang sogar in der deutschen Radcross- und Straßenrad-Nationalmannschaft mit. Ich habe Ernährungswissenschaften studiert, Bücher über effektive Diäten geschrieben und darüber, wie man sich gesund ernährt. All das ist wahr und ein wichtiger Teil von mir. Wahr ist aber auch, dass ich aus Großwallstadt bei Miltenberg komme, dort, wo der Odenwald und Spessart um die Ecke liegen, am äußersten Rand Bayerns, wo Hessen nie weit ist. Zudem: Ich stamme aus einer Metzgerfamilie. Sie wissen, was das bedeutet. Viel Wurst. Reichlich Deftiges. Schon als Kind hörte ich diesen inzwischen durchgereichten Satz, der bei uns allerdings keinesfalls nur als Kalenderspruch galt: »Salat schmeckt am besten, wenn du ihn kurz vor dem Verzehr durch ein Schnitzel ersetzt.«

Ich war ein moppeliger Junge. In der Schule wurde ich gehänselt. Bis ich mit dem Sport anfing, deutlich abnahm und später auch ziemlich fit und austrainiert war. Zwischenzeitlich. Vorübergehend. Immer mal wieder. Ich bezeichne mich selbst als einen Figurpendler. Mal schnellen die Kilos nach oben, dann wieder diszipliniere ich mich, esse gesünder und reduzierter, mache viel Sport und nehme wieder bis auf die Muskeln ab. Das geht dann so hin und her. Mal oben, mal unten. Mal runder, mal schlanker.

Aber Verena? Vergessen Sie's.

Es ist jetzt genau anderthalb Jahre her, dass sie die Diagnose bekam. Krebs. Brustkrebs. Und dann kam es noch schlimmer. Sie ist, wie gesagt, gerade beim Sport. Und mehr als das. Sie ist – hier und heute, und dafür lege ich meine Hand ins Feuer – eine der fittesten Frauen, die ich je in meinem Leben gesehen habe.

Und ich weiß, wovon ich rede. Nach meinem Studium nämlich arbeitete ich zunächst mehrere Jahre bei einem bekannten Fitnessmagazin und habe dort so einige Sportskanonen erlebt. Aber kaum eine vom Kaliber Verena.

Wie kann das sein, dass sie so fit ist? Das kann doch gar nicht sein! Nicht nach so einer Diagnose und mit so einer Krankheit. Aber so ist es. Verena geht es, wenn ich das hier einmal für sie sagen darf, gut. Sogar sehr gut. Wir haben weitergelebt. Und wir leben weiter. Wir lachen. Sie macht weiter Sport. Ich gehe in das Büro meines Medienunternehmens. Wir waren in Kalifornien, vier Wochen. Wir standen auf dem El Capitan, Verena joggend und ganz oben auf dem Gipfel, ich keuchend auf halber Höhe, fix und fertig aus dem Wasserfall saufend.

Ich sitze gerade an meinem Schreibtisch, neben dem alten Hawaii-Poster von United Airlines und der King-Kong-Figur, die wir aus Kalifornien mitgebracht haben. Ich schreibe diese Zeilen, und

Verena wird nach dem Sport auch noch an ihren Zeilen weiterschreiben. Diese Zeilen werden jetzt so langsam zu Seiten, und bald werden diese Seiten zu dem Buch, das Sie gerade lesen.

Unser Buch erzählt im Grunde eine sehr einfache Geschichte. Es handelt von einem jungen Paar, das von einer ziemlich bösen Krankheit erwischt wird: Verena Ziemann, inzwischen Sam, athletisch, Sporttrainerin, tätowiert und verdammt hübsch, wie ich finde, bekommt mitten in ihren besten Lebensjahren Krebs.

Die Krankheit überfiel uns aus heiterem Himmel. Mitten in der Rushhour unseres Lebens: von hundert auf null an einem einzigen heißen Sommertag. Es lief bisher alles so gut. Wir fühlten uns, als könnten wir nach den Sternen greifen. Ich hatte Auftritte im Fernsehen, stand vor Tausenden Zuschauern auf der Bühne. Ich dachte, alles ist machbar. Du musstest eben nur etwas dafür tun.

Was ich, was wir beide nicht wussten: Der hellste, der einzig wirklich wichtige Stern ist die Gesundheit. Dieser Stern war jetzt in den Schatten eines dunklen Monds geraten. Die Prioritäten verschoben sich mit einer solchen Macht, dass alles andere zur Nebensache wurde. Was uns eben noch wichtig und erstrebenswert erschien, was uns eben noch lockte und beschäftigte, große Ziele, kleine Ziele – all das verpuffte auf der Stelle. Es zählte nicht mehr.

Alle Wünsche werden klein gegen den, gesund zu sein.

So waren wir völlig unversehens aus unserer Umlaufbahn gerissen worden. Und saßen nun auf einmal mit Zigtausenden in einem Boot. Im Boot der Krebskranken. Auf Augenhöhe mit den kalten Fakten und den vielen anderen Betroffenen.

Es sollte am Ende eine krasse Diagnose sein. Brustkrebs, der in die Lunge gestreut hat. Das geschieht sehr selten, aber hier ist es geschehen. Der Krebs von Verena ist systemisch, wir reden von über zwanzig Metastasen in beiden Lungenflügeln. Das bedeutet palliative Einstufung. Nicht heilbar. Die Ärzte, die so befanden, sprachen zunächst von ein bis fünf Jahren.

Vielleicht wissen Sie, was das bedeutet. Vielleicht sind Sie selbst betroffen. Als Erkrankter oder Partner, als Freund, Arzt oder als ein Teil des klinischen Personals.

Wir wissen inzwischen auch, was das bedeutet. Vor allem und selbstverständlich Verena. Wir haben viel erlebt seit der Diagnose. Viel durchlebt. Da waren Verzweiflung, Angst und Hilflosigkeit. Da war die Wut. Warum ausgerechnet sie? Wie kann das sein, so fit, wie sie ist? So unfassbar gesund, wie sie immer gelebt hat? Da waren all die Fragen. Was jetzt? Wie weiterleben? Wen fragen? Was tun? Was nicht tun?

Doch trotz aller Rückschläge: Es gibt Grund zur Hoffnung. Und inzwischen haben wir einen Satz mehrfach gehört. »Es ist besser, heute Krebs zu haben als noch vor fünf oder gar zehn Jahren.«

Der Satz verweist auf die rasanten Fortschritte, die bei der Behandlung von Krebs gemacht werden. Heute, jetzt. Und schon morgen. Neue Technologien und Verfahren spielen hier eine entscheidende Rolle – beflügelt durch immer größere Datenmengen und Rechenleistungen, die zu neuen Erkenntnissen führen. In der Forschung, immer öfter aber eben auch in der Anwendung. Mit anderen Worten: Nicht nur unsere Handys und Autos, sondern auch viele andere Produkte, Technologien, Herstellungsmethoden oder Logistikprozesse werden immer besser, smarter und effizienter. Mit den neuen Möglichkeiten der Digitalisierung und drastisch gesteigerter Rechnerkapazität durchlaufen derzeit fast alle Bereiche des modernen Lebens kleinere und größere Revolutionen.

Und das gilt auch für die Bekämpfung von Krebs.

Verena zum Beispiel setzt neben der klassischen Leitlinientherapie inzwischen zusätzlich auf eine experimentelle Therapie, die nicht pauschal schlechte wie gute Körperzellen tötet. Diese Therapie versucht vielmehr, ihr eigenes Immunsystem wieder scharfzustellen, den Krebs gezielt zu erkennen und schließlich aus eigener Kraft zu bekämpfen. Den eigenen Körper also sozusagen als Waffe gegen den Krebs einsetzen – vielleicht ist das die effektivste Methode, die es derzeit gibt. Die es überhaupt gibt.

Vor zehn Jahren wäre dies noch undenkbar gewesen. Wir sind darum regelmäßig auch in Heidelberg, im Nationalen Centrum für Tumorerkrankungen (National Center for Tumor Diseases). Und wenn man dieses NCT betritt, hat man das Gefühl, im Silicon Valley der Medizin zu sein. Ja, ein Krankenhaus. Aber eines, in dem man sich gut fühlt. Ein Ort, der einen bestärkt und der einem Energie gibt. Im Wartebereich hängt ein gerahmtes Bild mit den Worten: »Unser Ziel ist es, den Krebs zu besiegen!« Es sind nicht nur Worte. Dieser Wille ist in jeder Pore des modernen Baus zu spüren.

Und dabei geht es nicht nur um moderne Methoden und Therapien, sondern um noch etwas ganz anderes. Etwas, das ebenfalls eine wesentliche Rolle spielt, wenn man mit dem Thema Krebs konfrontiert ist. Nämlich darum, ob das Glas halb leer oder halb voll ist. Ein altes Bild, eine Metapher des Volksmunds. Hier und jetzt aber wird dieser Spruch wichtiger denn je. Denn ja: Allein die Sichtweise der Situation kann darüber entscheiden, ob du aufgibst und den Glauben verlierst – oder ob du weitermachst. Ob du dich reinhängst, mehr erträgst, als du je für möglich gehalten hast – und weiterlebst.

Im NCT ist das Glas halb voll. Nicht nur reagieren, sondern agieren. Denn es geht den Ärzten und Spezialisten um den Chef Prof. Dr. Dirk Jäger, den wir inzwischen gut kennen, um nichts Geringeres als um die Entschlüsselung des Kuriosums namens Krebs – und zwar bei jedem einzelnen Patienten. Wissenschaftliche Anerkennung und Auszeichnungen treten hier in den Hintergrund. Im Vordergrund steht der Patient. Der Mensch. Und zwar jeder Einzelne. So wie er ist. So wie eben nur er die Krankheit bekommen hat. Und so, wie vielleicht auch nur er diese besiegen kann.

Der Krebs wird hier nicht über einen Kamm geschert. Er bekommt ein individuelles Gesicht, eine persönliche Geschichte. Denn jeder einzelne Fall von Krebs wird hier bis in die DNA, bis in jedes einzelne Molekül aufgeschlüsselt (siehe Immuntherapie, Seite 107 ff., und Kapitel 6, »Experiment Hoffnung«, Seite 138 ff.). Schlüssel, ja, das ist ein gutes Wort. Damit lassen sich bekanntlich Türen öffnen. Damit lässt sich dieser heimtückischen Krankheit vielleicht beikommen.

Professor Jäger kam einmal in den besagten Wartebereich und rief eine Patientin aus. Sie entgegnete: »Ich bin hier, Herr Professor Jäger! Sie haben mich wohl übersehen.« Der Professor antwortete: »Nein, Frau Koch, ich übersehe Sie ganz bestimmt nicht, ich habe Sie nur nicht gleich gesehen.«

Der Satz spricht Bände. Er steht für eine ganz neue Richtung, steht für die sehr persönliche Betrachtung eines jeden einzelnen Krebsfalls.

Und das hilft. Es hilft ungemein.

Wundern Sie sich übrigens nicht, dass ich ständig von »uns« schreibe und an vielen Stellen das »wir« verwende. Verena ist die Betroffene. Selbstverständlich. Ohne Wenn, ohne Aber. Den Partner jedoch (ebenso wie die Familie und enge Freunde) treffen andere Aspekte der Krankheit. Der Partner ist mit im Boot, das ist sehr wichtig. Doch auch hier sind die Nebenwirkungen keinesfalls zu unterschätzen, und es hilft enorm zu wissen, was auch auf ihn zukommt. Was er tun kann, was er nicht tun soll. Denn der Partner wird – wie der Ko-Alkoholiker an der Seite des Alkoholikers – zum Mitbetroffenen.

Eine wichtige Rolle – für beide.

Und dann ist da natürlich noch etwas, das von Anfang an zählt. Es steht ganz oben auf der Liste: die Einstellung. Die eigene Haltung gegenüber der Krankheit. Verena sagte von Anfang an: Ich schaffe das. Ich gehe das an. Ich gehe das an, so gut ich nur kann. Ich nehme diese Krankheit an wie eine Aufgabe, die mir gestellt worden ist. Aus irgendeinem Grund. Von ganz oben, von irgendwoher. Es hat einen Grund. Es muss einen Grund geben.

Verena will diese Aufgabe wie ein knallhartes Work-out betrachten. Wie eine Lebensaufgabe im wahrsten Wortsinn, die sie fordert, bei der sie an Grenzen kommt, schweißgebadet, bei der sie irgendwann nicht mehr kann, aber dann eben doch noch ein paar Züge durchhält – um dann im besten Fall gestärkt herauszugehen.

Wir wissen, dass es diese Einstellung nirgends zu kaufen gibt. Wir wissen, wie schwierig es ist, einer solch unerbittlichen Situation entgegenzutreten. Woher den Willen nehmen, zu ändern, was zu ändern ist? Woher die Kraft, zu ertragen, was zu ertragen ist? Und woher die Weisheit, beides voneinander zu unterscheiden?

Es gibt hier kein Rezept mehr, keine Apotheke, keinen Zauberer. Und wir werden uns unterstehen, hier pauschalen Rat zu erteilen. Wir würden uns jedoch über beide Ohren freuen, wenn Ihnen dieses Buch vielleicht ein wenig Kraft mit auf den Weg gibt. Wenn es guten Rat weiß. Wenn es Gedanken eröffnet, Ideen schenkt und ein ganz klein wenig die Einsamkeit nimmt.

Und wenn es nur die eine Zeile ist, die Sie in Ihr Herz schließen. Der eine Satz, der Mut macht. Das eine Wort, das Sie wissen lässt, dass Sie nicht allein sind.

2

Der Untersuchungsmarathon

Der Hindernislauf bis zur Diagnose

Der Verdacht erhärtet sich. Und plötzlich stellen sich noch mehr Fragen: Wie finde ich ein gutes Krebszentrum? Wie schaffe ich es, Kraft und Ruhe zu bewahren? Warum ist jetzt ganz wichtig, sich ein Netzwerk zu schaffen, nicht allen Befunden gleich zu trauen? Und: Warum auch der Partner professionelle Hilfe nicht ablehnen sollte.

Die Zeit stand auf einmal still, draußen vor unseren Fenstern schien der Sommer zu einem Standbild gefroren zu sein. Die Ärztin hatte eben angerufen und mir das Ergebnis der Biopsie verkündet. Ich weiß nicht, wie lange wir sprachen. Fünf Minuten? Zehn? Erst hatte ich ihre Stimme noch klar und messerscharf vernommen, mit all der Aufmerksamkeit, die ein Mensch aufbringen kann. Ich hörte mein Herz schlagen. Es schlug mir bis zum Hals. Dann spürte ich, wie für einen Moment die Kraft aus mir wich. Die Stimme der Ärztin verlor sich, verschwand wie in einem Nebel.

Achim stand mit glühenden Nerven neben mir, starr vor Anspannung. Ich ging kurz auf die Terrasse. Dann sagte ich zu ihm: »Es ist nichts Gutes, meint die Ärztin.«

Draußen tobte noch immer das Leben. Aber das war jetzt eine andere Welt. Die Nachbarn, die lachenden Kinder, die Leute, die ihre Badetaschen in die Autos trugen, das waren jetzt alles andere. Auf einen Schlag spielten die für uns in einem anderen Film.

Bei uns hatte das Programm gewechselt.

Ich schwieg, doch bei Achim schien die Nachricht eine Art Kettenreaktion auszulösen. Was die Ärztin genau gesagt hätte, wollte er sofort wissen. Ob das wirklich schon das Ergebnis der Biopsie gewesen sei? Das könne doch gar nicht sein! Brustkrebs? Hatte sie vielleicht doch nur von einem Vorstadium gesprochen? Dann schossen immer mehr Fragen aus ihm heraus: »Wie jetzt? Einfach ein Brustzentrum suchen? Wo denn? Hat sie dir keine Nummer gegeben?«

Achim ging zum Telefon, sagte: »Wir rufen da jetzt nochmals an, ich will das genau wissen.«

Eine Assistentin war am Apparat. Die Frau Doktor, sagte sie, sei schon in der Mittagspause. Achim hatte auf Lautsprecher geschaltet. Dann sagte die Assistentin, sie würde versuchen, die Ärztin noch zu erwischen. Einen Moment lang herrschte Stille in der Leitung. Dann hörten wir Stimmen, die näher kamen, und schließlich kam die Ärztin doch noch ans Telefon.

Eine völlig normale Situation im Grunde. Da wird jemand kurz aus der Mittagspause geholt. Für uns aber wurde die Situation zu einem Menetekel: Wenn die Ärztin jetzt extra nochmals ans Telefon kommt, dann hat das sicher seinen Grund. Dann ist das hier alles andere als eine Lappalie.

Und bereits in diesem Moment geschah etwas, das eine Krankheit wie Krebs auslöst, wenn der Betroffene damit konfrontiert wird. Deine Antennen sind auf der Stelle scharfgestellt. Du registrierst jede Nuance, suchst in allem einen Indikator, eine Bedeutung. Selbst Kleinigkeiten verunsichern dich: Du reagierst auf die Welt, auf jede Geste und jedes Zeichen, als hättest du ein entzündetes Nervenkostüm.

Das ist gut zu wissen, für jeden Betroffenen. Vor allem aber sollten es die anderen wissen: die Partner, die Familie, die Freunde, die Kollegen. Und sie sollten bedenken: Sie haben es ab jetzt mit einem Verwundeten zu tun.

Gerade die nahestehenden Menschen nehmen eine besondere Rolle ein. Sie sind mit im Boot, sie wissen alles. Sie kennen dich. Sie können dabei zu einem Anker werden, zu einer ungeheuer wichtigen Stütze. Aber sie können auch mal versagen. Das alles ist zutiefst menschlich. Und weil es so menschlich ist, ist es eben auch nicht so einfach. Wie also geht der Partner damit um, wenn so eine Nachricht kommt? Welche Aufgaben übernimmt er? Welche konkrete Hilfe kann er leisten? Wen anrufen, wie sich informieren?

Das Leben fühlt sich jetzt an wie der zittrige Gang über einen eisigen Gipfelgrat. Du bist nicht gesichert, darfst keinen falschen Schritt machen. Und dann wirst du von hinten geschubst und stürzt in eine völlig neue Welt. Sie besteht aus vielen Fragen und neuen Begriffen. Eine Welt aus Diagnosen und Terminen, eine Welt aus Wartezimmern und Befunden, aus weißen Arztschuhen und den blank gewienerten Fluren der Krankenhäuser, an deren Wänden die Spenderflaschen mit den Desinfektionsmitteln hängen.

Auch betrittst du eine völlig neue Gefühlswelt. Du bist auf einer Reise, wie du sie noch nie angetreten hast. Du musst dich da erst einmal hineintasten, dich zurechtfinden. Und ja, der Partner wird auch hier eine zentrale Rolle einnehmen. Er sollte, er muss das wissen. Er kann jetzt der sprichwörtliche Fels in der Brandung sein. Er kann dich aber auch verrückt machen. Wenn er noch hibbeliger wird als du. Wenn er die Geduld verliert, die Nerven oder kurz vor dem panischen Aufbruch zum nächsten Untersuchungstermin kreischt, wo zur Hölle die Autoschlüssel sind – obwohl er sie gerade in der Hand hält.

Es ist alles menschlich, zutiefst menschlich. Der Krebs ist eine Aufgabe, und keine einfache. Und schon allein das ist am Anfang sehr gut zu wissen.

Was aber geschah genau nach diesem Anruf, bei dem das entscheidende Ergebnis der Biopsie verkündet wurde? Resultat: durchgefallen, Absturz, Pech gehabt.

Ich konnte erst mal gar nicht denken. Die Worte der Ärztin überrollten mich. Und die wichtigsten Fragen, die ich gleich hätte stellen sollen – sie fielen mir nicht ein. Woher bekomme ich die Adresse eines guten Mamma-Zentrums, wie ein Brustkrebszentrum auch genannt wird? Was werden die dort mit mir machen? Gibt es bei den Zentren Unterschiede? Und wäre es nicht sinnvoll, alternative Meinungen einzuholen?

Und auch das kreiste gleich durch meinen Kopf: Wem würde ich es – neben Achim – als Erstes erzählen? Meiner Familie? Meiner besten Freundin? Den Mitgliedern in der Box?

All diese Fragen schossen völlig unsortiert durch mein Leben an diesem Vormittag des 25. Juli 2018. Und die Ärztin hatte dann noch von einem MRT und einem CT gesprochen. Ich wusste nicht einmal, was die Kürzel exakt bedeuteten – ich wusste nur, dass all diese Begriffe nicht gefallen wären, wenn du nur eine Erkältung hättest.

Dann schwang sich noch ein weiterer Gedanke ins Gedankenkarussell. Da war offenbar etwas in meiner Brust, in meinem Körper. Etwas, das nicht kleiner und harmloser wurde, sondern womöglich größer und bedrohlicher. Es war schon gewachsen, vielleicht also wuchs es weiter und war auch jetzt gerade – in diesen Minuten! – am Wachsen. Wie eine rote Warnleuchte ploppte die nächste Frage auf: Wie schnell muss ich reagieren? Reicht nächste Woche? Oder muss es morgen sein? Heute noch?

Das alles raste durch mein Hirn. Es war ein bisschen viel, und so versuchte ich erst einmal, mich zu besinnen. Draußen flogen noch immer die Vögel. Die Katze kam wie immer, leckte an ihrem Fressnapf und schaute mich an.

Ich wollte mich wieder fangen und blickte auf die Uhr. Ich konnte nicht einmal sagen, wie viel Zeit verstrichen war. Ich sagte mir: Bleib ruhig. Dreh jetzt nicht durch. Denn auch wenn ich zunächst fassungslos war, ging ich innerlich schnell in Position: Nee, das nehme ich jetzt nicht gleich hin. Davon lasse ich mich nicht unterkriegen! Auch wenn das etwas Schlimmes ist, bekomme ich das schon wieder in den Griff.

Ein entscheidender Impuls. Ich will und kann hier nicht für jeden sprechen, doch für mich war es – auch im Nachhinein betrachtet – von Anfang an eine gute Herangehensweise: sich nicht von außen verrückt machen lassen. Stattdessen: Hör auf dich selbst. Vertraue deinem Körper, deinem Gefühl. Denn du bist du. Noch immer dein engster Vertrauter. Und ich spürte und wusste: Die Krankheit würde mich nicht gleich niederstrecken. Nicht nächste Woche, nicht nächsten Monat – nein, noch lange nicht.

Dennoch musste ich das jetzt erst mal verdauen. Musste raus. Den Kopf frei kriegen und mich sortieren. Ich wollte unbedingt zum Sport. Mich bewegen, mich austoben, wie aus einem Instinkt heraus. Also nahm ich meine Tasche und fuhr los. Achim schaute mich an. Er sagte nichts, er kennt mich gut.

Bis zur Box ist es nicht weit. Langsam und ruhig fuhr ich durch die Straßen unseres kleinen Viertels. Ich kannte den Weg im Schlaf. Ich parkte den Wagen vor dem großen grauen Tor. Schloss auf, ging rein. Ich sah die Geräte unseres Fitnessstudios, die Ergometer, den schwarzen Gummiboden der Halle, sah die Ringe, die Powerriegel hinter dem Tresen und die Gewichtswesten, die an der Wand hingen.

Dann drehte ich die Musik auf und legte los: 300 Step-ups, um meinen Körper zu spüren. Um mich lebendig zu fühlen und einen klaren Kopf zu kriegen.

Ein Akt der Verzweiflung? Schwitzen und powern, um zu verdrängen? Nein, keinesfalls. Denn auch das weiß ich heute: Mich nicht aus der Bahn schleudern zu lassen, meine Gewohnheiten und Freuden nicht über Bord zu werfen – das war für mich richtig und wichtig. Und das ist es bis heute. Ich würde sogar sagen, dass dies ein wesentlicher Weg ist, um mit der Krankheit umzugehen.

Ich ging also weiter meiner Arbeit und meiner Passion nach. Fuhr zum Sport, lief meine Runden, machte meine Work-outs. Und damit nicht genug. Danach fuhr ich zum Einkaufen, kam nach Hause, duschte. Und so mache ich es bis heute. Denn es ist der Alltag, der enorm wichtig ist: kochen, abwaschen, aufräumen. Den gelben Sack an die Straße tragen. Ins Büro gehen, in der U-Bahn hocken. Im Park sitzen. Freunde treffen. Fluchen, wenn die Espressomaschine spinnt. Mit Achim frühstücken. Oder einen strengen Blick abschießen, wenn er mal wieder mitten im Wohnzimmer mit seinem Kettenöl rumschmiert.

Es sind genau diese Dinge, die zu großen Teilen unser Leben ausmachen – und die wir als so selbstverständlich hinnehmen.

Sie sind es nicht.

Wenn du einmal eine Krebsdiagnose bekommen hast, wenn du ein paar Mal aus diesen Untersuchungen herausgekommen bist, dann weißt du es nicht nur, dann hast du es auch begriffen.

Dann *schätzt* du das Leben.

Dies ist übrigens kein Genesungsmittel. Es ist weit mehr als das. Es ist ein Weckruf.

Es ist wie die wirkmächtige Erinnerung daran, jeden einzelnen Tag mit offenen Augen durch die Welt gehen zu dürfen.

Und dich wie ein Schneekönig darüber zu freuen.

Darum an dieser Stelle ein Rat, der – so glaube ich zumindest – hilft. Nach der Diagnose »Krebs« sollte sich niemand dazu zwingen, sein Leben komplett umzukrempeln oder es neu zu erfinden. Es ist nicht die First-Class-Reise nach Tahiti, die zählt. Es sind nicht die Follower-Zahlen bei Instagram, und es ist auch nicht die Luxushandtasche, die dich glücklich machen – und bei der Stange halten.

Es sind die kleinen Dinge, die ganz normalen.

An ihnen halte ich mich fest. Und das ist eine heilsame, eine bereichernde Erfahrung. Sie erdet ungemein. Wenn ich ein Motto habe, dann könnte es darum vielleicht so klingen: Der Krebs mag Raum im Körper fordern – aber er wird nicht gleich mein ganzes Leben vereinnahmen. Nein, das lasse ich nicht zu! Das erlaube ich nicht, soweit mir dies auch nur möglich ist.

Es waren jetzt noch immer die ersten wackligen Stunden nach dieser ersten schlechten Nachricht. Und ich bin heilfroh, dass ich so unaufgeregt wie möglich mit ihnen umging. Denn es geschieht bereits enorm viel in diesen ersten Sekunden, Minuten und Stunden, in denen du ja noch immer du selbst bist – aber eben doch ein anderer.

Wem erzähle ich als Nächstes von der Krankheit? Was soll ich ab jetzt essen – und was darf ich womöglich nicht mehr essen? Muss ich mich sofort bei meiner Krankenkasse melden? Was wird aus dem geplanten Treffen mit den Freunden nächstes Wochenende? Alles gleich abblasen?

Noch an diesem Tag erzählte ich es meiner Mutter, sie kam bald in die Box, weinte. Wir saßen kurz neben den Sandsäcken, redeten. Dann steppte ich weiter auf und ab, sank in diesen Rhythmus der schnellen Bewegungen und des eigenen Herzschlags. Die Musik hämmerte den Takt in die große Halle. Ich begann zu schwitzen, spürte meine Muskeln, meine Arme, meine Beine. Ich machte weiter, hörte nicht auf. Spürte diese wunderbare äußere wie innere Balance, die wohl alle Sportler kennen. Wenn du auf Touren kommst und ab einem bestimmten Moment in diesen überaus natürlichen Aggregatzustand übergehst, dich zu bewegen.

Ich konzentrierte mich auf mich. Meine Sinne zu sortieren und beim Sport einen klaren Kopf zu bekommen, das würde jetzt gewiss nicht schaden. Denn schon bald stand ein Marathon ganz anderer

Art auf dem Programm. Untersuchungen, Befundgespräche, eine lange Operation, dazu die Gesichter von Ärzten und der Geruch von Krankenhäusern.

Ich machte noch eine Stunde weiter. Hoch, runter, mich immer tiefer in diesen Rhythmus fallen lassen. Bis mein Herzschlag zum Teil des Taktes wurde.

Ein klarer Kopf. In der Tat, das ist eine traumhafte Sache. Und Verena sagt das so dahin. Nun, sie geht zum Sport, macht mal eben zehntausend Kniebeugen, läuft dreimal um die Erde und hat danach einen klaren Kopf. Bei ihr funktioniert das. Sie hat eben keinen Schweinehund, den sie dafür überwinden muss. Ihren Schweinehund muss sie höchstens überwinden, wenn sie sich dazu zwingt, morgens mal eine Viertelstunde länger im Bett zu bleiben, und nicht gleich ihre Laufschuhe anzieht.

Möchte ich auch gern wieder können. Kann ich aber gerade nicht. Und nein: Mir fiel es nach dem Anruf der Ärztin in keinster Weise leicht, einen klaren oder auch nur irgendeinen Kopf zu bewahren. Im Gegenteil: Ich war wie narkotisiert. Völlig geplättet, als hätte mir einer mit dem Hammer auf den Kopf geschlagen.

Und dabei geschah so einiges, was ich noch nie erlebt hatte. Darum möchte ich Ihnen die Situation auch aus meiner Sicht schildern: aus der Sicht des Partners. Klar war nach diesem ersten Befund nämlich nur eines: Der Achim Sam drehte binnen Sekunden total am Rad.

Ich funktionierte nicht mehr, da ging nichts mehr in diesen ersten Momenten. Und ich wollte es auch nicht wahrhaben. Nicht bei Verena. Die hatte doch ihr Leben lang Sport gemacht! Die hatte ich noch nie ein Stück Sahnetorte essen, nie mehr als ein Glas Wein trinken sehen. Von Zigaretten, Drogen, Tabletten oder Ähnlichem ganz zu schweigen.

Das gibt es doch gar nicht! Diese ganze Diagnose musste an eine falsche Adresse gelangt sein!

Verena war ziemlich ruhig und sagte nicht viel. Ich drehte dagegen so richtig auf. Vermutlich schaute ich sie mit großen, ernsten, wirren Augen an: Was bedeutet das jetzt? Was müssen wir tun? Wohin uns wenden? Wie gehen wir damit um?

Wir saßen an unserem Esstisch, und mir lief der Schweiß von der Stirn, obwohl ich an diesem Vormittag noch nichts getan, mich noch nicht einmal angezogen hatte. Wir redeten. Und redeten uns gleich auch Hoffnung ein. Vielleicht würde es am Ende doch nur eine entzündete Drüse sein. Irgend so etwas und nicht gleich das Allerschlimmste.

Das war der Moment, in dem Verena ihre Sporttasche nahm und in die Box fuhr. Ich wusste, dass es sinnlos war, etwas zu sagen. Die Haustür fiel ins Schloss, weg war Verena – und ich allein.

Draußen kläffte ein Hund und pöbelten sich zwei Autofahrer an, weil einer die Ausfahrt blockierte. Ich hätte rausgehen und sie erwürgen können. Ich schloss die Terrassentür und schaltete den Ventilator ein. Richtete ihn frontal aufs Sofa, auf das ich mich setzte. Computer und Handy lagen schon parat. Wie Waffen. Ich musste jetzt etwas tun. Sofort! Mich schlaumachen und mit Leuten sprechen. Agieren! Nur nicht nichts tun!

Mir geisterten die Worte der Ärztin durch den Schädel. Wir sollten als Erstes ein Mamma-Zentrum finden, hatte sie gesagt. Den Befund würde sie sofort dorthin übermitteln.

Als Erstes rief ich im Büro in Berlin an und sagte meinem Chef Markan und meinem engsten Kollegen Patrick gleich die Wahrheit. Sagte ihnen, dass wir einen schlechten Befund bekommen hätten und ich mich erst mal um andere Dinge kümmern müsse. Mein Gefühl übernahm diese Entscheidung, mich nicht einfach krankschreiben und sie im Ungewissen zu lassen. Ich konnte gar nicht anders, als alles gleich auf den Tisch zu legen – auch wenn ich über mögliche Folgen dieses Schritts noch überhaupt nicht nachgedacht hatte. Und mir die Konsequenzen auch nicht vorstellen konnte.

Von meinem Chef – eher ein Mann der Zahlen – kam eine Reaktion, mit der ich gar nicht gerechnet hatte. Ich blickte aufs Handy, und da stand Minuten darauf die Antwort von ihm:

»Lieber Achim, in solchen Situationen reagiere ich aus Überzeugung so. Ich glaube wirklich, dass es Momente im Leben gibt, in denen das Alltägliche pausieren muss. Und das ist so ein Moment. Sei bei Verena, wenn es wichtig ist, und unterstütze sie, so gut es geht. Und versichere ihr, dass alles gut wird – und dann wird es auch so sein. Alles Liebe für Euch, Markan.«

Mir schossen die Tränen in die Augen. Die Reaktion rührte mich, zeigte mir gleichzeitig aber auch den Ernst der Lage. Beim Thema Krebs vergaßen offenbar selbst hartgesottene CEOs auf der Stelle ihren Taschenrechner und zeigten Milde: Herz vor Zahlen.

Ich hatte meine eigene Stimme noch im Ohr, als ich eben telefoniert hatte. Und konnte noch immer nicht glauben, was ich da tatsächlich selber ins Handy gesprochen hatte. Es war wie ein weiteres Echo, das mir die Dringlichkeit von allem nur noch einmal in aller Deutlichkeit klarmachte.

Dabei merkte ich gar nicht, was sich in diesem Moment tief in mir drin abspielte. Denn ich war bereits geprägt. Mein Opa war früher an Krebs erkrankt, und ich hatte den Krankheitsverlauf als Jugendlicher ziemlich nah miterlebt. Wir waren oft ins Krankenhaus gefahren, und ich hatte gesehen, wie mein Opa abbaute, wie die Chemo ihn auflöste und die Bestrahlung ihn verbrannte – je mehr Medizin in seinen Körper floss, desto mehr wich das Leben aus ihm, bis der Krebs und die Tyrannei der Therapien ihn schließlich besiegten.

Diese Bilder steckten noch immer tief in mir drin. Nun kamen sie mit Wucht wieder zum Vorschein. Ich konnte gar nichts dagegen tun. Und es ist ja auch völlig normal, dass der Mensch vergangene Erfahrungen als Referenz nutzt.

Doch heute weiß ich: In unserer Situation war es genau das Falsche!

In den Jahrzehnten nach dem Tod meines Opas hat sich unglaublich viel getan. Die Medizin ist weit vorangeschritten, die Medizin ist besser geworden, effektiver, individueller und verträglicher. Auch die Methoden der Diagnostik und Therapie sind heute andere, Ärzte und Forschung haben neue Einsichten gewonnen. Inzwischen leben die meisten Patienten wesentlich länger und besser mit der Krankheit – und weitaus mehr Erkrankte besiegen den Krebs.

Ich will das einmal in Zahlen ausdrücken. Kinder unter 15 Jahren zum Beispiel, die zwischen 1982 und 1985 an Krebs erkrankten, hatten damals eine Zehn-Jahres-Überlebenschance von 66 Prozent. Bis 2015 war diese bereits auf 83 Prozent gestiegen. Und diese positive Zahl steigt weiter.

Solche Studien und Zahlen tun gut. Und ja: Man sollte die positive Botschaft unbedingt aus ihnen herauslesen – und zwar ganz bewusst. Es stärkt die Hoffnung, es macht Mut. Und selbst wenn jemand die Nachricht bekommt, dass die Heilungschancen bei zwei Prozent liegen – dann sollte er an diese zwei Prozent glauben. Sollte alles dafür tun, um zu ebendiesen zwei Prozent zu gehören. Und aus den zwei womöglich drei Prozent zu machen.

Die Leute spielen doch auch Lotto! Und dort sind die Gewinnchancen noch weitaus geringer. Doch genau darum geht es: Glauben und hoffen, das ist wichtig – aber eben auch tun und machen.

Eine Chance ist nur dann vertan, wenn man sie nicht ergreift.

Damit zurück zu den Bildern, die ich von meinem Opa noch im Kopf gespeichert hatte. Ein solches Randphänomen der Krankheit wird natürlich nicht erforscht, von Studien und Statistiken gar nicht erst erfasst. Und doch wiegt es schwer. Denn ja, diese Erinnerungen besaßen wirklich Macht, und nun spulte sich ein regelrechter Horrorfilm vor meinem geistigen Auge ab.

Ich sah meinen Opa. Dann sah ich Verena.

Es war unerträglich.

Ich kann nur jedem raten, sich keine Projektionen aus der Vergangenheit ins Kopfkino beamen zu lassen. Es tut nicht gut – und es hat sehr wahrscheinlich nichts mit der heutigen Realität zu tun. Dabei dürfte es vielen Betroffenen ähnlich ergehen. In der Familie, bei Verwandten oder im engen Freundeskreis werden einige vielleicht ähnliche Schicksale miterlebt haben. Eltern, Großeltern, Tanten oder Großonkel, die früher in irgendeiner Form mit der Krankheit zu tun hatten. Oder womöglich an ihr starben.

Doch heute schreiben wir das Jahr 2020. Wer also von ähnlichen Rückblicken heimgesucht werden sollte, dem empfehle ich dringend, diese Datei auf seiner eigenen Festplatte zu löschen. Sofort. Mich verfolgten die ehemals eingebrannten Bilder noch über Wochen und Monate. Und dieses Denkmuster zog mich fürchterlich nach unten – obwohl ich positiv nach vorn hätte schauen müssen.

Nun saß ich auf dem Sofa, wurde immer panischer und musste plötzlich gähnen. Sam, du gähnst! Spinnst du? Wie konnte das sein – in so einer Situation? Ein Fallschirmspringer, der kurz davor ist, aus dem Flugzeug zu springen, der fängt doch auch nicht an zu gähnen!

Als Nächstes verfiel ich in blinden Aktionismus. Ich nahm das Handy und begann zu telefonieren. Musste jetzt dringend mit den richtigen Leuten sprechen. Musste was tun!

Ich rief bei meinen beiden Anwältinnen Anna und Lea an. Sie kümmern sich seit vielen Jahren um meine geschäftlichen Belange, und wir sind alle eng miteinander befreundet. Anna war vor vielen Jahren selbst betroffen. Sie hatte vieles schon durchgemacht, was Verena bevorstand. Anna ist heute krebsfrei, hat aber noch immer gute Verbindungen zu einigen Ärzten.

Aber der Krebs verpufft ja nie so ganz, wenn du ihn einmal hattest. Er kann jederzeit wieder ausbrechen, weshalb du dem alten Schmarotzer durch regelmäßige Untersuchungen stets auf der Lauer sein solltest. Am besten: ihm zuvorkommen. Anna wusste das alles. Und das alles musste ich nun haarklein von ihr wissen.

Als Erstes stand die Wahl einer Praxis an, und es musste ein gutes Brustzentrum sein.

Aber was sollte »gut« in diesem Fall schon bedeuten? Wem sollten wir uns anvertrauen? Schon bei der Wahl des Zahnarztes macht man sich Gedanken. Da geht man auch nicht unbedingt zum erstbesten Zahnklempner um die Ecke. Da hört man sich um, liest vielleicht Bewertungen im Internet. Und viele haben ja auch mal schlechte Erfahrungen gemacht.

Doch hier ging es nicht um Zahnschmerzen.

Würde die Wahl eines Krebszentrums also umso wichtiger sein?

Annas erster Tipp lautete schlicht: »Klar, Verena braucht jetzt ein kompetentes Krebszentrum, das auf dem neusten Stand ist, aber sie soll auch auf ihr Bauchgefühl hören und im Zweifel danach entscheiden, wo sie sich auf Anhieb wohl fühlt.«

Bei der Wahl des Mamma-Zentrums also sollten wir uns nicht ausschließlich Gedanken um die Therapie machen und um die medizinische Versorgung (siehe Kapitel »Erste-Hilfe Koffer«, Seite 383 ff.), sondern vielmehr auch darum, ob sie sich dort einfach gut aufgehoben fühlt.

Und genau dies sollte ein gravierender Faktor sein bei der gesamten Reihe an Untersuchungen und Behandlungen, die kamen – und die für Verena entscheidend sind.

Behandlung. Ja, genau darum geht es! Wie wird man *behandelt* auf den Stationen?

Und ich rede hier eben nicht von den Medikamenten, Pillen und Spritzen. Ich rede von den Menschen: den Schwestern und Ärzten, mit denen man es zu tun hat. Ja, wie *behandeln* sie die Patienten – wie gehen sie mit ihnen um?

Natürlich gibt es keine Studien, die belegen, was genau eine solche Behandlung ausmachen kann. Aber hier braucht es auch keine Studien, Analysen oder Genomentschlüsselungen. Verena und ich wissen heute auch so, dass die Art und Weise, wie den Betroffenen begegnet wird, entscheidend ist. Ich würde sogar wetten – wenn es auch niemand in einer Krebszelle, der DNA oder sonstwo direkt nachweisen kann –, dass der Umgang zu großen Teilen mit darüber entscheidet, wie der Patient mit dem Krebs klarkommen wird.

Verdammt, du brauchst jetzt eine Religion! Du brauchst einen Halt, etwas, an das du ganz, ganz fest glaubst. Das kann der japanische Vollschattengrüntee sein, der kaltgepresste Selleriesaft von Gesundheitsguru Anthony William. Das kann Sport bis zum körperlichen Siedepunkt sein. Die eine neue Therapie, an die du dich klammerst wie an einen Strohhalm. Es kann Gott sein, ein Placebo und von mir aus auch alles zusammen. Aber du musst jetzt sehr fest an etwas glauben. Vor allem: an dich selbst und deine Heilung!

Und dabei hilft genau eines außerordentlich: eben nicht nur die medizinische Behandlung, sondern auch, wie man dich menschlich behandelt.

Für Ärzte und Klinikpersonal ist es garantiert nicht einfach, immer den richtigen Ton, die richtige Geste gegenüber den Patienten zu finden. Das ist schwierig, anstrengend und tagesformabhängig (niemand kann jeden Tag nett, zuvorkommend und warmherzig sein). Es ist bestimmt oft nervig, zeitaufwendig und hängt ja immer auch vom Patienten ab (die können nämlich auch ganz schöne Nervensägen sein).

Vor allem aber ist es: eine Gabe. Und wir verneigen uns vor all jenen in den Radiologien, Onkologien und Tumorzentren, die diese Gabe haben – und darüber hinaus alles Menschenmögliche tun, um die Patienten nicht nur mit Rat und Tat zu versorgen, sondern ihnen dabei auch warmherzig und einfühlsam zu begegnen.

Wir alle kennen die Situation in den Krankenhäusern. Längst ist sie ein Politikum. Der Mangel an Personal, Zeit, Geld. Nein, da ist es wahrlich nicht leicht, hier als Arzt oder Schwester immer die Nerven zu bewahren. Geschweige denn stets den treffenden und tröstenden Ton anzuschlagen.

Doch genau der macht die Musik. Und mehr als das: Der Ton beeinflusst eben auch das Seelenheil der Betroffenen. Und beileibe, das kann so oder so ausfallen.

Den Befund in der Hand und diesen hinter seinem Schreibtisch musternd, sagte ein Arzt einmal zu einem Freund meiner Eltern, einem Familienvater: »Ui, bei Ihnen hat der Krebs aber ganz schön getobt.«

Wissen Sie, wie sich so etwas anfühlt? Es fühlt sich an wie ein Dolchstoß. Mitten ins Herz. Michael verlor danach seinen Glauben. All seine Hoffnung war futsch.

Zu Verena sagte ein anderer Arzt einmal, nach langem Bangen und einem nervenaufreibenden Hin und Her an Befunden: »Der Krebs hat bei Ihnen ja noch nicht in die Knochen gestreut. Und wenn er noch nicht in die Knochen gestreut hat, dann ist alles therapierbar.«

Worte wie Balsam. Sie wirken wie ein Zaubertrunk. An ihnen klammerst du dich fest. Sie tragen dich durch die nächste Woche, den nächsten Monat, durch die ganze Therapie. So etwas macht Mut, es gibt Kraft.

Und helfen Ansporn und Zuspruch nicht immer? Bei Kindern, die das erste Mal aufs Fahrrad steigen? Bei Teenagern, die in die Abiturprüfung gehen? Bei Profifußballern, die ins Endspiel einziehen?

Wir haben das in den letzten anderthalb Jahren noch oft erfahren. Da ist die wunderbare Schwester Trinh. Sie kommt aus Vietnam, lebt seit 25 Jahren in Hamburg und arbeitet seit ebenso vielen Jahren im Eppendorfer Klinikum. Und mehr als das: Schwester

Trinh ist ein Engel. Im Brustzentrum am Universitätsklinikum Hamburg Eppendorf (UKE) war sie Verenas Erstkontakt. Seit Therapiebeginn koordiniert sie sämtliche Abläufe. Kümmert sich, gibt alles. Und hat immer ein Lächeln für Verena. Schwester Trinh ist eine der Ankerbuchten inmitten des Sturms.

Da ist Sinja Friedl, sie leitet die gynäkologische Station am UKE. Auch sie eine überaus kostbare Seele und für Verena eine zentrale Ansprechperson. Ansprechperson? Was für ein kaltes Wort! Die gute Frau Friedl ist vielmehr ein Pol der Ruhe, ein Hort des Zuspruchs. Sie ist immer für einen da, für Verena, für mich, für alle, die es hierher verschlagen hat.

Wenn wir heute ins Brustzentrum kommen, dann fühlt es sich fast an, als würden wir zu einem Klassentreffen gehen, zu Freunden. Wir betreten dort kein Krankenhaus – wir landen dort jedes Mal in weit geöffneten Armen.

Alle vier Wochen gibt Frau Friedl Verena die wichtige Spritze der Anti-Hormontherapie. Das ist eher so eine Art Implantat, ein Depot, das ins Bauchfett injiziert wird. Nur: Verena hat bei all ihrem Sport kaum Bauchfett. Die Prozedur bedeutet für sie darum immer eine kleine Tortur, und einmal, als eine andere Schwester aus Versehen ein Blutgefäß traf, schoss das Blut nur so aus Verena heraus. So was bleibt hängen. Das vergisst du nicht.

Du brauchst jemanden, dem du vertraust. Der behutsam mit dir umgeht. Mit deinem Körper und mit deinem Seelenzustand. Die gute Sinja Friedl schafft genau das. Verliert nie die Geduld. Hat ganz vorsichtige Hände. Redet, hört zu. Einmal hatte sie zur gefürchteten Spritze sogar Pflaster in Form von Einhörnern besorgt, weil Verena Einhörner liebt. Schwester Sinja, die Verena sogar ihre Handynummer gab, bevor sie zwei Wochen in den Urlaub ging. Für den Fall, dass etwas ist. Für den Fall, dass Verena in dieser Zeit sprechen wollte. Sprechen musste. Und da ist Prof. Dr. Isabell Witzel. Auch sie nimmt sich immer wieder Zeit und besaß den Mumm für eine lebensspendende Aussage. Sie war es, die Verena zu Beginn trotz der schlimmen Diagnose Hoffnung gab: »Wer weiß, so jung und fit, wie Sie sind, vielleicht kriegen wir den Krebs ja doch wieder weg.«

So was ist wie ein Zaubermittel. Unbezahlbar. Und ja, garantiert auch: heilend!

Denn wissen Sie, was passiert, wenn die Menschen einfühlsam sind? Wenn sie warmherzig sind und gut? Der Schweizer Psychologe und Schriftsteller Hans Ulrich Bänziger hat es auf den Punkt gebracht. Er sagte einmal: »Sein ist bereits wirken.«

Was heißt das nun alles konkret? Es heißt, dass Sie sich nicht fürs erstbeste Krebszentrum entscheiden müssen. Allerdings werden Sie sich als Betroffener schon bald so eine Anlaufstelle suchen müssen, wo alle Befunde zusammenlaufen, wo auch die Therapie stattfindet und wo Sie sich immer wieder einfinden müssen.

Und es bleibt meistens nicht so viel Zeit. Das Problem brennt unter den Nägeln: Du willst agieren, drängst auf Entscheidungen in so einer Lage! Bei uns war es am Ende zum Glück einfach. Beim ersten Brustzentrum, das wir in Hamburg anriefen, ging erst gar keiner ans Telefon. Nicht beim ersten, nicht beim zweiten Versuch. Dann empfing mich ein Anrufbeantworter.

Beim nächsten Brustzentrum im UKE ging man sofort ans Telefon, die Schwestern waren freundlich, bemühten sich um einen schnellen Termin. Allein ihre Worte klangen schon nach Hilfe. Am nächsten Tag fuhren wir das erste Mal persönlich dorthin und fühlten uns sofort gut aufgehoben. Fühlten uns geborgen. Annas einfachen, aber wichtigen Rat in Ohren, suchten wir nicht weiter.

Hier blieben wir und hatten eine gute Basis gefunden. Eine Raumbasis im Universum Krebs.

Aber all das weiß eben erst, wer die Erfahrung gemacht hat. Jetzt, noch am Tag der Diagnose, war uns das noch gar nicht klar. Verena war noch immer beim Sport, ich legte derweil mein Handy zur

Seite, nachdem ich schon wieder telefoniert hatte. Und ich musste schon wieder gähnen. Wie konnte das sein? Gleichzeitig lief mir der Schweiß herunter, draußen herrschten 36 Grad im Schatten. Der Sommer drückte immer weiter auf Deutschland, und selbst die Katzen lagen schachmatt unter dem Baum in unserem Garten.

In meinem Kopf aber jagten sich die Gedanken. Ich wollte auf der Stelle noch tausend weitere Dinge klarstellen. Wollte wissen: Wie schlimm war es wirklich? Was war anderen widerfahren? Wie schnell mussten wir jetzt mit allem loslegen?

Ich rief das erste Mal meinen Hausarzt an. Rief gleich danach einen befreundeten Verleger an, der sich auskannte und bereits einige Bücher zum Thema veröffentlicht hatte. Was würden die sagen, wie reagieren, welchen Tipp uns geben können? Ich sprach mit Freunden, die auch nur im Entferntesten etwas wissen konnten, redete mit diesem und jenem – und hörte dabei dies und das. Das eine Gespräch schenkte Hoffnung, das nächste guten Rat, das dritte ein Schäuflein Trost. Es tat gut zu sprechen. Und es war am Ende keineswegs nur blinder Aktionismus. Denn es war zu diesem Zeitpunkt wichtig, Informationen aller Art einzuholen.

Wissen, Fakten, Namen, Adressen, Erfahrungen, Tipps. All das, was wir nicht hatten. All das, was nirgends gebündelt zu finden war.

Doch mit wem ich auch sprach und was ich auch tat in diesen hitzigen Momenten: Für uns war nichts mehr, wie es vorher gewesen war. Die Welt da draußen war rosarot, in mir alles schwarz.

Und während dieser ersten Gespräche waren bereits tausend Meinungen auf mich eingeprasselt. »Verena muss sofort fasten!«, hatte einer vorhin gesagt. »Sie muss den Krebs totfasten!« Der Nächste musste diesen Rat loswerden: »Keine tierischen Produkte mehr! Kein Fleisch mehr für Verena, keine Milch, kein Käse, absolut nichts!« Eine weitere Bekannte von mir war Journalistin, sie hatte bereits viel zum Thema Krebs geschrieben und veröffentlicht. Ich rief sie an, und sie meinte: »Es ist in Verenas Alter und bei diesem Erstbefund sehr unwahrscheinlich, dass es bei ihr gestreut hat. Und solange er nicht metastasiert ist, kann man Brustkrebs heute ganz gut behandeln.«

Ich hörte das erste Mal die Wörter »gestreut«, »metastasiert«. Musste schon wieder gähnen. Denn ich war jetzt schon platt – und hatte ja noch keine Ahnung, wie müde und fertig ich bald noch sein würde. Mein Hirn und meine Seele rasten auf Hochtouren, doch die Wucht der Nachricht raubte mir jetzt schon den Sauerstoff. Ich musste gleichzeitig verarbeiten und agieren. Musste irgendwie mit allem klarkommen.

Ich. Ich. Ich.

Ich Wicht.

Denn wie erst musste sich Verena fühlen?

Sie war noch immer beim Sport. Aber jetzt ging die Tür auf, und sie kam rein. Ich sah ihre schwarzen Haare, ihre Tattoos. Sie lächelte nicht, sie weinte nicht. Sie sagte: »Ich gehe eben duschen, Achim, dann komme ich zu dir.«

Wir saßen bald nebeneinander auf dem Sofa, und Achim erzählte mir, was er bei seinen Telefonaten herausgefunden hatte. Mal stand er auf, mal stand ich auf. Du bleibst nicht wirklich still sitzen in so einer Situation.

Achim hatte nach dieser kurzen Zeit bereits einen Wissensvorsprung. Einen Vorsprung aus Halbwissen, ersten Reaktionen und Meinungen, was die Diagnose im Einzelnen bedeuten könnte. Achim hatte aber auch wichtige Tipps bekommen und erste Adressen recherchiert. Die Telefonnummern lagen parat.

Was sollte er mir jetzt erzählen, was nicht? Eine Frage, die ihn noch öfter beschäftigen würde in den nächsten Wochen und Monaten. Wobei »beschäftigen« das falsche Wort ist. Plagen und den Schlaf rauben – das trifft es schon eher. Denn oft muss es für den Partner eine quälende Frage sein, was er je nach Situation und Neuigkeit teilen soll – und was nicht.

Doch wenn sich der Partner an deiner Seite (ebenso natürlich Familienmitglieder, Freunde, Verwandte) mit auf die Reise dieser Krankheit begibt, dann ist es nur natürlich, dass er im Laufe der Gespräche, der Recherche und all der Untersuchungen vielleicht manche Dinge erfährt, von denen der Betroffene noch gar nichts weiß.

Und im Zuge dieses Prozesses kann dem Partner eine ziemlich heikle Aufgabe zufallen. Eine Aufgabe, für die es keinerlei Handbuch gibt. Es ist alles Teil dieser Achterbahnfahrt, Teil dieses Sturms, der jetzt an deiner Seele reißt.

Der Partner kann dabei völlig abrupt und unvorbereitet in eine völlig neue Rolle gepresst werden. Er muss dann alles auf einmal sein: Psychiater, Seelsorger, Vertrauter, Zeuge, Botschafter und Richter.

Achim vermied es, in diesen Momenten das Wort »gestreut« auch nur zu erwähnen. So weit waren wir noch lange nicht. Ich nicht, er nicht. Herrgott, wir hatten den Ring ja gerade erst betreten.

Mein Bruder wusste inzwischen auch Bescheid. Mit ihm arbeitete ich schließlich eng zusammen, und er musste wissen, dass ich an diesem Abend keine Kurse vor den Mitgliedern würde geben können.

Nein, natürlich nicht.

Achim und ich riefen nun in dem Brustzentrum an und bekamen für den nächsten Tag einen Termin. Achim gähnte, ich machte mir einen Tee. Unsere Katze kam durch die Tür getigert und schaute mich an. Streifte mir in einer Acht durch die Beine, was sie nur sehr selten macht. Schaute sie mich an wie immer? Oder schaute sie mich anders an? Ich weiß es nicht, aber ich fühle es: Tiere haben diesen siebten Sinn.

Draußen war es noch lange hell an diesem werdenden Abend, in diesem erbarmungslosen Juli, der sich nun schon seinem Ende hin zuneigte, der sich für uns aber noch dramatisch verdichten sollte. Ab dem folgenden Tag begann jene Phase, die wir rückblickend den »Untersuchungsmarathon« nennen. Nur eine von vielen Etappen, allerdings eine harte, vielleicht sogar die härteste – und ich denke, dass sich wohl jede Krebserkrankung in ähnliche Teilabschnitte gliedern lässt.

Grob gesagt lässt sich der Verlauf so darstellen:

Es beginnt immer zuerst mit einem Verdacht, einem Symptom, vielleicht auch nur mit einer Routineuntersuchung oder einem Zufall. Darauf folgt die nächste Phase: die Verifizierung des Problems sowie die Spezifizierung seines Charakters und seines Ausmaßes. Dabei kommt nun die Wahrheit ans Licht, der Feind wird sozusagen entdeckt, enttarnt und klassifiziert. Wie übel ist der Gegner? Wo hat er seine Stellungen und Hinterhalte postiert? Wohin seine Guerillatruppen schon vorgeschickt? Man könnte auch sagen, um bei der Feindmetaphorik zu bleiben: Mit welchen Waffen ist der Krebs unterwegs – greift er mit einem Taschenmesser an oder mit schwerem Geschütz?

Erst wenn das geklärt ist, beginnt der Gegenschlag. Die Therapie.

Ich blickte nach draußen in den Himmel. Es war inzwischen Abend. Ich sah die Wolken, die wie lilafarbene Tropfen über den Häusern hingen.

Irgendwann gingen wir schlafen.

Ich weiß nicht mehr, wie und ob wir in dieser ersten Nacht geschlafen haben.

Ich weiß es nicht mehr.

Am nächsten Vormittag saßen wir schließlich das erste Mal in jenem Zimmer, in dem auch der Arzt sitzt, wenn er einem sagt, wie der Stand der Dinge ist. Meistens liegen Papiere auf seinem Tisch, oft blickt er in seinen Computer, in dem die Befunde elektronisch gespeichert sind. Es geht dort um Fachausdrücke und medizinischlateinische Begriffe, die auf den Punkt bringen, was die Umgangssprache nur in Paraphrasen schafft. Begriffe wie Adenokarzinom, Adjuvante Therapie, Atypische Hyperplasie. Es kann um Gestagene und Estragene gehen, um Gradierungssysteme, die beziffern, wie schnell ein Geschwür wächst. Es kann auch sein, dass die Patientin Begrifflichkeiten hört wie Tamoxifen, Infertilität oder Mastektomie, was für die chirurgische Entfernung der Brust steht.

All solche Begriffe.

Der Arzt schaute sich die Befunde und Werte der letzten Untersuchungen noch einmal an. Dann richtete er den Blick behutsam auf uns. Er sagte, dass es ein aggressiver Tumor sei, schnell wachsend. Er sprach von einer bald nötigen Chemotherapie, von Haarausfall und Brustamputation. Sprach davon, dass wahrscheinlich beide Brüste amputiert werden müssten.

Worte nur. Sie zerschnitten meine Seele.

Es war jetzt das erste Mal wirklich ausgesprochen worden, zwei Tage nach der Biopsie. Hunderte Male hatte ich von Brustkrebs gehört, Hunderte Male war ich nicht getroffen worden. Immer waren es andere. Im Bekanntenkreis, im Fernsehen, in irgendeinem Magazinbericht.

Der Arzt aber meinte mich, Verena Ziemann. Die Worte kamen in meinem Hirn an, prallten ab. Ich sah Achim, das Zimmer des Arztes, die Diagramme an der Wand.

Dann kamen die Worte über Bande zurück.

Als Nächstes stand ein langes, sich quälend hinziehendes Wochenende bevor. Denn auf die weiteren Untersuchungen würden wir erneut warten müssen. Die Biopsie hatte zwar einen Befund ans Tageslicht gebracht, doch die Ärzte wollten schauen, was dieser Krebs womöglich noch veranstaltet hatte. Als ob die angesprochene Amputation plus Chemotherapie nicht schon Strafe genug wäre. Die größtmögliche Dosis an Katastrophe.

Doch die Ärzte wollten wohl auf Nummer sicher gehen und nun noch meinen kompletten Körper durchleuchten.

Achim und ich gingen shoppen. Ich wollte das jetzt. Wollte unter Menschen und mich durch die Läden treiben lassen. Schuhe gucken, Klamotten anprobieren, mich in irgendein Café setzen. Ich wollte Leben, Normalität, Alltag. Es war ein Donnerstag, und wir fuhren jetzt in die Stadt.

Ich zerrte Achim in einen Birkenstock-Laden, während er ständig am Telefon hing. Er setzte sich in einen der Sessel, sprach weiter mit seinem Hausarzt, seinem Psychologen, telefonierte mit Bekannten und Freunden aus seiner Firma. Wenn die Gespräche beendet waren, hielt er jedes Mal das Handy weiter fest in der Hand und sackte halb in sich zusammen.

Ich ging die Regale ab, schaute mir die Sandalen an. Es standen dort Modelle in Silbermetallic und edle, fellbesetzte Pantoletten. Ich wollte jetzt ein Paar Schuhe. Nagelneue. Einfach so, und vielleicht auch nicht einfach so. Es war mir egal. Es war eine Ablenkung. Eine Art Therapie. Nicht nur für die Füße.

Ich konnte mich nicht entscheiden.

Achim sagte: »Nimm doch alle.«

So liefen wir durch die Stadt, von einem Geschäft zum nächsten. Achim ließ es sich nicht nehmen, alle Taschen zu tragen – ich hätte schon genug Ballast mit mir herumzuschleppen. Wie ein komplett überlasteter Bell Boy taumelte er hinter, neben und vor mir her. Es sollte jetzt noch vier Tage dauern bis zu den nächsten Untersuchungen. Und das war schon schnell. Achim kannte einen Arzt, der kannte wieder einen anderen. Er hatte sie alle angerufen und machte Dampf. So klappte es zum Glück, dass »nur« vier Tage verstreichen sollten. Doch schon das kam einer gefühlten Ewigkeit gleich – und ich weiß nicht, wie ein Mensch in so einer Situation eine Woche, womöglich sogar zwei, drei oder vier warten kann, bis die nächsten Termine anstehen.

Termine, die darüber entscheiden, wie es um dein Leben steht.

Die nächsten Untersuchungen würden dem Tumor und seinen Truppen auf die Schliche kommen: eine Magnetresonanztomografie (MRT), eine Computertomografie (CT) und eine Knochenszintigrafie. Bestandsaufnahmen, die nicht zeigen sollten, ob es etwas Schlimmes ist – sondern wie schlimm es ist.

Wir streunten bis zum frühen Abend durch die Stadt, standen an der Binnenalster, sahen die Fontäne, die hoch zum Himmel schoss, sahen die Tretbootfahrer und die Menschen, die mit ihren in der Hitze schmelzenden Eiskugeln am Ufer saßen, die Füße im Wasser. Das ganz normale Glück. Die ganz normalen Dinge, die sich so unfassbar schnell wandeln konnten. Als lägen sie auf einmal hinter einer dünnen, zerbrechlichen Glasscheibe, über die ungläubig meine Hand tastete.

Es war irreal. Alles anders, alles schwerer. Achim telefonierte schon wieder. Dann fuhren wir zurück nach Hause.

Der Schlaf, den wir in den nächsten Nächten schliefen, war ein fragiler. Es wurde Samstag, es wurde Sonntag. Und es war am Ende weniger der hohle Schlaf, der einem zusetzte, sondern vielmehr das Aufwachen in den frühen Morgenstunden. Im Schlaf hatten sich die Gedanken noch vermengt und waren geballt durch die Synapsen geflogen, so wie es die Gedanken nachts oft machen. Da tauchten Visionen auf, Traumbilder, groteske Szenen.

Die neue Situation nach der Diagnose aber hatte auch dies auf den Kopf gestellt: Nach der Nacht warst du nun nicht mehr froh, dass die Trugbilder sich endlich auflösten und beim Wachwerden an Kraft verloren. Nun war es genau umgekehrt. Mit dem Aufwachen manifestierten sich die Halluzinationen nur, und dann thronte die Realität wieder unbarmherzig in deinem Kopf.

Der Albtraum war kein Traum.

Du hast Krebs.

Achim telefonierte gleich am Morgen weiter, als würde er mit irgendwelchen Geheimagenten sprechen, mit einem Netzwerk, das ich nicht kannte. Manchmal drangen die Depeschen in meine Ohren, meistens erzählte mir Achim sofort, was die anderen gesagt hatten, was er gerade gehört oder in Erfahrung gebracht hatte. Bei mir kamen die Nachrichten an wie Tickerzeilen aus einem anderen Universum. Obwohl sie mich selbst hochdringlichst betrafen.

Vor den nächsten Untersuchungen versuchte ich, weiterhin die Ruhe zu bewahren. Und neben unkontrolliert in die Luft gesprochenen Sätzen des einen oder anderen Zeitgenossen, neben den mehr oder weniger deutlichen Tatarenmeldungen, die in solchen Momenten auf einen zurasen, gab es auch eine Menge positive Aussagen. Meinungen und Sätze, die Mut machten.

»Brustkrebs?«, hatte eine Bekannte zu Achim gesagt. »Das ist Krebs light, da habt ihr echt Glück. Da gibt's 'ne Chemo, ein bisschen Bestrahlung, und gut ist.« Ja, es machte Mut. Allerdings nur für kurze Zeit. Denn letztlich war dies lapidar dahingesagt für jemanden, der eigentlich wissen sollte, dass »ein bisschen Chemo« und »ein bisschen Strahlentherapie« alles andere als leicht verdaulich sind.

Viele, mit denen wir sprachen, meinten ebenfalls, dass ich das in meinem Alter und mit meiner Fitness auf jeden Fall wieder in den Griff bekäme. In einem Bettwäschegeschäft kam Achim mit der Verkäuferin ins Gespräch. Sie selbst hatte Krebs gehabt und wusste, dass Patienten nach der Chemo sensible Haut bekommen und darum weiche Bettwäsche brauchen. Und sie äußerte sich ebenfalls zuversichtlich. »Ein taffes Jahr«, hatte sie gesagt, »dann war es bei mir überstanden. So junge Leute wie Sie schaffen das auch, da bin ich mir sicher.«

Und ebenfalls viele, nein, fast alle sagten: Ich solle mir nicht den Kopf zerbrechen wegen der bevorstehenden Untersuchungen. Dies sei Routine und nur zur Vorsicht. Nein, da wird nichts gestreut haben. Das kann gar nicht sein. Es ist extrem unwahrscheinlich. Nicht in deinem Alter. Nicht bei Brustkrebs.

So gingen die Meinungen.

Es war inzwischen Sonntagabend. Ich legte mich zu Hause in die Hängematte und konzentrierte mich auf die positiven Meldungen. Sie taten gut. Sie wirkten wie heißer Tee an einem frostigen Wintertag. Es war nicht aussichtslos. Tausend andere hatten es bekommen. Zehntausende, Hunderttausende. Und Hunderttausende waren damit umgegangen und führten wieder ein normales und wundervolles Leben. So schaukelte ich ein wenig dahin an diesem heißen Abend. An den Füßen meine neuen Latschen. Jawohl, silbermetallic und ziemlich cool für meinen Geschmack.

Und bei allem war ich unglaublich dankbar, dass Achim sich um so viel kümmerte. Und fragte mich im Stillen: Was machen Menschen, die nicht so einen Brandungspfeiler an ihrer Seite haben?

Ich kenne Verena. Und ich versuchte, mich so gut wie möglich in ihre Haut zu versetzen. Es war nur natürlich, sich ablenken zu wollen. Hypothetische Details, mögliche und unmögliche Konsequenzen, das ganze Wenn und Aber – bevor keine Klarheit herrscht, will man das nicht zu nah an sich herankommen lassen.

Das ist die eine Seite. Die andere besteht darin, dass man sich eben doch so gut wie möglich informieren sollte.

Gott sei Dank, wir waren zu zweit.

Mir ging es schlecht. Ich war fix und fertig. Hatte nach wie vor meine Gähnattacken und schlief manchmal mitten am Tag vor Erschöpfung einfach ein. Aber Verena war ja die Betroffene. Der Angreifer lauerte in ihrer Brust.

Ich telefonierte viel, sehr viel in diesen Tagen. Doch ich tat es aus einem guten Grund. Genauer gesagt: aus vielen wichtigen Gründen. Zum einem wollte ich Druck machen, um so schnell wie möglich Termine für die anstehenden Untersuchungen zu bekommen. Denn schon jetzt wurden die Minuten zu Stunden, die Stunden zu Tagen, die Tage zu Wochen. Die Praxen und Kliniken, in denen die teuren Geräte für die MRTs und CTs stehen, aber sind oft über Wochen ausgebucht. Doch ging es hier nicht um einen Beinbruch oder eine Gehirnerschütterung. Darum schrie ich nicht gleich, sagte aber doch laut und sehr deutlich ins Telefon: »Wir *können* nicht länger warten, verstehen Sie! Das hier ist wirklich akut!«

Die Ärzte bemühten sich ebenfalls, damit wir schnell an die Reihe kamen. Und so schrumpfte die anfangs angedrohte Wartezeit von zwei, drei Wochen auf vier Tage. Doch ich telefonierte noch aus anderen Gründen. Denn ich wollte Zuspruch hören, wollte wissen, was andere erlebt und selbst vielleicht herausgefunden hatten. Denn nein: Es gibt nirgends eine Gebrauchsanleitung, in der steht, was in so einer Situation zu tun ist. Vor allem: Was man vielleicht noch tun könnte, um wirklich alles getan zu haben. Dass alles nämlich ist kein Selbstgänger, wie man vielleicht denken könnte. Du wirst zwar schon an die Hand genommen, vom System, von den Kliniken und ihren Leitlinien. Aber mehr nicht.

Die Ärzte und Schwestern sind auch nur Menschen. Und sie stecken in ihrer, nicht in deiner Haut. Es kann also keineswegs schaden, ein wenig die Regie zu übernehmen und die Dinge ins Rollen zu bringen. Denn ich wollte nicht, dass Verena nur an die Hand genommen wird: Ich wollte, dass wir zielstrebig irgendwo hinkommen. Irgendwo ankommen.

Ich hatte bei all meinen Telefonaten inzwischen viel gehört, viel erfahren. Ich trug an Verena heran, was ich für wichtig erachtete und was Mut machte. Fragezeichen, unnötigen Stress und negative Gedanken versuchte ich von ihr fernzuhalten. Und bald hatten wir uns auf eine Gangart eingeschworen, mit der wir auf die nächsten Etappen gehen würden. Dieser Krebs würde sich besiegen lassen!

Zunächst würden zwar weniger schöne Zeiten auf uns zukommen, einige harte Entscheidungen zu treffen sein. Es würde die Chemo kommen, die ganze Reihe an Nebenwirkungen und sehr wahrscheinlich die Amputation – aber dann wäre es geschafft.

Wir sagten uns: Ein Jahr müssen wir jetzt gemeinsam da durch. Vielleicht mehr, vielleicht weniger. Aber dann wird alles wieder gut.

Es wird wieder die Sonne scheinen.

Die Röhre stand in einem strahlend hellen Zimmer, schattenlos, emotionslos, gnadenlos, stand da wie eine Raumkapsel. Ich legte mich auf eine futuristisch anmutende Pritsche, die unter leisem Surren in Position gebracht wurde. Magnetfelder von bis zu 3,0 Tesla Feldstärke würden gleich erzeugt werden, elektromagnetische Impulse ein bildgebendes Verfahren in die Wege leiten, das anschließend den Körper, sein Gewebe und seine Organe sowie deren mögliche Veränderungen in Form vieler kleiner Schnittbilder darstellen würde. Fotos aus dem Inneren meines Körpers.

Dann wurde es laut und ich in die Röhre gefahren.

Das MRT sollte vor allem meinen Kopf auf Auffälligkeiten untersuchen. Es dauerte ungefähr zwanzig Minuten, bis der Spuk vorbei war. Ich lag ganz still in dem engen Tunnel, atmete ruhig und hatte die Augen geschlossen. Ich versuchte an nichts zu denken, war gänzlich umhüllt von diesem infernalisch lauten Gedröhn der Maschine.

Nach der Untersuchung ging ich zurück ins Wartezimmer, und dort saß Achim, bleich inmitten dieses Sommers. Seine Farbe aus Kos hatte er schon fast verloren, als hätten sich die dunklen Pigmente vor Schreck aus dem Staub gemacht. Wir warteten eine ganze Weile, vielleicht eine gute Stunde, dann kam der Arzt, bat uns in sein Sprechzimmer und sagte gleich, dass es gut aussähe. Dass nichts Auffälliges im Kopf zu erkennen sei. Ich sah die zu einem ganzen

Bild zusammengesetzten Schnittbilder an der Wand, auf denen sich mein Gehirn abzeichnete, das Innere meines Kopfes.

Achim atmete so tief durch, dass beinahe die Zettel auf dem Tisch des Arztes wegflogen. »Gott! Sei! Dank!«, sagte er. Und schleuderte die Wörter wie einen Befreiungsschlag ins Zimmer. »Da hat nichts gestreut, das wäre ja auch der absolute Super-GAU.«

Uns fiel ein gewaltiger Stein vom Herzen. Dies war nach der schlechten Nachricht der Biopsie ein Lichtblick. Überhaupt eine erste Entwarnung nach diesen letzten Tagen. Auch ich atmete innerlich auf. Da war auf einmal endlich wieder ein gutes Grundgefühl, an das ich mich sofort klammerte. Das alles ist zwar großer Mist – aber ich schaffe das! Das alles hier wird gut ausgehen!

Wir wussten nicht, was dieser Tag noch bringen sollte. Hatten keine Ahnung, in welch höllisches Karussell er uns noch setzen würde. Doch was nun geschah, noch an diesem Nachmittag und in den folgenden Tagen, sollte sich wie eine pechschwarze Radierung in meinen Schädel fräsen, in meinen Schädel und in meine Seele, und manchmal wusste ich nicht, wie man so etwas aushalten kann. Heute weiß ich, dass man es kann.

Es ging ab jetzt auf einmal alles sehr schnell, es geschah scheinbar unsortiert und gerann zu einer Form ungemeiner Verdichtung. Der Sommer wurde jetzt eiskalt, so eiskalt, wie ich es mir niemals im Leben hätte vorstellen können. Die Bilder, die meine Augen während dieser nächsten Stunden und Tage wahrnahmen, die Gesichter der Ärzte, ihre Kittel, ihre Schuhe und sogar die Uhren, die sie trugen, gefroren zu kafkaesken Motiven. Sehr wohl hörte ich die Stimmen, vernahm alles klar und deutlich. Und doch spielten die Gesichter, die Augen und die Münder, die mir die Ausmaße der nächsten Befunde verkündeten, wie in einem großen Theater.

In einem Theater, in dem ich nicht wirklich saß.

Es folgte noch am selben Nachmittag die CT. Eine Computertomografie, die sich nun mit meinem Abdomen und meinem

Thorax – also mit meinem Bauch und meinem Brustkorb inklusive meiner Lungen – befassen sollte. Wieder so ein Raum, wieder so eine Maschine, wieder so eine Prozedur. Es dauerte danach nochmals eine Stunde, dann saßen Achim und ich abermals in einem Sprechzimmer. Fast der ganze Tag war inzwischen verstrichen, und der Arzt sagte nun, dass die Bilder des CT auffällig sind: wahrscheinlich Metastasen, nicht groß, aber leider sehr viele. Der Arzt sagte, er hätte sich die Bilder mit einem Kollegen aus der Radiologie angeschaut, und es sähe nach Metastasierungen in beiden Lungenflügeln aus.

Ich saß in diesem Theater und blieb so ruhig, wie ich nur konnte. Achim, neben mir, ihm wich das Blut aus dem Kopf. Er drohte das Bewusstsein zu verlieren. Er rutschte aus seinem Stuhl, der Arzt kam hinter seinem Tisch hervorgeeilt und legte Achim auf den Fußboden, die Beine auf einen Stuhl, den Kopf auf ein Kissen. Achim hatte seine Pille genommen, ein starkes Psychopharmakon; jetzt stand ihm der kalte Schweiß auf der Stirn.

Wir beide wussten nicht, dass der Arzt uns diese Diagnose nicht hätte erzählen müssen, womöglich nicht einmal hätte erzählen dürfen. Die Diagnose war ganz frisch, war noch nicht einmal im Tumorboard gelandet, geschweige denn dort besprochen worden.

Achim lag noch immer auf dem Boden, bis er sich wieder berappelte. Und dann war es, als würde ich nun selbst die Bühne dieses grotesken Theaters betreten, und ich hörte, wie ich die unausweichlichen Fragen stellte.

Was bedeutet das? Was sind die Konsequenzen?

Was jetzt?

Es kamen beschwichtigende Antworten, nichts Konkretes, nichts Finales. Mehr konnte, mehr durfte der Arzt nicht sagen, denn letztlich wären es noch immer Mutmaßungen gewesen. Ich wusste hingegen nach diesem langen Tag in Hamburg St. Georg eines: Da war eben eine weitere Bombe eingeschlagen, eine mit noch mehr Sprengkraft – und es sollte jetzt noch einmal unfassbare weitere elf Tage dauern, bis die Ausmaße der Detonation endlich bekannt, besprochen und auch bestätigt sein würden.

Elf Tage. Als Betroffener wissen Sie wahrscheinlich, was es bedeutet, so lange zu warten. Und vielleicht wurden Sie sogar noch weitaus länger auf die Folter gespannt.

Falls nicht: Nun, dann stellen Sie sich vor, Sie sitzen elf Tage lang in einem brennenden Flugzeug, das sich nicht entscheiden kann, ob es abstürzen will oder sich in der Luft halten kann. Mitten im Flug schießt dieses Flugzeug plötzlich steil nach oben Richtung Himmel, dann aber geht es gleich wieder hinab, der lotrechte Sturzflug in den Abgrund. So geht das in diesen elf Tagen ununterbrochen. Hoch, runter. Hoffnung, dann wieder: Absturz. Wenn du zwischendurch aus dem Fenster schaust, siehst du über deinem Kopf die Sterne rotieren, aber du kommst nicht an sie heran. Und dann geht es auch schon wieder abwärts, und dann rutscht dir der Magen weg und dann die Seele.

So in etwa fühlten sich diese nun folgenden elf Tage an.

Direkt am nächsten Tag folgte in einem anderen Hamburger Krankenhaus noch eine Szintigrafie, bei der meine Knochen durchleuchtet wurden. Denn auch hierhin hätte der Krebs aus der Brust noch streuen können. Er sucht sich seine Wege, wie er will, wie er kann. Ein Trittbrettfahrer, der sich vergrößert und vermehrt, der seine Reise im Körper antritt, wie es ihm die Zellen, die Blutgefäße und ein unaufmerksames Immunsystem gerade erlauben. Es wäre eine sehr böse auf eine böse Nachricht gewesen, doch zum Glück zeigten sich an den Knochen keinerlei Spuren.

Die Knochenszintigrafie war nichtsdestotrotz eine wichtige Untersuchung. Und hätten die Ärzte sie nicht angesetzt – wir hätten darauf bestanden. Achim hatte nämlich bei all seinen Gesprächen eine weitere Geschichte gehört. Und wusste, was geschehen konnte.

Ein Medizinjournalist hatte ihm von einer Patientin erzählt, die ebenfalls an Brustkrebs erkrankt war. Bei ihr hatten die Ärzte eine Therapie angesetzt, ohne vorher die Knochenszintigrafie zu machen. Die anschließende Behandlung zielte auf nicht metastasierten Krebs ab. Bis die Frau eines Tages über Schmerzen klagte – und eine weitere Untersuchung erst jetzt ans Tageslicht brachte, dass der Krebs doch in die Knochen gewandert war. Die Patientin wurde also womöglich von Beginn an nicht bestmöglich behandelt.

Es war eine dieser Informationen, die Achim und irgendwann auch mir im Laufe dieses ganzen Untersuchungsmarathons zu Ohren kam. Ein weiterer Nadelstich ins Nervenkostüm, eine weitere Ladung Angst. Und in einem solchen Trommelfeuer aus tragischen Nachrichten ist es mehr als verständlich, dass du irgendwann zumachst und einfach nichts mehr hören willst.

Doch genau das kann fatal sein. Darum sollte jeder auf sämtliche Szinti- und Tomografien bestehen – und sich hier auch keinesfalls abspeisen lassen. Die Knochenszintigrafie nämlich ist keinesfalls Usus in allen Kliniken, und längst nicht alle Ärzte insistieren darauf.

Achim hatte herausgefunden, was das bedeuten konnte.

Was jetzt zählt, ist die Wahrheit. Die blanke Wahrheit. Sie ist nicht immer leicht zu ertragen – aber sie hilft enorm dabei, dem Trittbrettfahrer den Weg abzuschneiden. Möglichst bald, möglichst gezielt und möglichst effektiv.

Und auch das haben wir inzwischen gelernt, nicht nur von dieser Fußnote im großen Kapitel Krebs. Ärzte sind keine Götter in Weiß. Aber sie sind Menschen in Weiß.

Und das ist unwahrscheinlich viel. Es ist ein Segen.

Ich kam langsam wieder zu mir. Sah Verena, den Arzt, das absurde Bild mit den Blumen, das im Sprechzimmer hing. Das Ergebnis der Computertomografie hatte mich stärker erwischt als Verena.

Bei mir waren die Sicherungen durchgebrannt, die Lichter ausgegangen.

Mein Herz und mein Verstand konnten es einfach nicht fassen, vielleicht auch nicht ertragen. Kurzfristig verließen sie meinen Körper. Das war nicht möglich, nicht auch noch das. Die Lunge, das war Verenas Organ! Diese Frau war so fit wie eine Olympionikin, sie war eine einzige Ausdauermaschine. Und nun soll der Krebs doch gestreut haben – und ausgerechnet in die Lungen? Ich habe unzählige Male mit ihr trainiert, und sie war, selbst nach den intensivsten Work-outs, nie wirklich aus der Puste geraten.

Metastasen. Ich hatte plötzlich den Tod vor Augen. Die Bilder meines Opas, die ganzen Kaskaden des Schreckens. Ich weiß nicht, wie wir das Krankenhaus verließen. Ich verließ es wie ein Zombie.

Und ja, die ganzen nächsten Tage verdichteten sich ungemein. Die Krankheit macht das mit einem. Sie verändert die Wahrnehmung der Zeit. Mal dehnt sie die Stunden und Tage auf quälende Weise; wenn du auf Untersuchungen und Befunde wartest oder auf dein Handy schaust und die Nummer dieses oder jenes Arztes einfach nicht aufleuchten will. Dann wieder kann der Krebs die Zeit auch machtvoll komprimieren. Es hageln Nachrichten auf dich ein, schneller als dir lieb ist, mit einer Frequenz, der du schwer folgen kannst.

Plötzlich kommt es Schlag auf Schlag.

Ich schaute zwischendurch wieder ins Internet, gab nun diese neuen Worte und Begriffe in die Suchmaske ein. Ich hätte es nicht tun sollen. Die Ergebnisse, die ich zu lesen bekam, klangen beängstigend. Und in diesen Sekunden war niemand da, der sie einordnen konnte. Niemand, der diesen Texten den Wind aus den Segeln nahm.

Ich versuchte, mich zusammenzureißen. Suchte fieberhaft nach irgendeinem neuen Hoffnungsstrang, der sich an diese letzte Nachricht anknüpfen ließ. Ich stellte mir das so vor: Der Krebs hatte jetzt offenbar eine U-Bahn-Station betreten und war in irgendeinen Wagen eingestiegen. Er war jetzt »systemisch«, wie die Meinungen verlauten ließen. Er hatte also den Zugang zum U-Bahn-Netz gefunden und könnte nun theoretisch überall hinfahren.

Wenn man ihn nicht stoppen und die Notbremse ziehen würde!

Es kam jetzt alles auf einmal, und das Leben fühlte sich an, als sei es zum Beschuss freigegeben worden. Die Termine. Das Hoffen, das Bangen. Diese Kurven, hoch und runter. Dann wieder warten. Gespräche, Meinungen. Alles prasselt auf dich ein. Nebenbei: Telefonate mit dem Büro. Dann ruft plötzlich ein alter Kollege an, von dem du lange nichts gehört hast. Natürlich gehst du nicht ran. Neben mir Verena. Meine Güte, wie geht es ihr? Ja, natürlich: ihr! Ich will ihr Mut machen, allen Mut, den es auf dieser ganzen Welt gibt. Aber wo ist er, der Mut? Wo im Himmel ist er noch zu finden?

Manchmal wird das alles zu viel. Es ist kaum verkraftbar. Aber dann meldet sich auf einmal doch wieder eine Stimme, ein seltsamer Kraftschub aus den Tiefen deiner Eingeweide, der plötzlich zu dir schreit: Da muss es einen Wendepunkt geben! Das nehmen wir nicht hin! Und wenn jetzt alles noch so schlimm ist – dann beißen wir uns erst recht da durch!

Als schließlich die Knochenszintigrafie kam, wurde es das erste Mal klinisch. Verena musste vorab ein radioaktives Mittel trinken, und dann sah ich sie ein weiteres Mal verschwinden, hinein in eine weitere Untersuchungsstation. Diesmal marschierte Verena durch eine Sicherheitsschleuse, verschwand wie in einer Art Quarantänestation.

Es war der Moment, in dem mir das erste Mal richtig klar wurde, wie ernst es um sie stand. Verena – jetzt musste sie dieses scheußliche Mittel hinunterwürgen und sich der Strahlung aussetzen lassen.

Es war ungerecht. Es war unfassbar ungerecht!

Aber würden nicht alle so denken? Die Leute, die ebenfalls hier saßen und warteten. Wer von ihnen musste vielleicht Ähnliches durchmachen? Oder hatte es schon durchgemacht? Der Mann in dem braunen Jogginganzug, dessen Gesicht keinen Ausdruck kannte und der in keiner Zeitschrift mehr blätterte? Die Frau, die im Gang neben der Tür lehnte und mitten in diesem geisteskranken Sommer eine Mütze trug?

Es war das erste Mal, dass Verena nun auch diverse Papiere zu unterschreiben hatte. Erklärungen, die sie lesen, Nebenwirkungen, die sie in Kauf nehmen musste. Hinzu kamen Einverständnisse, dass Nieren und Leber in Mitleidenschaft gezogen werden könnten.

Dann war Verena durch die Tür gegangen.

Ich fiel innerlich in mich zusammen. Konnte jedoch kaum stillsitzen, mein Bein zappelte, und nach außen hin musste ich noch nervöser wirken. Was in Gottes Namen war hier los? Ja, was zum Henker war hier eigentlich los!

Der Warteraum füllte sich. Heiß und stickig klebte die Luft auf der Station, und die Schwestern liefen mit Mundschutz herum und trugen versiegelte Proben durch die Gegend.

Ich musste für einen Moment raus. Schleppte mich durch die Flure, ging nach draußen und setzte mich ins Auto. Ich wollte nur einen Moment abschalten, für ein paar wertvolle Minuten einfach eindösen. Doch offenbar stand ich in einem Halteverbot. Auch im echten, im ganz normalen Leben, das sich da draußen noch immer abspielte. Eine Politesse starrte mich plötzlich durchs offene Fenster an, dann surrte eine fette Fliege durch den Wagen und mir mitten ins Gesicht, und dann sprang auch noch die Alarmanlage an.

Die Zeichen standen schlecht. Dieser Sommer hatte sich verschworen. Höchstmaß.

Die Knochenszintigrafie hatte zum Glück keine neuen Auffälligkeiten gezeigt, und es sollten jetzt noch zwei weitere Tage verstreichen bis zu den offiziellen Befundbesprechungen im Mamma-Zentrum: der eigentlichen Diagnose nach diesen letzten Untersuchungen.

Derweil uns natürlich weiterhin die Metastasen in der Lunge den Kopf zersägten. Die »Flecken« in den beiden Lungenflügeln, von denen nach dem CT die Rede war. Konnte dieses höchst unwahrscheinliche Szenario tatsächlich eingetroffen sein?

Ich hatte inzwischen weiter telefoniert, mein Netzwerk aus Freunden und guten Bekannten war auf dem neuesten Stand, und manchmal lief das Handy regelrecht heiß. Metastasen? Extrem unwahrscheinlich, sagten die meisten immer noch. Auch jene, die sich mit dem Thema Krebs bereits intensiv beschäftigt hatten.

Was war da los? Eine Fehldiagnose? War es vielleicht irgendetwas anderes, das die Bilder der Tomografie da zu erkennen gaben? Diese Stimmen jedenfalls häuften sich – vielleicht, weil es am Ende wirklich stimmte, vielleicht, weil niemand die systemische Phase des Krebs wahrhaben wollte.

Ich griff nach jedem Strohhalm. Schnappte nach jedem noch so kleinen Zipfel eines Gedankens, der auch nur die geringste Alternative bot. Und ich hätte vor Glück den ganzen Himmel zusammenschreien können, als mein Hausarzt uns zu beruhigen versuchte.

Metastasen in der Lunge? Wie man uns das nur hätte sagen können? Einfach so, ohne wirklich letzte Gewissheit zu haben? Bei solchen Diagnosen, sagte mein Hausarzt, springen manche aus dem Fenster. Und er kannte Verena. Er hatte sie jetzt schon zweimal gesehen, wusste, wie fit sie war, wie viel Sport sie in ihrem Leben getrieben hatte. Die Flecken, sagte mein Hausarzt, könnten ebenso gut Fibrosen sein, Vermehrungen und kleine Knötchen von Bindegewebe, bei Verena ausgelöst durch all die Jahre intensiven Sports bei klirrender Kälte und im staubtrockenen Sommer. Und in diesem Fall: eher harmlos.

Mein Hoffnungspegel schlug sofort aus. Er wanderte gleich drei Etagen nach oben.

Es kam nun der 2. August 2018, ein Donnerstag, an dem die

Befundbesprechung im Hamburger Universitätsklinikum stattfinden und ich meinen achtunddreißigsten Geburtstag feiern sollte. Feiern. Was für ein absurdes Wort. Im Mamma-Zentrum lief jetzt alles zusammen: die Ergebnisse der Biopsie, der Histologie, der drei weiteren Untersuchungen. Das Tumorboard hatte getagt und alles besprochen. Onkologen, Radiologen, Pathologen.

Wieder saßen wir in dem Warteraum, die Luft brütend heiß, die Ärzte liefen in blauen Hosen und Hemden über die Gänge. Mein Blick fiel auf die Wand, wo die Porträts der Belegschaft hingen. Klinikdirektoren waren dort abgebildet, Oberärztinnen, gynäkologische Onkologen, Palliativmediziner. Alles Menschen und Spezialisten, die sich jeden Tag mit der Krankheit Krebs beschäftigten. Sie wussten viel, wussten fast alles. Nur eines konnten sie nicht wissen, auch nicht nach tausend Studien.

Wie es sich anfühlt, wenn du selbst den Krebs ins Leben geschmettert bekommst. Du selbst – oder die Frau, die du liebst.

Ich blickte auf die Zeitschriften, die in einem Regal an der Wand standen. Wahrlich hübsche Lektüren. Sie trugen Titel wie *Lymphe & Gesundheit* oder *Krebs ist, wenn man trotzdem lebt*. Ich erspähte Kataloge für die Unterbringung von Begleitpersonen, sah die Flyer von Selbsthilfegruppen zum Thema Eierstock- und Gebärmutterhalskrebs. Gleich daneben blickten mich die Frohlockungen jener Broschüren an, die nach einer Chemo infrage kommen: die Kataloge von Perückenstudios, Zweithaarmanufakturen und Haarexperten, die darauf spezialisiert waren, kahle Köpfe verschwinden zu lassen.

Dann wurden wir hineingebeten. Die Durchgangstür im Tagesklinikum surrte auf, wir gingen über den senffarbenen Linoleumboden und saßen bald einem jungen Arzt gegenüber, der ein paar nette Worte an uns richtete und sich dann der Sache zuwandte. Er beschrieb die Histologie dieser Krebsform, kam zu den Tomografiebildern, Laboruntersuchungen und Ergebnissen der Stanze, der

Biopsie. Die Rede war in diesem Gespräch von einem Tumor mit der Charakteristik HER2-negativ, Ki-67 30 Prozent. Nun hatte das Böse einen Namen. Es bedeutete im Klartext, dass es sich um ein schnell wachsendes und aggressives, hormonabhängiges Mammakarzinom handelt. Ich blickte Verena an, sie blickte mich an. Wieder fielen Begriffe, von denen wir in diesem Zusammenhang noch nie gehört hatten.

Und: Wieder hörten wir am Ende nichts wirklich Konkretes. Nichts Finales. Denn noch immer waren die Ärzte offenbar nicht so weit.

Die Fahrt in der fliegenden Achterbahn ging weiter. Hoch, runter. Bis wir schon nicht mehr wussten, ob wir gerade unten oder oben waren. Würde ich heute – nach allem, was wir bisher erlebt und in Erfahrung gebracht haben – noch einmal in eine solche oder eine ähnliche Lage geraten, ich würde tunlichst versuchen, mich nicht allzu verrückt machen zu lassen.

Nun, das ist einfach gesagt und wahrscheinlich ein Ding der Unmöglichkeit. Doch hätten wir in diesen langen, wirren und anstrengenden Tagen der Krebsinventur längst nicht alles für bare Münze nehmen sollen, was an uns herangetragen wurde. Wir hörten zu viel. Und wir wussten zu wenig. Schien in einem Moment die Sonne, schoss im nächsten Starkregen vom Himmel. Einmal sollte eine Brust amputiert werden, dann beide, am Ende keine. Zuerst sollte es ein schnell wachsender, dann nur noch ein mittelschnell wuchernder Krebs sein. Wir hörten von Metastasen, die Fibrosen sein konnten. Auch hatten wir inzwischen von einem weiteren Patienten erfahren, dessen Rücken verdächtige Flecken aufwies. Flecken, die zunächst auf Knochenkrebs hindeuteten. Am Ende waren es die harmlosen Folgen rheumatischer Veränderungen.

Wo also standen wir? Hier und jetzt und in diesem Besprechungszimmer? Wir standen letztlich noch immer vor dem großen

Fragezeichen: Wie schlimm ist der Krebs bei Verena? Wo sitzt er? Und wann und wie können wir endlich damit loslegen, dem Missetäter den Garaus zu machen?

Die Ärzte hatten alle vorliegenden Befunde vor Augen. Doch reichten sie ihnen offenbar noch nicht, um zu einem finalen Ergebnis zu kommen – und um eine Form der Therapie festzulegen. Und das war sicher sehr gut so. Es steht zu viel auf dem Spiel bei diesem Thema. Zudem: Der Krebs ist kein einfacher Feind. Kameras, Magnetfelder und Tomografien mögen reichen, um ihm auf die Spur zu kommen. Um ihn jedoch wirklich zu begreifen, musst du ihm direkt gegenüberstehen.

So erkläre ich mir das höllische Hin und Her, das Verena überstehen musste, bevor die Ärzte noch am selben Tag eine Entscheidung trafen. Sie wollten operieren. Sie wollten schon morgen operieren, um wirklich zu sehen, was in der Lunge los war.

Wir gingen an diesem Abend essen. Es war mein Geburtstag, und er war an diesem Tag zur kleinstmöglichen Nebensache der Welt geschrumpft. Wir hatten am Ende dieses schweren und noch immer schwelend heißen Augusttages etwas viel Besseres: die Hoffnung, dass es am Ende vielleicht doch keine Metastasen sein würden.

Viele bezweifelten tatsächlich, dass der Krebs gestreut haben könnte. Ich nahm indes all meinen Glauben zusammen und machte an diesem Abend einen letzten Anruf. Ich rief meine Freundin Jessica Widenmann zurück, die um unsere Situation inzwischen sehr genau wusste und die ein paar wärmende Worte für Verena und mich parat hatte.

Ich rief sie an, wir sprachen eine Weile, und dann sagte ich zu ihr: »Es gibt doch noch einen Gott, Jessi. Es gibt ihn doch!«

Ich hatte Angst vor diesem Eingriff, wirklich Angst. Dies sollte meine erste Operation überhaupt werden, die erste Narkose, die ersten Narben. Und die Ärzte sprachen von einer Operation, die fast sechs Stunden dauern würde, und wahrscheinlich müssten sie meine Rippenbögen auseinanderbiegen, um gezielt an die Lunge heranzukommen. Es konnten dabei ein oder zwei Rippen brechen, und wahrscheinlich müsste ich danach eine Zeit in die Reha.

Es wurde jetzt das erste Mal körperlich. Dies war ein Einschnitt in mein Leben, und zwar im Wortsinn: Die Krankheit würde jetzt das erste Mal an meinem Fleisch und Blut rühren.

Ich ging laufen. Ich musste laufen gehen. Am Abend vor der OP joggte ich durch das nahe Moor bei uns um die Ecke, lief durch die Muster aus Licht und Schatten, die sich in der Luft abzeichneten, die überall zwischen den Bäumen und auf dem Waldboden flirrten. Dann kam ich ins Freie. Sah Felder, sah Kühe. Sie standen einfach da in der Gluthitze.

Ich lief weiter.

Versuchte, nicht an so viel zu denken. Ich konzentrierte mich völlig aufs Laufen, und es war fast wie Meditation. Ich wollte die Lücken zwischen den Gedanken finden. Die Lücken, die ja zwischen unseren täglichen Überlegungen, Gedankenfetzen und Grübeleien überall existieren. In diesen Lücken klafft das Nichts. Das erholsame und lindernde Nichts.

Es ist eines der Grundprinzipien der Meditation. Sich auf dieses Nichts zwischen unseren Gedankenströmen und Seelenflüssen zu fokussieren und sich darin eine Zeit lang aufzulösen. Nirwana, Erlösung? Nein, ich bin keine Aschram-Absolventin, auch keine spirituelle Überfliegerin. Aber ich weiß, dass es mir beim Sport und heute auch beim Meditieren manchmal gelingt, mich in dieses äußerst erholsame Nichts fliegen zu lassen.

Es ist größer als die Dinge. Größer als die Erde. Es soll sogar größer sein als der Himmel.

Am nächsten Tag lag ich in meinem Zimmer im Krankenhaus, es war vormittags. Die Operation würde am Mittag beginnen, und ich sollte erst sieben Stunden später, um 19 Uhr, wieder aufwachen.

Sieben Stunden tiefer und narkotischer Schlaf, während die Ärzte den Flecken in meiner Lunge auf die Pelle rückten, während sie auch dort Gewebeproben entnahmen und irgendeine traurige Seele auch noch mein Handy aus meinem Krankenzimmer klaute.

Alle meine Kontakte waren futsch, alle Bilder weg. Die Sprachnachrichten. Die gespeicherten schönen Zeiten: gestohlen. Wer macht so etwas? Wer klaut Kranken ihre Sachen aus ihrem Nachttisch?

Achim und meine Eltern warteten während der OP draußen. Ich weiß nicht, wie sie die Zeit verbrachten, überstanden.

Es kamen bald Schwestern und Ärzte. Sie legten mir einen Zugang ins Rückenmark für eine sogenannte PDA. Eine Periduralanästhesie, mit der sich ein starkes Schmerzmittel dosieren lässt. Ich nahm dafür die Haltung eines Kutschers an, der gebeugt auf seinem Bock sitzt. Ich spürte, wie sie in meinen Rücken bohrten, etwas in mein Mark geschoben wurde. Einmal, zweimal, dreimal. Es saß wohl nicht gleich korrekt. Zweimal versagte mein Kreislauf, sie mussten mir Adrenalin spritzen, damit ich wieder zu mir kam.

Dann zeigten sie mir die Schmerzpumpe, einen Schlauch und einen Knopf, mit dem ich nach der OP selbst würde nachschießen können.

Es kamen nun die Momente, in denen ich von einem Zimmer ins nächste geschoben wurde, doch irgendwann wurde es neblig vor meinen Augen. Ich dämmerte ein und sah zum Glück nicht mehr die Maschine, die mich während der folgenden Stunden künstlich beatmen sollte.

Meine Lungen würden gleich außer Gefecht gesetzt werden, ihnen würde sprichwörtlich die Luft ausgehen, damit die Ärzte nachsehen konnten, was wirklich los war.

Als ich wach wurde, hing ein Schlauch aus meiner Lunge, weitere führten in meine beiden Nasenlöcher, im Rücken steckte ein Katheter. Aus meinem Körper lief Flüssigkeit, sickerte noch Gewebe nach, das sich in kleinen Behältern sammelte. Ich fummelte nach dem Knopf und drückte auf die Schmerzpumpe.

Nach dieser Operation musste ich das erste Mal bitterlich weinen. Ich brach regelrecht zusammen. Denn nun manifestierten sich die Dinge, die Krankheit wurde real und fräste eine Spur in meine Seele. Ich lag in diesem Zimmer, in diesem Bett, und aus meinem Körper hingen Schläuche, und wenn ich atmete, spürte ich meine Lunge.

Sie tat weh!

Ich konnte erst nicht aufstehen, war müde und erschöpft. Sie hatten mir meinen Sport genommen. Ich konnte nach der OP keine Joggingschuhe anziehen, nicht mal eben eine Runde laufen gehen. Mein heiliges Refugium und meine mentale Oase – nach der OP war der Zutritt zu diesem heilsamen Reich der Bewegung erst einmal verbaut und verboten. Fünf Tage sollte ich im Krankenhaus bleiben, dann würden die Ärzte entscheiden, ob obendrein noch eine Reha nötig wäre.

Achim wohnte während dieser Zeit quasi im Krankenhaus. Schlief im Warteraum, taumelte zwischen Parkplatz und Station hin und her und schlich wie ein Geist über die Flure. Er hatte mir gleich am nächsten Morgen ein neues Handy besorgt, saß, so oft es ging, neben meinem Krankenbett. Auch ihn machte es fertig, mich so zu sehen. So kannte er mich nicht. So matt und bettlägerig, ja, so niedergeschlagen hatte er mich nie erlebt. Ich war immer die fitte Verena gewesen. Die Starke, die Unermüdliche.

Nun lag ich da in diesem mehlweißen und von Tropfen umstellten Bett, einem »angeschossenen Reh« gleich, wie Achim es nannte. Und uns beiden wurde nun bewusst, womit wir es hier zu tun hatten. Es war ernüchternd. Dies war eine lange, schwere und komplizierte Operation gewesen – und doch sollte sie ja »nur« dazu dienen, den Befund zu präzisieren.

Viele Patienten atmen nach einem Eingriff dieses Ausmaßes auf – und haben es danach hoffentlich überstanden.

Bei mir sollte es der Auftakt zu einer Odyssee sein.

Zunächst aber setzte das Flugzeug noch einmal zu einem Steilflug gen Himmel an, und da oben wartete neue Hoffnung. Am ersten Tag nach der OP kam Professor Dr. Maximilian Bockhorn zu mir ins Zimmer. Er hatte während der OP zwei Proben entnommen und sein Pathologe sich die Gewebeproben sofort angeschaut. Nun meinte Herr Bockhorn, es sähe nicht nach Metastasen aus. Und: Andere Ärzte bestätigten das. Es waren beruhigende Worte. Eine Botschaft wie ein wundervolles Elixier, das mich Kraft sammeln ließ – auch wenn ich wusste, dass dann wahrscheinlich bald die Chemotherapie und die Brustamputation bevorstehen würden.

Und die Ärzte machten mir noch auf andere Weise Mut. Sie sahen, wie fit ich im Prinzip war. »So etwas wie Sie hatte ich noch nie auf dem Tisch«, sagte Professor Bockhorn. »Wenn Sie wieder gesund sind, dann ist Payback Time, dann würde ich gern ein paar Trainingsstunden bei Ihnen buchen. Alles, was ich derzeit tue, ist meinen Kadaver ab und an um die Alster zu schleppen.«

Das machte Mut. Ich hörte das Wort »gesund«. Ich hörte Humor.

Und dass hier ein ziemlich leistungsfähiger Körper vor ihnen lag, konnten die Ärzte wohl auch aus den Werten, aus all den Kurven und Diagrammen, die sie inzwischen von mir kannten, herauslesen. Darum ermunterten sie mich schon bald dazu, wieder aufzustehen, allein auf die Toilette zu gehen und mich aus eigener Kraft zu waschen. Und ich tat genau das: zog mich aus dem Bett, rappelte mich aus eigener Kraft möglichst schnell wieder auf.

Am folgenden Sonntag wurde mir der Schlauch aus der Lunge gezogen, ich kam schnell wieder auf die Beine. Professor Bockhorn feuerte mich mit einem Satz weiter an. Er sagte: »Pain is temporary, pride is forever.« Das sollte offensichtlich eine Bedeutung haben, denn er ging nun wohl fest davon aus, dass der Krebs nicht in die Lunge gestreut hatte. Bei mir löste das gleich etwas aus: Sei optimistisch, Verena. Hör auf zu jammern – raff dich jetzt auf!

Aber das war so einfach gesagt. Auch der Muntermachersatz von eben: Der Schmerz geht vorüber, aber der Stolz bleibt für die Ewigkeit.

Ach ja?

Ich tastete nach meinem Bauch, fühlte mit den Händen meine linke obere Bauchmuskulatur, und da war eine etwa handtellergroße Fläche, die sich selbst einige Tage nach der OP noch immer taub anfühlte. Was war das? Ein getroffener Nerv? Zerstörtes Gewebe? Ein kaputter Muskel?

Viele lachten das weg. Sagten: »Ach, Verena, wenn's weiter nichts ist. Eine taube Stelle? Ist doch halb so wild!«

Für mich aber war dies nicht nur eine Kleinigkeit. Mein Körper ist nun mal mein Arbeitsgerät und seine Fitness die Leistung, die ich erbringe. Ich lebe nicht nur *mit* meinem Körper, sondern eben auch *von* ihm. Sag doch mal einem Rennfahrer, dass ein Gang an seinem Wagen hakt – und dann: »Ach, halb so wild, Junge, kommst schon so über die Runden.«

Sicher kam diese taube Stelle am Bauch einer Petitesse gleich – aber dies auch nur im Vergleich zu größeren Katastrophen. Und ich hatte keine Lust, auf den Nebenschauplätzen schon jetzt das Handtuch zu werfen. Hier aber blieb mir nichts anderes übrig. Das Taubheitsgefühl blieb. Eventuell ein durchtrennter Nerv, wie Professor Bockhorn meinte. Auf gut Deutsch: eine Folge der OP, die sich sehr lange auswirken kann oder sogar dauerhaft ist. Und tatsächlich konnte ich sehr lange einige Übungen, die mir früher leichtfielen, nicht mehr machen.

Die zerstörten Nerven führten über Monate zusätzlich zu einer Dysbalance und am Ende zu Rückenschmerzen. Ich hatte mein Leben lang daran gearbeitet, dass mein Körper fit für meinen Job war. Man sah mir nichts an. Aber nun war ich lädiert.

Der Krebs hatte, ganz nebenbei, eine weitere bleibende Spur hinterlassen. Aber man muss wohl lernen, das abzuhaken unter Kollateralschäden.

Natürlich, kein schwererer Beinbruch. Aber doch ein weiterer und realer Stich. Ich wusste es damals und weiß es heute noch besser: Es sind am Ende nicht unbedingt diese kleinen Blessuren, Narben und Prüfungen am vermeintlichen Rande, die zählen und einem zusetzen. Es ist die Kraft, die du aufbringen musst, um dennoch mit aller Zuversicht weiterzumachen. Um das eigentliche Rennen zu gewinnen – jetzt eben auch noch mit einer hängenden Kupplung.

Fünf Tage nach der Operation wurde ich entlassen. Ich stand wieder auf eigenen Beinen, ich brauchte keine Reha. Und ging auch gleich wieder in die Box. Ein paar leichte Übungen, ein ganz leises Work-out. Ich wollte zurück zu meiner Oase finden. Durchatmen. Mich innerlich aufstellen.

Und das sollte nun wichtiger sein denn je. In drei Tagen würde die nächste Besprechung stattfinden. Am Freitag, den 10. August 2018. Dann sollten endlich sämtliche Ergebnisse auf dem Tisch liegen, das Tumorboard erneut getagt haben und eine definitive Entscheidung getroffen werden.

Das Flugzeug kam abermals an einen Scheitelpunkt. Nun folgte der lotrechte Sturzflug.

Wieder saßen Achim und ich im Besprechungszimmer, der Arzt uns gegenüber. Achim schaute auf dessen Schreibtisch, stierte auf die Zettel, die dort lagen. Der sehr junge und freundliche Doktor begann nun, die Befunde näher zu erläutern. Und was Achim, langsam erblassend, dort schon geschrieben sah, musste der Arzt nun mit eigenen Worten bestätigen. Seine Augen suchten einen Halt, auf seinem Schreibtisch, auf dem Papier, das er in Händen hielt.

Es kam ihm schwer über die Lippen. Er sagte, dass es ihm wahnsinnig leidtun würde. Der Arzt sagte, dass eine solch schwere Diagnose in meinem Alter extrem ungewöhnlich sei. Der Pathologe habe die Gewebeproben mehrfach untersucht.

Es seien doch Metastasen.

Er sagte, dass es sehr viele sind.

Er sagte, dass es keine Rolle spielt, wie viele es sind oder wie groß sie sind. Er sagte, dass die Metastasen entscheidend sind für die Einstufung des Krebses.

Als Nächstes sagte er, dass sie mich nicht mehr vom Krebs würden befreien können. Der Krebs habe gestreut, er sei systemisch, und man würde nicht wissen, wo die schlafenden Krebszellen schon sitzen würden.

Die Augen des Arztes fielen nach unten.

Er sagte, dass ich eine sehr stark verkürzte Lebenserwartung habe. Er sprach von zwei, drei, vielleicht fünf Jahren.

Er sagte, dass die Behandlung palliativ sein würde, die Therapie in diesem Fall nicht mehr die Ursache einer Krankheit bekämpft, sondern versucht, ihre Folgen zu lindern und das Leben zu verlängern.

Man kann sich vorstellen, was solche Worte auslösen, wenn man sie hört.

Vielleicht kann man es sich auch nicht vorstellen.

Ich hörte die Worte in Form von Satzfetzen, Lautfolgen, die mich in Splittern und Fragmenten erreichten, und dann konnte ich sehen, dass Achim begann, abermals vom Stuhl zu rutschen. Er musste auf die Pritsche, sammelte seine Kräfte, richtete sich wieder auf und fragte den Arzt lauter Fragen. Wie lange wird die Therapie wirken? Kann es nicht doch sein, dass der Krebs damit komplett verschwindet? Dann musste er sich wieder hinlegen. Dann richtete er sich wieder auf. Wie ein Soldat. Warum kommt der Krebs irgendwann wieder? Warum gehen Sie davon aus? Warum wirkt die Therapie dann nicht mehr? Ich nickte wie eine Marionette, alles perlte ab. Ich saß wie hinter Panzerglas. Achim stützte sich mit den Armen ab, hielt sich irgendwie aufrecht, hielt sich irgendwie am Denken, am Fragen, am Nichtumfallen. Gibt es keine Alternativen? Welche? Wie viele? Wie lange kann man diesen Krebs in Schach halten?

Irgendwann, nachdem wir uns wieder in der Lage sahen zu gehen, ohne umzufallen, verließen Achim und ich das Zimmer des Arztes wieder. Es ist nicht ganz einfach, aufrecht und fest zu gehen in so einer Situation. Da war gerade das Fallbeil runtergekommen.

Das alles ist jetzt anderthalb Jahre her. Und ich erinnere diese Zeit noch sehr präzise. Dieses lange, dringliche, zermürbende Hin und Her. Und schließlich die finale Diagnose. Im Zuge dieser ganzen Achterbahnfahrt war damals von vielen möglichen Konsequenzen die Rede gewesen. Und einige der Worte, die ich in diesen Tagen und Wochen vernommen hatte, griffen beinahe nach meinem Verstand. Als wollten sie mir auf der Stelle die Luft abschnüren.

Doch ich möchte Ihnen eines an dieser Stelle sagen:

Ich habe bis heute keine Chemo bekommen. Mir ist keine Brust amputiert worden. Mir sind nicht mehr Haare ausgefallen als jeder gesunden Frau auch. Die Therapie, die schließlich angesetzt wurde, fiel gänzlich anders aus als zunächst erwartet. Ich bin seit langer Zeit regelmäßig in Heidelberg. In diesem modernen hellen Bau, in dem das NCT seinen Sitz hat und wo das Glas schon von der Grundeinstellung her immer halb voll ist.

Gestern erst war ich beim Sport. Drei Stunden lang. Ich habe hundert *Pistols* oder gar mehr gemacht. Ohne Pause hintereinanderweg. Für alle, die nicht wissen, was *Pistols* sind: Es sind einbeinige Kniebeugen.

Ich will damit niemanden beeindrucken oder ein schlechtes Gewissen entfachen (vergessen Sie bitte nicht: Kniebeugen und solche Sachen sind mein Beruf!) – sehr wohl hinweisen allerdings will ich an genau dieser Stelle noch einmal auf den wichtigsten Grund, warum Achim und ich dieses Buch schreiben.

Die Worte bei der finalen Befundbesprechung klangen damals nach Untergang. Sie klangen nach dem sofortigen Aus.

Doch wie Sie lesen, geht es mir bis heute ganz gut.

Ich lebe.

Und genau darum dreht es sich: um das *Leben* mit dem Krebs. Es kann ein gutes sein. Ein aktives. Ein bewusstes. Ein zuversichtliches und ein reiches. Und es kann auch ein durchaus längeres Leben sein, als so manche Prognose weismachen will.

Genau darum möchte ich Ihnen Mut machen. So gut ich nur kann. Mut, finde ich, das ist ein schönes Wort. Und ja, selbst nach dieser niederschmetternden Diagnose schöpften Achim und ich bald genau das: neuen Mut!

Achim war erst einmal am Boden zerstört, regelrecht geschockt. Eine Zeit lang trug er die schlimmsten Visionen mit sich herum. Im Nachhinein nannte er diesen Tag des letzten Befunds den »Black Swan«, den schwarzen Schwan. Die totale Hiobsbotschaft.

Und der Arzt hatte uns noch einen Satz mit auf den Weg gegeben, als wir das Zimmer verließen.

»Bleiben Sie positiv.«

Es war eine dünne, eine denkbar unbeholfene Aufmunterung. Es war fast das, was die Amerikaner *adding insult to injury* nennen. Hohn auf die Verletzung streuen.

Nun, wir blieben positiv. Achim fuhr am nächsten Morgen in den Michel, in die große, schöne Kirche am Hamburger Hafen. Ich sammelte mich zu Hause auf der Terrasse, dachte an die Therapie, die noch am selben Tag, dem 10. August, mit Spritze und Tabletten begonnen hatte.

Zu Hause sah ich mein altes Mountainbike, das im Wohnzimmer stand. Es war papageienbunt lackiert, hatte einen knallgelben Sattel, und auf dem Rahmen stand das Wort »Attitude.« Einstellung, Haltung!

Genau darum ging es jetzt. Mit Macht und in allererster Linie.

Wieder griff Achim zum Telefon, aktivierte sein Netzwerk. Erzählte und fragte, hakte nach und machte sich schlau. Achim, der Unermüdliche. Er wusste wohl selbst nicht, welche Kräfte in ihm schlummern, wenn das Fahrwasser einmal wirklich ruppig wird. Wir waren jetzt eine kleine Fußballmannschaft, die haushoch im Rückstand lag. Aber die nicht aufgab.

Wir wollten jetzt kämpfen. Alles tun, was geht.

Jetzt erst recht!

Und dabei leuchtete der Satz, den uns der inzwischen befreundete Arzt Michael »Nono« Ehnert mitgab, als wir ihm von dieser letzten Diagnose berichteten.

Auch er beschönigte nichts, nannte die Ausmaße der Metastasierung beim Namen, aber schaffte es doch, Sätze wie genau diese loszuwerden: »Ich habe ein gutes Gefühl, die Therapie ist gut und wird ihre Wirkung zeigen. Wenn ich irgendwo helfen kann, lasst es mich wissen. Kraft eurer Stärke und eurer Liebe – ihr schafft das! Euer Nono.«

Die Diagnose stand. Nun betraten wir das weite Feld der Therapie. Es ging dabei um tausend Dinge. Ernährung, Sport, Psychologie. Es sollte auf dieser Erkundungsreise um Blutwerte gehen, um Yoga, Schlaf und kaltgepresste Säfte. Es sollte um Placebo-Effekte gehen, um Religion, Glaube und Lebensgewohnheiten, um molekulargenetische Untersuchungen und Peptide, um Forscher und Ärzte, die dem Krebs mit der Genschere zu Leibe rücken und für jeden Krebskranken eine Therapie ersinnen, die bis auf die Nukleotide maßgeschneidert ist.

Es gab viel zu tun. Es gab viel zu lernen. Und es war gut so. Ich für meinen Teil betrachtete es wie eine Aufgabe, die mit Größerem zusammenhing. Das Work-out meines Lebens.

Jetzt ging es erst so richtig los.

3

Hoffnungslos war gestern

Zwischen Leitlinie und neuen Therapien

Von der Diagnose in die Therapie: Die klassische Antihormonbehandlung versetzt Patienten schlagartig in die Wechseljahre. Doch neben dieser »Leitlinie« gibt es noch weitaus modernere Methoden. Am Spitzenzentrum in Heidelberg setzt man auf die stärkste Anti-Krebs-Truppe, die wir kennen: unser eigenes Immunsystem.

Als ich nach der finalen Diagnose aus dem Arztzimmer ging, fühlte es sich an, als würde ich ein neues Land betreten. Ein Land, das ich nicht kannte, dessen Kulturen und Sitten mir völlig fremd waren. Ich hatte jetzt Krebs. Auch wusste ich nun, in welchem Stadium er sich befand, wo in meinem Körper er sich ausgebreitet hatte. Auch hatte man mir gesagt, was in etwa das alles bedeuten würde, bedeuten könnte. Zahlen, Statistiken, der Weg meiner Behandlung.

Mehr jedoch hatte man mir und Achim nicht an die Hand gegeben. Es war ein sehr dünner Reiseführer. Lediglich eine schmale Fibel an Wissen und Fakten, mit der ich mich nun auf den Weg machen musste, um dieses neue Land zu erkunden.

In meinem Kopf hatte die Diagnose das Regime übernommen und diktierte meine Gedanken. Und doch, so absurd es klingen mag, war ich erst einmal erleichtert.

Ich stelle es mir vor wie bei einem Freeclimber, der eine tausend Meter hohe Steilwand hochklettern muss. Er weiß nicht, was da oben alles auf ihn wartet. An welchen Felsnischen er sich festklammern kann, welche Passagen besonders schwierig ausfallen werden und an welchen tückischen Etappen in der Vertikalen er abstürzen kann.

Der Kletterer wird die Wand vorher von unten studiert, sich ein grobes Bild vom großen Ganzen gemacht haben. Doch dann macht er den ersten Schritt nach oben, legt die Finger an den Stein und beginnt zu klettern. Ab jetzt denkt er nicht mehr an die ganze Wand, nicht mehr an das gesamte Ausmaß seines Unterfangens. Er denkt nur noch an die nächsten Meter, an die Spalten direkt vor seinen Augen, in die er nach und nach seine Bohrhaken setzt.

So ging es auch mir. Ich hatte eine erste harte Etappe hinter mir. Der Einstieg in die Wand war quasi geschafft, jetzt atmete ich erst mal irgendwie durch. Was weiter oben kommen würde – nun, es würde kommen, wenn es so weit sein sollte. Doch nun hing ich im Hier und Jetzt dieser Situation und konnte das erste Mal ein paar Minuten ausharren. Und dabei klammerte ich mich nicht am nackten Fels fest, sondern zunächst einmal an zwei guten Nachrichten.

Die Ärzte würden mir keine Chemotherapie verpassen.

Und sie würden mir keine Brust amputieren.

Es waren vor allem diese beiden Aussichten gewesen, die sich zuletzt so beängstigend in meinem Kopf eingenistet hatten. Die Tortur einer brutalen chemischen Keule. Danach die unwiderrufliche Entfernung zweier Körperteile.

Vielleicht kann man sich vorstellen, wie sehr man aufatmet, wenn die Nachricht kommt: Jetzt doch nicht – was auch immer der Grund dafür sein mag. Erst mal verschont bleiben. Erst mal nicht sofort durch die nächste Hölle marschieren.

Dieses Stück der Steilwand hast du unversehrt geschafft!

So dachte und fühlte ich. Und ich glaube, das ist ganz normal. Es kommt einem Reflex gleich. Im Sturm der Hiobsbotschaften nimmst du jede Atempause des Hurrikans wahr – und sagst erst mal: Uff! Bis hierher. Und dann sehen wir weiter.

Achim ging neben mir. Er war am Rand der Erschöpfung und in manchen Momenten längst darüber hinaus. Ich konnte es ihm ansehen. Seine Augen schauten müde unter seinen langen Haaren hervor, ihr einstiges Leuchten war wie verschleiert, vernebelt. Er verspürte dieses innere Aufatmen nicht so sehr wie ich. Wie sollte er auch?

Ihm hatte man nicht erst kürzlich offenbart, dass man ihm Körperteile amputieren und ihn einer Marter aussetzen würde. Und nun – letztlich und Gott sei Dank – eben doch nicht. Da fällt wohl jedem Betroffenen erst mal ein dicker Stein vom Herzen.

Manchmal frage ich mich heute rückblickend, ob mein Aufatmen eine Schutzreaktion von mir war. Als ob die Seele sich selbst imprägnieren würde, um gewisse Fakten nicht an sich heranzulassen. Denn letztlich bedeutete die Tatsache, dass nun weder Chemo noch Brustamputation anstanden, dies: Der Krebs war bereits so weit vorangeschritten, dass diese Methoden nicht mehr wirklich helfen würden. Zumindest nicht mehr gezielt und sicher.

Doch nein, den Fakten gegenüber wollte ich mich keineswegs verschließen. Und ich weiß heute, dass genau das auch falsch gewesen wäre. Patienten nämlich, die sich der Diagnose einfach ergeben, die gar nicht mehr verstehen wollen, was mit ihnen los ist und warum eine bestimmte Therapie angesetzt wird – die leiden am Ende oft deutlich mehr unter den Nebenwirkungen einer Therapie als jene, die sich mit der Materie der Krankheit beschäftigen. Man hat das kürzlich in einer Studie sogar nachweisen können.

Das Motto lautet also nicht: Was ich nicht weiß, macht mich nicht heiß. Es lautet vielmehr: Wer nicht fragt, bleibt dumm. Der kann Nebenwirkungen nicht einordnen, Ärzten nicht folgen, Methoden nicht verstehen, Entscheidungen nicht treffen.

Der taucht vielmehr unter einer Glocke des Erduldens ab. Offensichtlich aber ist genau das keine gute Methode, auch wenn es in so einer Situation noch so verlockend erscheinen mag, den Kopf in den Sand zu stecken und Krankheit und Therapie einfach über sich ergehen zu lassen.

Vielleicht lässt es sich ein wenig mit der Flugangst vergleichen. Immerhin, viele leiden darunter, nicht wenige sogar extrem. Doch was tut man am besten dagegen? In Anti-Flugangst-Kursen etwa steuern Piloten und Psychologen ganz gezielt gegen: nicht indem sie die panischen Passagiere mit ein paar netten Worten einfach blind weiter mitfliegen lassen – sondern indem sie erklären und erläutern, technische Details veranschaulichen und physikalische Prozesse darlegen.

Die Panikpassagiere werden dazu bewusst nach vorn ins Cockpit gebeten. Und dort bekommen sie eine Art Grundkurs in Sachen Fliegen. Warum fliegt so eine riesige Maschine überhaupt? Wofür ist dieser Knopf, wofür jener Hebel? Was machen die Piloten da vorn? Und welche Möglichkeiten haben sie im Notfall, um das Flugzeug sicher nach unten zu bringen?

Genau das hilft am Ende am besten. Verstehen, nicht wegducken. Das alles ist längst erwiesen, und dieses Prinzip gilt auch beim Thema Krebs. Sich schlaumachen. Lesen, fragen und kapieren – denn oft hat Angst mit Unwissen zu tun.

Und doch nahm ich diese Nachricht – keine Amputation, keine Chemo – erst mal erleichtert hin, ohne gleich daran zu denken, wie es weitergehen soll. Ja, denn auch das darf und sollte man; kurz durchatmen. Sich das Positive schnappen. Und erst dann die nächste Passage in der Steilwand planen und angehen.

Dies allerdings bewusst und gut informiert.

Das Krankenhaus sollten wir am Tag der endgültigen Diagnose noch lange nicht verlassen. Denn die Ärzte hatten den Beginn der Therapie auf sofort terminiert. Die Antihormonbehandlung, die für mich angesetzt war, sollte also noch am selben Tag beginnen.

Ich bekam eine Spritze, allerdings keine gewöhnliche, wie wir sie von Tetanus- oder Masernimpfungen kennen. Es war eine mächtige

Kanüle, die mir die Schwester in den Bauch stach. Dorthin, wo ich kaum Fett besaß, wo sich jedoch die beste Stelle zur Einlagerung des Medikaments befindet. Mir wurde dabei eine kleine Kapsel ins Bauchgewebe injiziert. Ein kleines Implantat, das über die nächsten Wochen stetig eine Substanz in meinen Körper absondern würde, welche die Bildung von Östrogen unterbinden sollte. Schließlich waren es meine weiblichen Hormone, die offenbar für den Krebs verantwortlich zeichneten.

Die Schwester brachte es auf den Punkt: »Wir befördern Sie jetzt mit einem Schlag in die Wechseljahre, Frau Ziemann. Und das geht schon heute los.«

Es dauerte vielleicht eine halbe Stunde, bis das Prozedere vorbei war. Ich spürte zunächst nichts Konkretes, und doch fühlte es sich seltsam an. Denn hier griffen sie nun direkt in meine biologische Uhr ein. Verstellten die Zeiger, schraubten an den Pendeln. Verschoben sozusagen meine eigene Zeitleiste.

Der Eingriff und seine Folgen waren ein Teil des großen Neulands, das ich nun immer weiter betrat. Und erforschte. Denn ich wollte wissen: Was genau geschieht da jetzt eigentlich? Welche Mechanismen würde die Therapie einerseits unterdrücken, andererseits gezielt aktivieren? Und was genau hatte das mit dem Krebs zu tun?

Ich hatte zuvor einige Aufklärungsbögen bekommen, auf denen zu lesen war, worum es im Einzelnen ging. »Thieme Compliance« stand ganz oben, daneben »Gyn 35«. Die Papiere trugen den Titel: »Hormonelle Therapie bei Brustkrebs (endokrine Therapie, Antihormontherapie). Der Text begann mit den Worten: »Sehr geehrte Frau Ziemann.«

Dort stand geschrieben, dass die Behandlung die wachstumsfördernde Wirkung von Östrogenen auf den Brustkrebs unterdrückt. Denn im Gewebe des Tumors waren Hormonrezeptoren gefunden worden: ein deutlicher Hinweis auf die Ursache des Krebses. Und diese Therapie nun sollte – neben anderen Optionen – die wichtigste Behandlungsform sein. Und: Sie sollte auch dann wirken, wenn bereits Metastasen vorlagen. Die Dauer der Behandlung würde sich dabei nach der Krankheitssituation, dem Behandlungsziel und den Ergebnissen der Zwischenuntersuchungen richten.

In dem siebenseitigen Papier war ferner von Alternativen die Rede, von unerwünschten Nebenwirkungen und allgemeinen Risiken. Ich vertiefte mich in die Zeilen, denn schließlich betrafen sie meine innersten Körperfunktionen, umrissen möglichst genau, welcher Natur mein Krebs war – und was wir jetzt gegen ihn unternehmen würden.

Ich las weiter. Und lernte immer mehr dazu. Gut so, dachte ich. Denn ja, ich wollte begreifen, wie diese Krankheit tickt. Was sie ausmacht und wie wir ihr zu Leibe rücken konnten.

Auch bei Prostatakrebs, las ich weiter, waren es die Hormone, die zu einem Geschwür führen können. Und auch hier wendet sich eine Antihormontherapie gegen das Wachstum der kranken Zellen. Bei Männern wie Frauen nämlich können bestimmte Medikamente die Produktion von Geschlechtshormonen unterbinden. Und speziell bei Brustkrebs lassen sich die Andockstellen für Hormone so verändern, dass sich diese nicht mehr an Rezeptoren binden. Denn genau das lässt den Krebs wachsen.

Ich erfuhr beim Lesen auch, dass ich kein seltener Fall war: Etwa zwei Drittel aller Brustkrebspatientinnen haben einen hormonempfindlichen Krebs. Während der Behandlung bekommen die Betroffenen – in der Regel über einen Zeitraum von fünf Jahren – entweder jeden Tag eine Tablette oder monatlich eine Spritze. Die Wirkstoffe verteilen sich im ganzen Körper, und die Nebenwirkungen sind in der Regel geringer als die einer Chemotherapie. Und doch: Vielen macht auch die Antihormonbehandlung zu schaffen. Wer künstlich in die Wechseljahre geschossen wird, leidet unter Hitzewallungen, Schweißausbrüchen, Stimmungsschwankungen oder Schlafstörungen. Wie in den echten Wechseljahren – nur dass jene eben auf natürliche Weise ausgelöst werden. Doch bei der Therapie ist eine geballte Ladung Chemie dafür verantwortlich. Und das geht ganz schnell auch auf die Leber und verschlechtert das Blutbild.

Und auch ich sollte das zu spüren bekommen. Beim Sport zum Beispiel hatte ich vorher so gut wie nie geschwitzt, selbst nach harten Trainingseinheiten lief mir kaum ein Tropfen von der Stirn. Bald aber spürte ich, wie mir beim Laufen, beim Heben von Gewichten oder auf den Ergometern der Schweiß auf der Stirn stand. Und das Schlafen war ebenfalls kein Selbstgänger mehr wie früher.

Ich machte mir nicht so viel daraus. Ich hatte mich schließlich darüber informiert, was in meinen Körper geschehen würde. Und mit diesen eher harmlosen Folgen konnte ich leben. Denn ich wusste: Die Maßnahmen wirkten ganz offenbar – sie würden den Krebszellen ab jetzt die Nahrung entziehen.

Ich hatte auf den Informationsbögen aber noch von ganz anderen Nebenwirkungen gelesen, die wahrscheinlich nicht eintreten, aber eben doch möglich sind. Es ging um Thrombosen und Embolien, im schlimmsten Fall um Organversagen, Hirnschädigungen oder Lähmungen. Speziell bei Einspritzungen des Medikaments könnten auch Wundheilungsstörungen auftreten, Sehstörungen oder Veränderungen des Blutbilds.

Ich kannte natürlich die ellenlangen Aufzählungen auf den Beipackzetteln aller möglichen Arzneimittel. Dabei konnte man es schon bei einer simplen Kopfschmerztablette mit der Angst zu tun bekommen – wenn man sich zu viele Gedanken machte. Hier aber ging es nicht um eine Aspirin, die ich schlucken sollte. Ich bekam ab jetzt den CDK4/CDK6-Hemmer Palbociclib, der die Signalwege im Zellzyklus unterbinden würde, um das Tumorwachstum auszubremsen. Einfacher gesagt: Das Medikament hemmt die Aktivität bestimmter Eiweiße, sodass die Krebszellen sich nicht mehr vermehren können. Und das Palbociclib kommt bei mir mit einem zusätzlichen Aromatase-Inhibitor zum Einsatz, da sich der Tumor bereits auf die Lunge ausgebreitet hat.

Was bedeutete das alles? Und was würde noch alles geschehen können – wenn man die innersten Komponenten und Bauteile meines Körpers einmal komplett durcheinanderwirbeln würde?

Ich traf eine ganz bewusste Entscheidung, als ich die Zettel schließlich unterschrieb und mich mit der Behandlung einverstanden erklärte. Ich glaubte nicht an die bösen Nebenwirkungen, sondern an das Gute der Therapie.

Ja: glauben – und zwar genau *daran* glauben! Der Glaube versetzt bekanntlich Berge. Und jetzt entschied ich mich, ganz fest daran zu glauben, dass die gemeinen Tumorzellen aufgrund der Therapie gezielt den Hungertod sterben würden.

Niemand weiß, was der Glaube am Ende bewirken kann. Ob er überhaupt etwas bewirken kann. Doch ich brauche dafür keinen wissenschaftlichen Beweis. Ich halte es mit Erich Kästner, der einmal sagte: »Wunder erleben nur diejenigen, die an Wunder glauben.«

Man könnte den Satz leicht abwandeln und auf die Situation von Krebskranken ummünzen. Egal, ob alt oder jung. Egal, welcher Krebs. Nur wer an seine Heilung glaubt, wird sie auch erleben. Nur wer das Glas halb voll sieht, wird gut mit der Krankheit leben können. Und nur wer dem Leben weiterhin mit Zuversicht gegenübertritt, wird dieses Leben auch weiterhin gut leben.

Kurz: Es ging mir jetzt um die entscheidende Haltung. Die Diagnose stand, die Therapie hatte begonnen, und nun machte ich mich mit diesem neuen Kontinent, den ich betreten hatte, langsam vertraut. Ich wollte dabei nicht zurückschrecken vor fremden Eindrücken und Gerüchen. Hatte nicht vor, mich von einem Kulturschock niederringen zu lassen oder unbekannten Situationen aus dem Weg zu gehen. Ich wollte meine Reise mit offenen Augen und einem neugierigen Geist antreten.

So sollte man es doch auch machen, wenn man in Timbuktu landet, im hintersten Indien oder von mir aus in der Arktis. Nicht Augen zu und durch. Sondern Augen auf und rein.

Verena hatte ihren Modus gefunden, mit der nun anstehenden Reise umzugehen. Sie hatte ihren Mut wiederentdeckt, ihre Kraftreserven aktiviert und ihren Kopf in die richtige Richtung gedreht: Blick nach vorn. Die Ärzte hatten uns die Therapie so gut wie möglich erklärt, und das Medikament sollte nun seine Wirkung entfachen in Verenas Körper. Die Situation fühlte sich ein wenig an wie die Ruhe nach dem Sturm, und wir versuchten, in den ersten Tagen nach Beginn der Behandlung eine gewisse Normalität in den Alltag zurückzubringen. Und dabei hatte sich oberflächlich betrachtet ja tatsächlich gar nicht viel verändert. Man sah Verena nichts an, sie fühlte sich fit wie eh und je und ging weiter zum Sport. Wir fuhren Auto, hockten uns auch mal wieder vor den Fernseher, streichelten die Katzen.

Eine verständliche Reaktion: langsam zurück in die Bahnen des gewohnten Lebens finden. Luft holen, jetzt, da sich die Wogen dieses fürchterlichen Diagnose-Orkans ein wenig geglättet hatten. Ich war noch immer entsetzlich erschöpft – aber schaffte es dennoch nicht, meine innere Drehzahl wieder auf erträgliche Werte herunterzufahren.

Es wäre zwar mehr als nachvollziehbar gewesen, vielleicht aber auch dumm und sogar gefährlich. Nämlich zu denken: So, jetzt haben wir getan, was zu tun ist. Haben getan, was getan werden kann. Jetzt wissen die Ärzte, was los ist, haben eine Therapie definiert – und nun warten wir mal ab, wie gut das anschlägt.

Ja, dies wäre die einfachste, naheliegende, gängigste und wahrscheinlich auch menschlichste Reaktion gewesen. Und das alles in dem Wissen: Die Ärzte im Tumorboard haben alles in Erwägung gezogen, was nur vorstellbar ist. Sie haben eine zugelassene Leitlinientherapie verordnet, die auf Erfahrungen, Studien und Statistiken beruht.

Mit anderen Worten: That's it. Augen zu und beten.

Ich konnte mich damit nicht abfinden. Wollte mich nicht gleich wieder in ein halbwegs erträgliches Dasein zurückplumpsen lassen – obwohl auch ich mich nach nichts mehr sehnte als nach einer möglichst langen Serie stinknormaler Tage. Tage, an denen keine Bomben einschlugen oder einem irgendwelche Granaten um die Ohren flogen. Nein, bitte keine Hiobsbotschaften mehr!

Doch irgendetwas gärte in mir und ließ mir keine Ruhe. Denn trotz der gefühlten Waffenruhe – in Verenas Körper herrschte höchste Gefahr. Der Krebs war eine Zeitbombe, und ich hatte die Etikettierungen der Krankheit nur noch allzu gut in den Ohren. Palliativ. Nicht heilbar. Drastisch verkürzte Lebenserwartung.

Ja, vielleicht brauchst du eine kleine Portion Erholung von solchen Worten und Botschaften. Musst mal abschalten, deine flatternden Nerven auf irgendeinem Acker zur Ruhe kommen lassen. Schön und gut. Aber eines wollte ich garantiert nicht: mich von einer verlockenden Aussicht nach Normalität sedieren lassen.

Es war absurd. Es war zum Heulen und zum Verrücktwerden, und ich weiß nicht wirklich, wie es sich anfühlte. Wie ich mich fühlte. Wie Verena sich fühlte. Das alles war ein hundsgemeiner Albtraum, der sich jetzt auch noch versteckte, einen auf nett machte, als würde er sich für eine gewisse Zeit ein wenig zurücknehmen. Die gefühlte Normalität würde dabei jedoch nur Blendwerk sein, und die zunächst vermeintlich erholsame Reise könnte einen jähen, schonungslosen Verlauf nehmen.

Nein, damit wollte ich mich nicht zufriedengeben. Da schrie etwas in mir: Achim, das ist es jetzt noch nicht. Das kann nicht alles sein. Da gibt es jetzt noch zu tun, jetzt erst recht! Das Schiff sinkt, aber da muss doch noch irgendwo ein Rettungsboot sein. Oder zumindest ein Koffer mit Notraketen. Ein Weg der Therapie, der mehr versprach als nur ein Leben auf begrenzte Zeit.

Ja, so brodelte es in mir. Dringlich und ernst. Und natürlich würde niemand mit der Sänfte kommen und uns abholen. Wenn es also noch irgendeinen alternativen Fluchtweg gab, dann müssten wir ihn schon selbst finden.

Ich erinnerte die Worte meines Hausarztes. Er hatte mal von einer neuen Generation von Krebstherapien gesprochen, hatte mal erwähnt, dass viel im Umbruch sei und die Onkologie sich gerade neu erfinden würde. Ich hatte nur noch Bruchteile seiner Worte im Kopf, viel zu sehr waren wir in den letzten Wochen mit der Diagnose beschäftigt gewesen, als dass Verena oder ich solche Randbotschaften wirklich hätten speichern können.

Was hatte der Doc noch erzählt? Ich erinnerte mich, dass irgendwie das Immunsystem eine Rolle spielte, dass einige Therapien inzwischen ganz neu und individuell zugeschnitten seien. Mehr aber war nicht in meinem Gedächtnis hängen geblieben. Viel zu sehr waren wir mit dem Allerdringlichsten beschäftigt. Metastasen oder nicht? Wie lautet das Urteil? Und wann würden wir es endlich bekommen?

Ich überlegte. Und tat wie aus einem Reflex heraus das, was ich schon die ganze Zeit getan hatte. Telefonieren. Sprechen und reden und mich mit meinem Netzwerk austauschen. Mit so vielen Leuten wie nur möglich. Wer nicht redet, der hört auch nichts. Wer sich nicht mitteilt, der erhält kein Feedback, keine neuen Ideen. Und so klebte ich wieder einmal an meinem Handy. Bis ich bald auch meinen vertrauten Freund Christian Frommert dranhatte, um ihn über den letzten Stand der Dinge zu informieren. Er wusste ja, was los war.

Ich kenne Christian schon lange, uns verbindet eine besondere Freundschaft. Als Redakteur war ich früher mal zu einem Termin gefahren, um die Radfahrer des T-Mobile-Teams um Jan Ullrich zu interviewen. Ich kannte viele der Radfahrer persönlich, war ich doch früher selbst Rennen gefahren. Doch nun war ich als Journalist dort und lernte so auch Christian kennen, der damals Leiter der Sponsoring-Kommunikation bei der Deutschen Telekom war.

Wir saßen bei jenem Treffen lange am Kamin und sprachen außer über die Tour de France bald auch über ein ganz anderes Thema. Nämlich über unsere Jugend, in der wir beide ähnliche Erfahrungen gemacht hatten. Wie beide waren als Jungs ziemlich dick gewesen und hatten so manchen Hohn über uns ergehen lassen müssen. Und nun saßen wir hier, mitten unter den Radprofis, beide längst erwachsen und gut im Job – und doch verbanden uns diese früheren Erfahrungen. Weil wir beide wussten, wie die Ernährung zu einem wunden Punkt werden konnte.

So lernten wir uns kennen, und es wurde später und später. Christian und ich hielten den Kontakt, auch wegen der Ernährungsthemen, die uns umtrieben. Und weil wir uns mochten. Und von Anfang an vertrauten.

Eines Tages, nicht einmal zwei Jahre später, klingelte mein Handy. Christian war dran und fragte, ob ich Zeit hätte. Er habe ein Problem. Nun ja, er bekäme nichts mehr runter, druckste er herum. Hätte schon länger nichts mehr gegessen, und das würde immer schlimmer. Dann sagte er, dass er sich gern mit mir treffen würde. Schon bald verabredeten wir uns in Hamburg, und als ich ihn in diesem Café sitzen sah, eingewickelt in mehrere Pullover, lief es mir eiskalt den Rücken runter. Christian, 1,84 Meter groß, ein Mann, der voll im Leben stand und als Topmanager und Berater von Leuten wie Oliver Bierhoff gearbeitet hatte, war plötzlich nur noch ein Häufchen seiner selbst. Seine Wangen waren eingefallen, sein Gesicht abgemagert, der Glanz in seinen Augen erloschen. Christian war magersüchtig, und die Krankheit hatte mit Macht zugeschlagen. Er wog nur noch 39 Kilogramm.

Wir redeten lange, aber nicht so lange wie sonst. Christian hatte keine Kraft mehr, das Leben mit der Magersucht hatte ihn völlig erschlagen. Sogar sein allerliebstes Hobby hatte er an den Nagel gehängt. Seine Gitarre, erzählte er mir, würde er nicht mehr anrühren.

Bei mir gingen sämtliche Alarmglocken an. Ich traf mich danach sofort mit meinem Freund und ehemaligem Professor Michael Hamm, um in Sachen Ernährung zu beratschlagen. Oder vielmehr: um über die Ursachen der Essensverweigerung zu reden. Magersucht. Eine ganz heimtückische Erkrankung. Eine psychische Störung, die sich wie ein Diktator auch des Körpers bemächtigt. Dies war eine wirklich ernste Angelegenheit, doch wie krass diese Krankheit ausfallen kann, ahnte ich erst, als Christian ins Krankenhaus eingeliefert wurde.

Wegen des monatelangen Nahrungsverzichts traten seine Leber und Nieren nun ebenfalls in den Hungerstreik. Seine Gliedmaßen waren schon stark angeschwollen, überall hatte sich Wasser eingelagert. Christian stand an der Schwelle zu einem multiplen Organversagen. Ich möchte Ihnen diese Geschichte erzählen, weil sie eben auch viel über den Krebs aussagt. Über die Gewichtung von Krankheiten generell. Als die Ärzte ihn damals nämlich untersuchten, schlossen sie nicht aus, dass Christian womöglich auch an einem fortgeschrittenen Krebs leiden könnte – und erst als er das Wort »Krebs« hörte, bekam er plötzlich Angst. Todesangst! Eine verwunderliche Reaktion, schließlich hatte ihn seine Magersucht in die Klinik gebracht – und beinahe um. Am Ende war die Reaktion aber eben auch verständlich: weil sie zeigt, welchen Stempel wir verschiedenen Krankheiten aufdrücken und welcher Ruf ihnen vorauseilt. Magersucht? Ach, halb so schlimm, denken die meisten. Dann muss der halt mal wieder was essen. Das bekommt man schon wieder in den Griff. Christian wusste natürlich um den Ernst seiner Krankheit – und doch hatte ihm erst das Wort »Krebs« einen fast tödlichen Schrecken eingejagt.

Dabei endet die Magersucht oft fataler als der Krebs. *Anorexia nervosa* hat die höchste Sterblichkeitsrate von allen psychischen Erkrankungen, bis zu 15 Prozent der Betroffenen im Erwachsenenalter sterben an den Auswirkungen der Krankheit. Doch seltsam, Magersucht klingt bis heute harmloser als Krebs. Milder, überwindbarer. Dabei ist das Leiden daran gnadenloser als bei manchen Krebsformen. Und nein, die Betroffenen haben auch keine Chance, ihre Krankheit jemals wieder loszuwerden. Sie haben nur eine Möglichkeit: lernen, die Krankheit zu kontrollieren.

Christian und ich trafen uns oft. Und wir telefonierten täglich, Tag und Nacht. Ich tat mein Bestes und versuchte alles, um ihm bei der Ernährung zu helfen. Doch viel wichtiger war in dieser Zeit, dass da ein verlässlicher Mensch war. Ein Vertrauter, der wusste, worum es ging. Einer, der da war. So gut es mir nur gelang, ging ich damals mit Christian durch dieses Tal, das auch unsere Freundschaft weiter vertiefte.

Christian geht es heute – Jahre nach seinem Klinikaufenthalt – wieder viel besser, er hat die Magersucht unter Kontrolle, im Job und im Leben wieder zu seiner alten Stärke gefunden – und ist um ein paar wesentliche Erfahrungen reicher. Doch nun war ich es, der mit Verena vor einem Abgrund stand. Ich erzählte ihm von Verenas Antihormontherapie, die sie als Leitlinie verordnet bekommen hatte, und Christian horchte sofort auf. »Warte mal«, sagte er. »Ich war letzte Woche am NCT in Heidelberg, um bei einem Workshop einen Vortrag zu halten. Und dort haben sie mir von ganz neuen Möglichkeiten in der Onkologie erzählt.«

Genau das war der Moment, in dem sich für uns eine entscheidende Tür öffnete. Eine Tür, die für alle Krebskranken existiert – von der jedoch längst nicht alle wissen. Denn hier sollte sich ein Weg auftun zu neuer Hoffnung. Und am Ende weit mehr als das.

Christian erzählte mir von »individuellen Therapien«, von völlig neuen Ansätzen der Krebsbehandlung, die erstaunliche Erfolge zeigten und offenbar auf dem Vormarsch waren. Ich recherchierte sofort und las bald von sogenannten Spitzenzentren. Ein Wort, das Verena und ich noch nie gehört hatten. Ich erfuhr von Krankenhäusern, die keine Krankenhäuser im klassischen Sinn mehr sind, sondern vielmehr ein Zusammenschluss aus Therapiezentren und Forschungseinrichtungen. Wobei dies der Sache in keiner Weise gerecht wird. Denn es dreht sich vielmehr um die vorderste Front der Krebsbehandlung und Krebsbekämpfung.

Ich recherchierte weiter und fand bei der Deutschen Krebshilfe viele hilfreiche Informationen zum Thema »Spitzenzentren«. Auf deren Internetseiten las ich: »Jeder Krebspatient soll Zugang zur bestmöglichen Diagnostik und Therapie auf dem aktuellen Stand des medizinischen Wissens erhalten – dieses Ziel verfolgt die Deutsche Krebshilfe mit ihrem Netzwerk der Onkologischen Spitzenzentren.« Die Seite trug die Überschrift: »Der Patient im Mittelpunkt.«

Ich verschlang die Zeilen im Netz, rief sofort Verena hinzu. Gemeinsam lasen wir uns durch die Seiten der Deutschen Krebshilfe (https://www.krebshilfe.de/helfen/rat-hilfe/onkologische-spitzen zentren/), auf denen von besagten Spitzenzentren die Rede war. Dort stand zu lesen:

- **Versorgung auf höchstem Niveau**
  Im Netzwerk Onkologische Spitzenzentren erarbeiten die Ärzte und Wissenschaftler neue Standards und Leitlinien für die Versorgung krebskranker Menschen. Die dabei erzielten Fortschritte werden auch anderen Versorgungseinrichtungen zugänglich gemacht, damit alle Krebspatienten davon profitieren.

- **3-Stufen-Konzept**
  Unsere Onkologischen Spitzenzentren bilden einen grundlegenden Teil eines umfassenden, dreistufigen Programms, das wir gemeinsam mit unserer Partnerorganisation, der Deutschen Krebsgesellschaft, auf den

Weg gebracht haben. Neben diesen Spitzenzentren zertifiziert die Deutsche Krebsgesellschaft auf der zweiten Ebene Onkologische Zentren und als dritte Ebene Organkrebszentren. Diese Strukturen sollen dazu führen, dass Tumorpatienten in Deutschland flächendeckend nach einheitlichen, hohen Qualitätsstandards behandelt und versorgt werden.

- **Strenge Qualitätskriterien**
  Die Onkologischen Spitzenzentren werden in unserem Auftrag regelmäßig nach strengen Qualitätskriterien durch eine internationale Expertenkommission begutachtet.

- **Das CCC-Programm der Deutschen Krebshilfe**
  Im Jahr 2007 richtete die Deutsche Krebshilfe ihr Programm zur Förderung und Initiierung von Onkologischen Spitzenzentren in Deutschland ein mit dem Ziel einer flächendeckenden Patientenversorgung auf höchstem medizinischen Niveau und nach aktuellem onkologischen Wissensstand.

  Als Vorbild dienten die »Comprehensive Cancer Center (CCCs)« in den USA. Die Vorgabe an die Zentren, die seitdem durch eine internationale Gutachterkommission ermittelt werden: Versorgungsstrukturen und -abläufe weiterzuentwickeln, mit umliegenden Krankenhäusern und niedergelassenen Ärzten, insbesondere Onkologischen Schwerpunktpraxen, eng zu kooperieren sowie die Krebsmedizin durch innovative onkologische Forschung voranzubringen.

  Nach dem Verständnis der Deutschen Krebshilfe sollen die in den CCCs erzielten Fortschritte bundesweit allen onkologischen Versorgungseinrichtungen – wie den von der Deutschen Krebsgesellschaft zertifizierten »Klinischen Onkologischen Zentren« und »Organkrebszentren« – zugänglich gemacht werden, sodass alle Krebspatienten rasch von diesen profitieren. Aktuell fördert die Deutsche Krebshilfe dreizehn Spitzenzentren. Sie hat bisher 127 Millionen Euro aus den ihr aus der Bevölkerung anvertrauten Spendengeldern in das Förderprogramm investiert.

Bald hatte ich wieder Christian am Apparat. Er fragte, ob wir ihm Verenas Unterlagen schicken könnten – und er bot an, diese Professor Jäger vom NCT zukommen zu lassen. Verena und ich fackelten nicht lange. Vielleicht war dies das entscheidende Rettungsboot, nach dem ich so dringend gesucht hatte. Zu Hause trugen wir alle Unterlagen zusammen, die wir brauchten. Nicht mal eine Woche später saßen wir im Auto, Richtung Süden.

Das NCT ist ein großer, heller Bau am Universitätsklinikum Heidelberg. Und schon als wir das Gebäude das erste Mal betraten, war es, als wandelten wir mitten hinein in eine neue Zeitrechnung. Wir betraten auf einmal eine ganz andere Sphäre der Patientenbehandlung, erlebten eine neue Herangehensweise an das Thema Krebs. Ein feiner Steinboden empfing uns, ein himmelhohes Atrium voller Glas und Licht. In der Luft schwebten Strahler und beschienen die moderne Architektur. Beton, Holz, matt glänzendes Metall. Man hätte hier einen Ort für Kunstausstellungen oder klassische Konzerte vermuten können. Und allein das streckte mir symbolisch die Hand entgegen. Denn hier war man offenbar schon von der äußeren Erscheinung her auf neuem Kurs – und das tat der Seele gut. Im NCT strömte einem nicht das nach Desinfektionsmittel riechende Linoleumambiente altgedienter Krankenhäuser entgegen. Hier duftete es nach Moderne.

Als Nächstes empfing uns in der Halle eine Dame: eine Statue aus Bronze. Sie stellt Mildred Scheel dar, die 1985 selber an Krebs verstorbene Ehefrau des früheren Bundespräsidenten Walter Scheel. Frau Scheel war die Gründerin der Deutschen Krebshilfe und wegen ihres sozialen und gemeinnützigen Engagements im Deutschland der Nachkriegsjahre eine sehr bekannte und beliebte Frau. Nun stand sie vor uns, in Gestalt einer filigranen Skulptur. Ihr hätte das sicher gefallen. Denn hier ist ihr Wirken weiterhin zu spüren. Eine elegante Figur als Wegweiserin.

Doch die neue Denke zeigt sich am NCT keineswegs nur

symbolisch. Sie hat System, gleich zu Beginn. Nach den Fahrstühlen zum Beispiel muss man erst Ausschau halten, denn sie verstecken sich im hinteren Teil der Eingangshalle. Zuvor steht jeder Besucher erst einmal vor den großen, breiten Treppen des Gebäudes. Treppen, die einen regelrecht dazu auffordern, zu Fuß in die oberen Etagen und zu den Behandlungsräumen zu gelangen.

Und genau das spricht Bände für die ganze Einstellung hier: Die Patienten sollen am besten auf eigenen Füßen stehen und auch auf eigenen Füßen gehen – auf dem Weg nach oben, auf dem Weg zur Genesung. Hier wird niemand zum passiven Erdulden verdonnert, sondern vielmehr dazu aufgefordert, aktiv am Kampf gegen den Krebs mitzuwirken. Und genau so sind die Treppen hier gemeint. Eine architektonische Metapher: Hier geht was!

Prompt kam uns eine Gruppe Nordic-Walker entgegen, darunter auch viele ältere Menschen. Es waren Krebspatienten, die Sportschuhe und Sporthosen trugen und sich gerade – mitten durchs NCT gehend – aufmachten, eine Runde durch den Park zu laufen. Langsam, gemeinsam und entschlossen. In Heidelberg nämlich sind Bewegung und Sport fester Bestandteil der Therapie, all dies wissenschaftlich und medizinisch untermauert. Doch erfuhren wir erst später, welche Rolle der Sport an diesem Spitzenzentrum wirklich spielt. Wie selbst geringste Bewegungseinheiten auch kranken Menschen helfen, die weit über achtzig Jahre alt sind. Und auch dies erwiesenermaßen (siehe Sportkapitel Seite 226 ff.).

Das Motto leuchtete uns ein: Sport als Medizin, Bewegung als Teil eines ganzheitlichen Therapieverständnisses. Mir ging fast das Herz auf – und natürlich wusste ich, was dies in Verena auslöste. Hier wehte offenbar ein völlig anderer Wind. Auch darum fühlten wir uns in Heidelberg sofort gut aufgehoben. Fühlten uns: verstanden.

Aber wir begriffen noch nicht, wie umfassend das Thema Krebs hier letzten Endes betrachtet wird. Wie anders, wie neu. Woher sollten wir das auch wissen? Verenas Diagnose war noch jung, und die

Therapie, die wir bisher kennengelernt hatten, bestand für uns in der sogenannten Leitlinie. Hier in Heidelberg aber wird das ganze Universum Krebs neu definiert und gedacht. Und das beginnt schon bei der Grundeinstellung zum Thema. Es beginnt bei der Wahl der Worte, beim Mindset im Kopf, ja, bei der Gestaltung der Treppen.

Im Mittelpunkt des Umdenkens stehen völlig neue Therapieformen. In deutschen Spitzenzentren und internationalen Forschungseinrichtungen dringen die Experten bis in die Moleküle vor, nehmen die DNA unter die Lupe und zerlegen den Krebs bis in seine kleinsten Sequenzen – um seiner auf diese Weise Herr zu werden.

Wir hatten noch keine Vorstellung davon, was derzeit weltweit getan wird, welche Mühen und wie viel Geld in die Verknüpfung von Forschung und Behandlung investiert werden. Wir standen erst am Anfang der Reise. Doch nun sollten wir ein höchst interessantes neues Land betreten. Eines, das neue Hoffnung schenkte und uns wie ein Lichtblick erschien.

Also gingen wir die große, breite, helle Treppe hinauf. Und trafen das erste Mal Professor Dirk Jäger. Lang und schlank und mit sehr kurzen Haaren stand er vor uns. Er schaute Verena an, sprach mit ihr über Sport. Übers Rudern, übers Laufen. Er nahm sich Zeit. Hörte zu. Er wollte hier ganz offenbar nicht einen weiteren Patienten kennenlernen, einen nächsten Krebsfall behandeln. Er wollte Verena verstehen. Sie persönlich und ihren ganz speziellen Krebs.

Und dann erklärte er uns, was in der Onkologie gerade geschieht. Was die neuen von den alten Therapien unterscheidet, woran die Ärzte und Forscher gerade arbeiten – und wie er das komplexe und so weit in die Gesellschaft hineinreichende Thema Krebs generell betrachtet. Es war ein Exkurs an die Front der Medizin. Aber auch ein Ausflug in die Innenansichten eines Arztes.

So saßen wir Professor Jäger gegenüber. Und hörten zu.

4
Plädoyer für ein Umdenken

»Die Onkologie steht gerade vor einer Schallmauer.«

Von Dirk Jäger

Professor Dr. Dirk Jäger ist der geschäftsführende Direktor des Nationalen Centrums für Tumorerkrankungen (NCT) in Heidelberg und leitet dort die Medizinische Onkologie. Das Zentrum besteht aus zwei Mutterinstitutionen: dem Deutschen Krebsforschungszentrum und dem Klinikum. Vorrangiges Ziel des Standorts ist es, Wissenschaft und Patientenversorgung im NCT zusammenzuführen

Warum wir einen neuen Umgang mit dem Krebs brauchen

In Deutschland leben rund vier Millionen Menschen, die Krebs haben oder hatten. Denn trotz aller Vorsorge, trotz allen Wissens, das wir heute haben: Die Krankheit kann jeden treffen, egal ob jung oder alt. Die Beschäftigung mit dem Krebs ist darum wichtig. Für die Betroffenen und für alle, die damit in Berührung kommen. Aber wo stehen wir eigentlich? Wohin geht die Reise? Und was können wir tun, um diesem schwierigen Thema besser gerüstet, optimistischer entgegenzutreten?

Ich glaube, es sind mehrere Dinge, die ein Umdenken erfordern. Und dazu zählen nicht nur die medizinischen, also die eher technischen Aspekte der Behandlung. Denn zunächst einmal müssen wir diese Tumorerkrankung aus ihrer viel zu stark emotionalisierten Ecke herausholen.

Krebs ist eine Erkrankung wie viele andere auch. Keine Frage, manche Formen der Krankheit sind prognostisch ungünstig. Doch das gilt auch für viele andere Erkrankungen, obwohl diese seltsamerweise als viel »gutartiger« wahrgenommen werden.

Ein Patient mit einem schweren Herzinfarkt hat unter Umständen eine viel schlechtere Prognose als ein Patient mit einer metastasierten Tumorerkrankung. Und dennoch würden wir den Infarkt niemals als »bösartig« bezeichnen, während jeder Krebs dämonisiert wird. Doch das trifft nicht die Wahrheit.

Natürlich ist Krebs eine ernste Erkrankung. Mir geht es keinesfalls darum, das Thema zu verharmlosen – doch ich würde es gern versachlichen. Und dabei ist vor allem eines entscheidend: nämlich sich jeden einzelnen Patienten anzuschauen. Und zu fragen: Was können wir in genau seinem Fall machen? Wie gelangen wir bei genau diesem Menschen zu einer möglichst guten Prognose?

Dabei will ich mich keineswegs an nackten Zahlen orientieren. Und werde auch zu keinem Patienten sagen: »Laut Statistik haben Sie noch zehn Monate zu leben.« Die Wahrheit nämlich ist, dass wir dies nicht wissen. Die angemessenere, aber auch schwierigere Frage lautet vielmehr: Wo steht jeder einzelne Patient auf der Kurve der Wahrscheinlichkeiten? Lebt er vielleicht nur noch zwei Monate – oder womöglich noch viele Jahre?

Ich sehe es häufig im Alltag. Viele Patienten reagieren erheblich schockierter, wenn sie eine eher harmlose Krebsdiagnose bekommen, als wenn ihnen der Arzt von einer viel schlimmeren Erkrankung erzählt – die jedoch nicht diesen Ruf hat. Genau dieses Stigma müssen wir dem Krebs nehmen. Und uns stattdessen darauf konzentrieren, dass wir etwas tun können. Dass wir für jeden einzelnen Patienten spezifische Schritte definieren können.

Die Onkologie entwickelt sich stetig weiter. Wir denken momentan über Therapien nach, die noch nicht Standard sind. Aber wir wissen von diesen neuen Methoden sehr wohl: Sie erlauben es,

Patienten zu heilen oder in einen Zustand zu bringen, der als dauerhafter oder sogar als chronisch eingestuft werden kann. Und darum geht es: die Krebserkrankung zu kontrollieren und in eine dauerhafte Phase zu zwingen. Und dies ist möglich. Zumindest in einer Form, die es in der Vergangenheit nicht gab.

Es wird zu viel schwarz-weiß gemalt. Und Krebs ist immer: schwarz. Bösartig. Punkt. Fast alle anderen Erkrankungen hingegen gelten als gutartig – oder werden zumindest nicht als bösartig bezeichnet. Genau das aber ist völlig absurd. Hinzu kommt: Kaum steht eine Metastasierung fest, heißt es »nicht heilbar«, heißt es »palliativ« – und nicht mehr »kurativ«. Aber auch das stimmt nicht immer. Denn es gibt einen großen Graubereich, in dem wir gar nicht wissen, wie lange wir eine Erkrankung kontrollieren und vielleicht auch stabilisieren können.

Doch beim Thema Krebs hängt die Latte immer gleich ganz oben oder ganz unten: Entweder träumen wir von Heilung – oder stellen uns auf den Tod ein. Genau das ist komplett falsch. Denn zwischen diesen Vorstellungen von Himmel und Hölle liegt ein Graubereich voller Möglichkeiten. Ein Bereich, den wir zudem ständig erweitern und gestalten. Eine Zone, die voller Leben stecken kann.

Trotzdem hat Krebs noch immer seinen fatalen Ruf. Dabei ist Heilung auch bei anderen – sogenannten »guten« – Krankheiten oft ein hehres, aber unrealistisches Ziel. Eine Zuckererkrankung ist nicht heilbar. Ebenso wenig ein Herzinfarkt oder eine Herzinsuffizienz. Aber wir können diese Krankheiten behandeln. Die Menschen leben mit diesen Leiden, oft sogar ziemlich gut. Sie treiben Sport, üben weiter ihren Beruf aus und nehmen am Leben teil.

Heute kommt ein Patient aus dem Krankenhaus und hat zwei, drei Stents bekommen. Die Menschen erzählen sich davon, als sei es eine fast harmlose Angelegenheit. Natürlich ist es das nicht – aber das Leben geht dennoch meist fröhlich weiter.

Ich frage mich also: Warum haben wir ausgerechnet beim Krebs immer nur zwei Varianten im Kopf – Heilung oder Untergang?

Genau darin liegt die Stigmatisierung.

Der Krebs wird falsch bewertet. Zu einseitig, zu alternativlos. Allein bei Metastasen gibt es himmelweite Unterschiede. Sprechen wir von Mikrometastasen oder von der Streuung auf viele Organe? Und dabei können wir manche Patienten inzwischen selbst von größeren Metastasen befreien, in einigen Fällen sogar langfristig.

Auch verabscheue ich diesen einen Begriff: palliativ. Das Wort ist wie ein Stempel – und wenig hilfreich. Wer dieses Etikett benutzt, sagt nichts anderes als: »Bitte bereiten Sie sich jetzt zum Sterben vor. Es geht zu Ende.«

Das ist Unsinn. Auch Palliativstationen sind hier darum meiner Ansicht nach ein falsches Konzept. Man kann und darf die vielfältigen Fälle, die diversen Krebsformen und vor allem die Patienten selbst nicht so grob einteilen: Die einen sterben jetzt, die anderen nicht. Das Wort »palliativ« aber tut genau das.

Es kommt einem Urteilsspruch gleich, der Tausende von Patienten mit einem Hieb in zwei Gruppen einteilt: in Lebende und Sterbende. Doch das ist schon von der philosophischen Logik her falsch: Denn wir alle sind – von Geburt an – Lebende *und* Sterbende zugleich.

Der Begriff der Palliation mit seinen gängigen Konnotationen ist darum nicht gerecht. Das Wort wird den zahllosen Formen der Krankheit nicht gerecht. Es wird den bestehenden Behandlungsmethoden nicht mehr gerecht. Und es wird den Menschen nicht gerecht.

Natürlich dürfen wir Ärzte nichts Falsches versprechen. Aber wir dürfen den Patienten auch nicht die Perspektiven verbauen. Wir sollten sie offen gestalten. Ich halte mich dabei an einen Grundsatz: »Jeder einzelne Krebspatient hat einen optimistischen Onkologen verdient.«

Im Berufsleben, erst als Assistenzarzt, später in der Inneren Medizin, hatte ich schon früh Kontakt zu Krebspatienten. Und ich spürte, dass gerade sie oft am meisten Motivation mitbringen. Krebspatienten sind in der Regel bereit, viel mehr zu machen, mehr zu probieren als beispielsweise Patienten mit einer Leberzirrhose oder einer koronaren Herzerkrankung. Warum ist das so? Sind Krebskranke offener und engagierter – gerade *weil* ihre Krankheit so ein »böses« Image hat? Oder *obwohl* es ihnen dieser Stempel psychologisch von vornherein viel schwerer macht?

Die Frage ist nicht leicht zu beantworten. Doch hat es mich von Anfang an gewurmt, dass Krebspatienten regelrecht zu einer Erkrankung mit einem so bösartigen Ruf »verdonnert« werden.

Auch medizinisch erleben wir einen Umbruch: Statt Standardtherapie rückt die individuelle Konfiguration von Krankheit und Behandlung in den Vordergrund.

Der Umgang mit dem Krebs ist die eine Sache, bei der ein Umdenken lange überfällig ist. Als Arzt aber interessiert mich besonders auch die wissenschaftliche Seite der Krankheit. Und hier macht die Onkologie gerade große Fortschritte – mit denen eine neue Einstellung zum Krebs Hand in Hand gehen sollte.

So ein Tumor ist ja zunächst einmal gar kein böses, sondern körpereigenes Gewebe. Eine Ansammlung von Zellen, die sich lediglich nicht mehr an bestimmte Regeln halten und normale Wachstumsmuster durchbrechen. Das Tumorgewebe unterscheidet sich dabei nur in ganz kleinen Bereichen vom ursprünglichen, gesunden Organgewebe. Die zentrale Frage lautet: Wie bekommt man diese Regulationsmethoden, an die sich der Tumor nicht mehr hält, wieder angeschaltet? Es ist eine enorm spannende Aufgabe, dies herauszufinden. Anschaulich gesagt beschäftigen wir uns derzeit also genau damit: Wie kann man die aus der Reihe tanzenden Krebszellen dazu zwingen, sich wieder an die Regeln zu halten? Und: Wie können wir unsere natürlichen Mechanismen zusätzlich dazu nutzen, diese Krebszellen abzutöten?

Dabei haben wir auch den Zeitfaktor vor Augen: Wie lassen sich diese neuen Erkenntnisse möglichst schnell zu einer klinischen Anwendung bringen? Dies sind die Grundfragen, um die es geht. Und die Antworten, die wir jetzt schon haben, lassen eigentlich nur einen Schluss zu: Wir stehen beim Thema Krebs gerade vor einer Schallmauer.

Ich glaube, dass man die Onkologie komplett neu denken muss.

Die individualisierten Verfahren der Immuntherapie gibt es in der Anwendung erst seit wenigen Jahren. Doch spätestens mit der Einführung und Testung der sogenannten Checkpoint-Inhibitoren hat die Immuntherapie eine Ernsthaftigkeit bekommen – und ist längst auch klinisch relevant geworden. Und ich will an dieser Stelle einmal etwas genauer erklären, worum es hier eigentlich geht.

Wir kommen in der Onkologie aus einer Historie, in der man stets versucht hat, Patienten in große Gruppen einzuteilen. Man sprach immer von *dem* Brust-, von *dem* Darmkrebs. Dabei wurde überhaupt nicht berücksichtigt, dass schon zwei Patienten mit der derselben Erkrankung sich extrem unterscheiden. Und darin liegt die Crux: Wenn wir uns nämlich die Tumore auf molekularer Ebene einmal sehr genau anschauen, dann zeigen die vermeintlich gleichen Erkrankungen zweier Patienten kaum noch Gemeinsamkeiten. Im Gegenteil: Die genetischen Veränderungen, die für den Krebs verantwortlich sind, können bei jedem Menschen anders ausfallen – sie überschneiden sich höchstens marginal.

Und selbst bei ein und demselben Patienten kann die Lebermetastase molekular ganz anders ausfallen als etwa die Lungenmetastase. Auch hier gibt es bereits erhebliche Unterschiede. Und genau dieses Phänomen zwingt uns zu einer neuen Strategie: Jede einzelne Tumorerkrankung müssen wir als eine eigene Entität begreifen.

Anders gesagt: Wir müssen versuchen, jede einzelne Tumorerkrankung zu verstehen. Wie tickt dieser eine Tumor dieses einen Patienten molekular? Was treibt genau ihn zum Wachstum an? In welcher Wechselwirkung steht das Immunsystem zu diesem Tumor?

Und: Welche Merkmale dieses speziellen Tumors übersieht das Immunsystem?

All diese Punkte müssen wir in einen Kontext bringen. Und erst dann entscheiden: Was ist für genau diesen einen Patienten am besten? Wo können wir sein Immunsystem stärken? Wo molekular eingreifen? Welche Escape-Mechanismen im Tumor unterdrücken, um wieder eine fulminante Interaktion mit dem Immunsystem hinzubekommen? Und auch diese Frage stellen wir uns: Müssen wir in manchen Fällen vielleicht genetische Veränderungen herbeiführen? Künstliche Immunantworten generieren?

Solche Methoden sind noch sehr neu, experimentell und weit entfernt von einer Standardisierung. Aber sie sind dringend gefragt. Denn auf der anderen Seite können wir ganz klar konstatieren: Die Standardmethoden in der Onkologie sind überwiegend schlecht. Sie sind wenig wirksam, teils unwirksam. Das gilt auch für die Leitlinien.

Ich will ein Beispiel nennen: Dickdarmkrebs, Stadium drei. Eine lymphknotenpositive Erkrankung. In den Leitlinien steht: Wir müssen alle Patienten in diesem Stadium mit einer begleitenden Chemotherapie behandeln. Folfox, zwölfmal, ein halbes Jahr lang. Wir wissen, dass wir damit wahrscheinlich 15 bis 17 Prozent der Patienten einen Gefallen tun. Sie profitieren von dieser Therapie. Das heißt aber auch: Mehr als 80 Prozent der Patienten werden umsonst behandelt. Helfen können wir also nur maximal einem knappen Fünftel der Betroffenen.

Was geschieht in einer metastasierten Situation von Dickdarmkrebs? Auf die Standardtherapie sprechen etwa 50 Prozent an, 50 Prozent nicht.

Das heißt: Die Therapien sind nicht wirksam genug. Wir sind viel zu unpräzise in Diagnose und Behandlung – weil wir es auf dieser Ebene nicht besser wissen. Wenn wir als Ärzte überlegen, welche Informationen wir letztlich haben, um eine Chemotherapie zu indizieren oder nicht zu indizieren, dann fragen wir in der Regel nach der Histologie: Wie sieht der Tumor unter dem Mikroskop aus? Dies ist jedoch eine rein morphologische Beschreibung eines

Bilds. Und dann sagen wir: Ja, das ist ein moderat differenziertes Adenokarzinom.

Der Radiologe kommt hinzu. Er sieht keine Fernmetastasen, allerdings Lymphknotenmetastasen. Und diese Informationen reichen in der klassischen Onkologie bereits aus, um eine Chemotherapie zu verordnen. Über ein halbes Jahr.

Doch werfen wir bei dieser Analyse überhaupt keinen Blick in die molekulare Komposition eines Tumors. Betrachten nicht die immunologischen Wechselwirkungen. All diese Informationen aber müssen wir berücksichtigen, denn sie sind entscheidend. Und wir können das alles heute durchaus messen. Und wir wissen auch, dass eben diese Informationen prognostisch sehr relevant sind.

Kurzum: Wir müssen weg von der Vereinfachung. Müssen uns verabschieden von der Einteilung der Krankheit in große Kategorien. Was wir brauchen, ist eine individualisierte Betrachtung: einer jeden Situation, eines jeden Krebsfalls.

Oft höre ich an dieser Stelle den immer gleichen Einwand: Das ist zu teuer. Und ja, solche individualisierten Therapien sind teuer. Aber das ist zu kurz gedacht.

Bei uns in Heidelberg haben wir die neuen Therapiestrukturen für unsere Programme einmal genau durchkalkuliert. Was kostet es, wenn wir den Tumor eines Patienten einmal komplett molekular analysieren? Wie schlägt es zu Buche, wenn wir uns die Wechselwirkung mit dem Immunsystem genau anschauen? Kurz: Was geschieht, wenn wir für einen Patienten eine zellbasierte Therapie ausarbeiten – also jene T-Zellen finden, die den Tumor angreifen? Und diese Methode schließlich auch einsetzen?

Die Kosten belaufen sich auf rund 100 000 Euro pro Patient. Das klingt zunächst nach viel Geld. Doch wenn diese Therapie wirkt, wenn wir damit Ziele erreichen, die wir mit unseren herkömmlichen Methoden nicht erreichen – dann ist es eben nicht mehr viel Geld. Es ist investiertes Geld, das in den Aufbau einer gezielten Therapie fließt, mit deren Hilfe der Patient im besten Fall schließlich in eine Langzeitkontrolle geht.

Bei herkömmlichen Methoden sind die Therapiekosten für einen metastasierten Patienten letztlich oft viel höher. Denn anders als bei der individualisierten Diagnostik fallen die Kosten hier meist ein Leben lang an. Und in diesem Fall reden wir schnell über das Vielfache.

Ohne Frage, wir müssen noch viel tun und beweisen, um diese neuen Wege der Diagnostik und Therapieverfahren skalierbar und automatisierbar zu machen. Doch der Weg ist geebnet, und es geht schnell voran. Wir leben in einer Zeit, in der sich neue Therapien und Verfahren rasant entwickeln. Vor einigen Jahren gab es Immuntherapien noch gar nicht. Jedes Jahr bringen uns Studien weiter voran, werden neue Substanzen entwickelt. Und die Leistung und die neue Intelligenz der Rechner bescheren uns ein riesiges Anwendungspotenzial, besonders in der Onkologie.

Die Methoden werden dadurch immer besser. Nehmen wir etwa den schwarzen Hautkrebs. Ein Melanom mit metastasierter Situation. Noch vor einigen Jahren lag die Überlebenschance bei unter einem Jahr. Heute können wir wahrscheinlich 50 Prozent der Patienten in eine Langzeitkontrolle bringen. Und das wird schrittweise auch für andere Krebsformen möglich sein.

Ich will damit gar nicht sagen, dass herkömmliche Behandlungsarten ab sofort hinfällig sind. Für viele Krebsarten ist die Chemotherapie nach wie vor die beste Methode, zum Beispiel beim Bauchspeicheldrüsenkrebs. Auch die Strahlentherapie ist in vielen Situationen noch immer eine gute Alternative.

Doch wir werden das Feld dieser unspezifischen Therapien immer weiter verlassen und stattdessen zunehmend die Kraft und Spezifität unseres Immunsystems einsetzen. Und weil sich Tumore Auswege suchen und sich fortwährend wandeln, müssen sich selbst die individualisierten Immuntherapien immer weiter individualisieren. Mit anderen Worten: Wir müssen uns beim Therapiekonzept der Natur anpassen – und ihr am Ende im besten Fall zuvorkommen. Vor allem mit dem T-Zell-Verfahren werden wir die Immunantworten hoffentlich immer gezielter steuern können.

Lokale Krebserkrankungen können wir in der Regel schon heute heilen. Wir operieren den Tumor heraus. Aber in den Systemtherapieverfahren sind wir noch zu schlecht. Wenn wir es jedoch schaffen, unsere zellbasierten Verfahren weiter zu verbessern, werden wir auch metastasierten Situationen beikommen können. Das ist ein Prozess. Und wir sind hier auf einem Weg, auf dem wir mehr und mehr erreichen.

Eines sei jedoch deutlich gesagt: Krebs wird nicht morgen heilbar sein – wie viele Erkrankungen in der inneren Medizin nicht heilbar sind. Doch wir stellen uns auf sie ein und treffen Maßnahmen, die ein gutes Leben ermöglichen. Einen chronischen und kontrollierten Zustand. Genau dahin wollen wir auch mit dem Krebs.

Wie können wir Immuntherapien in die tägliche Praxis bringen? Nötig ist dafür eine neue Infrastruktur – und eine Denke, die langfristig nach vorn schaut.

Die Therapieentwicklung liegt seit Jahrzehnten in der Hand der Pharmaindustrie. Große Konzerne entscheiden, welche Richtung klinische Standards nehmen. Die Forschung besitzt weder die Mittel noch die Infrastruktur, um hier auf breitem Niveau mitzuspielen.

Und es ist keinesfalls zu verteufeln, wie die Pharmaindustrie denkt und handelt. Sie muss Blockbuster bauen. Sie kommt nicht umhin, Medikamente zu entwickeln und zuzulassen, die möglichst viele Patienten erreichen und die möglichst vielen helfen.

Das ist wirtschaftlich richtig gedacht. Und doch sollten wir dieses Schema irgendwann hinter uns lassen. Wir müssen stattdessen überlegen: Wie bauen wir eine Struktur auf, die es ermöglicht, tatsächlich für jeden Patienten eine Therapie zu definieren und ein eigenes Medikament herzustellen?

Für »Big Pharma« ist das zunächst kaum zu machen. Es wäre ein bisschen so, als würden Airbus oder Boeing jedem Passagier sein eigenes Flugzeug bauen. Das ist unrealistisch – es sei denn, man denkt komplett um.

Für individualisierte Therapien braucht man die Nähe zum Patienten. Man benötigt eine Biopsie, Analysen des Bluts, Analysen des Tumors, molekulare Strukturen müssen ausgelesen werden. So eine Detailarbeit können bisher nur akademische Institutionen leisten. Doch es liegt jetzt an uns zu zeigen, dass wir so etwas bewerkstelligen und auch wirklich anwenden können. Und wir müssen ebenfalls beweisen, dass diese Methoden effektiv sind – und dass wir Krankheiten damit langfristig in den Griff bekommen.

Wenn das gelingt, müssen solche Programme irgendwann zwangsläufig hochskaliert werden. Man könnte anschaulich sagen: Wenn es irgendwann gelingt, das Flugzeug für jedermann zu perfektionieren, eines, das schneller, umweltschonender, sicherer, effizienter und einfach besser ist als alle anderen – dann werden die Hersteller es auch bauen. Auf die Medizin übertragen heißt dies, dass eine Infrastruktur aufgebaut werden muss, die es erlaubt, nicht nur zehn Prozent der Patienten individuell zu behandeln, sondern am Ende alle.

Und ich erkenne hier gar keine großen Barrieren oder Widerstände. Es ist die Art und Weise, wie sich die Onkologie entwickelt. Letztlich geht es um ein schlichtes Prinzip: Forschung und Spitzenzentren müssen gemeinsam zeigen, dass sie effektiv arbeiten können mit den neuen Strategien – der Rest kommt von allein. Und am Ende werden die Patienten abstimmen. Wenn sie mehrheitlich sagen: »Ich will auch so eine Therapie« – dann wird sich irgendwann das ganze System danach ausrichten.

Auch die Zulassungsbehörden werden umdenken müssen. Denn es wird irgendwann nicht mehr um einzelne Medikamente gehen, die zugelassen und finanziert werden müssen, sondern um ganze Prozessketten. Es geht dabei um die Analyse einzelner Zellen, um das penible Kartografieren einer jeden Erkrankung – bis eines Tages jeder Patient sein eigenes Medikament und seine ganz persönliche Therapie bekommt. Und nein, das ist keine Science-Fiction.

Dennoch dürfen wir nicht Dinge versprechen, die wir nicht halten können. Es gibt derzeit mehrere Therapieansätze, die wir prüfen und anwendbar machen wollen. Erst dann kommt der nächste Schritt. Wie erfolgreich sind diese neuen Programme? Und wie können wir sie wirtschaftlich gestalten?

Weltweit wird an Institutionen daran gearbeitet. Die Experten tauschen sich aus, diskutieren, aber auch ein gewisser Konkurrenzkampf wird dazu beitragen, dass die individualisierte Medizin immer weiter voranschreitet. Sie ist die logische Schlussfolgerung.

In der Krebsforschung hat jeder seine Philosophie. Und das ist gut so. Meine jedoch lautet: Ich glaube fest daran, dass es keine effektivere, spezifischere und schonendere Therapie gibt als jene, die gezielt unser Immunsystem zum Einsatz bringt. Es existiert kein vergleichbares Instrument, das eine solche Power und Spezifität besitzt.

Das Immunsystem bewahrt lebende Organismen seit Jahrmillionen vor dem Untergang. Es ist ein Teil von uns, ein Schlüssel der Natur. Wir müssen es nur noch etwas besser begreifen.

Und nutzen.

5

Die Krankheit Krebs

Ursachen, Therapien, Fakten:
Was Sie über den Krebs wissen sollten.

Bereits mit der ersten Untersuchung werden Betroffene von einem Moment auf den nächsten in eine neue Welt katapultiert und konfrontiert mit der Medizin und ihren vielfältigen Möglichkeiten. Wichtig ist es jetzt, schnell Einblick zu gewinnen, um die richtigen Entscheidungen treffen zu können. Im Folgenden geben wir Ihnen darum einen Überblick über das wichtigste Wissen zur Krankheit. Was sind die Ursachen für Krebs? Welche Krebsarten gibt es, welche Diagnoseverfahren, welche Therapien? Sich schlauzumachen lohnt sich auch hier, denn es macht stark und zuversichtlich im Kampf gegen Krebs.

Achim und ich verließen das NCT mit neuem Mut. Professor Jäger und seine Kollegen hatten nun meine Unterlagen auf dem Tisch, sie kannten die Befunde und Ergebnisse aller vorherigen Untersuchungen und wussten um die Antihormontherapie, die mir in Hamburg verordnet worden war. Obendrein hatten sie mir in Heidelberg eine ganze Menge Blut abgenommen und würden sich jetzt daranmachen, in die Tiefen meiner Erkrankung hineinzublicken. Noch wusste ich nicht, was das im Detail bedeuten würde, denn es gab bei den neuen Immuntherapien verschiedene Varianten, Wege und Methoden. Zuerst mussten ab jetzt viele Daten analysiert und genetische

Informationen ausgewertet werden – und es würde eine Weile dauern, bis die Ärzte am NCT die nächsten Schritte definieren würden.

Ich war heilfroh, so früh an einem solchen Programm teilnehmen zu dürfen. Denn die Ausarbeitung der neuen Therapieformen braucht Zeit. Und falls die Standardtherapie der Antihormonbehandlung nicht die gewünschte Wirkung zeigen sollte, würde ich hier einen wichtigen Vorsprung haben.

Neben der üblichen Behandlung hatte sich nun also in Heidelberg ein weiterer und ganz neuer Weg aufgetan, um den Krebs anzupacken. Achim und mich beruhigte das ungemein.

Ich dachte wieder an den Freeclimber in der Steilwand. Auch er sucht sich Alternativrouten, schaut nach einer gemeisterten Etappe immer wieder nach oben in den Fels, prüft, wo er die vielversprechendste Linie weiter nach oben findet. Und wenn er spürt, dass er an einer Felskante nicht weiterkommt, weil der Stein dort zu brüchig ist, dann wird es ihn sicher bestärken, wenn er weiß, dass weiter links noch ein Kamin ist, eine Passage, in die er ausweichen kann.

Mit diesem guten Gefühl im Bauch fuhren wir zurück nach Hamburg, und es würde jetzt erst einmal dauern, bis die nächsten Untersuchungen und weitere Therapietermine anstehen würden. Ich wollte die Zeit nutzen, um mich weiter zu informieren. Wollte über alles Bescheid wissen, was mir helfen konnte. Und bald trugen Achim und ich immer weitere Informationen zusammen. Eine Menge recherchierten wir im Netz, viel erfuhren wir von den verschiedenen Ärzten und Experten, mit denen wir es zu tun hatten. Und wir hörten noch immer viele Geschichten von Freunden und Bekannten, die mit dem Krebs in Berührung gekommen waren.

Ich merkte bald, dass ich selbstbewusster wurde, je mehr ich über die Krankheit wusste. Spürte, dass ich den Weg nach vorn auf diese Weise zuversichtlicher antrat. Und ich glaube, es gehört zu einem verantwortungsvollen Umgang mit dem Krebs, sich mit ihm auseinanderzusetzen. Ja, es gehört zu einem bewussten Umgang mit dem Leben.

Eine Menge Halbwissen ist dabei im Umlauf. Wer das Wort »Krebs« nur in den Mund nimmt, dem fliegen hundert Meinungen um die Ohren. Darüber, was die Krankheit auslöst und wie man sie am besten verhindern kann. Was man schließlich als Betroffener unbedingt tun und lassen soll. Danach folgen in der Regel Fallbeispiele: Familie, Freunde, Bekannte von Bekannten, die es getroffen hat. Es gibt dabei traurige, aber auch ermutigende Beispiele. Danach allerdings hört es meistens auf. Wer als Betroffener nur ein bisschen tiefer bohrt, stößt meist auf flächendeckendes Unwissen.

Auf den folgenden Seiten wollen wir Ihnen darum eine Basis vermitteln. Das wichtigste Wissen zum Thema: Wie viele Krebsarten gibt es eigentlich? Wie funktioniert diese Krankheit generell? Was sind die wichtigsten Therapieformen, die auf Sie zukommen könnten? Und wie wirken die wichtigsten Medikamente im Körper? Begreifen Sie es als eine Art Grundgerüst: damit Sie wissen, worüber Sie beim Thema Krebs reden.

Denn an eines glaube ich inzwischen auch ganz fest: Es hilft, sich auszukennen. Es macht mein Leben leichter und bewusster, wenn ich weiß, was um mich herum geschieht. Und vor allem: in mir selbst.

Warum Krebs Krebs heißt

Schon im alten Griechenland nutzte man das griechische Wort *Karkinos* (Krebs) für Geschwülste, weil sie im Vergleich zum umliegenden Gewebe relativ hart sind und sich ausbreiten – ähnlich wie ein Krebs, wenn er läuft. Und auch die Form eines Tumors ähnelt oft jener eines Krebses. Der Name hat also tatsächlich etwas mit dem Meerestier zu tun. Aus dem 16. Jahrhundert vor Christus gibt es Dokumente von den alten Ägyptern, die als früheste Beschreibung der Krankheit gelten. Schätzungen zufolge lebt die Menschheit also seit mehr als fünftausend Jahren mit Krebs.

Gleichgültig, um welche Form es sich handelt – letztendlich geht es bei Krebs immer darum, dass Zellen außer Kontrolle geraten, weil ihre Bauanleitung, also das Erbgut, fehlerhaft ist. Wahrscheinlich kommen mehrere solcher Fehler zusammen, bevor eine gesunde Zelle zur Krebszelle mutiert. Solche Veränderungen im Erbgut können dazu führen, dass natürliche Kontrollmechanismen nicht mehr funktionieren. Die Folgen: Das vorgesehene Tempo der Zellteilung erhöht sich, und das körpereigene Abwehrsystem tötet die wuchernden Zellen nicht mehr ab.

Sind die bösartigen Krebszellen erst einmal da, verhalten sie sich anders als gesunde – und das mit geradezu perfider Perfektion. Während der Körper Signale gibt, an die sich alle gesunden Zellen halten, tanzen die Krebszellen offenbar aus der Reihe: Sie tun, was sie wollen, wann sie es wollen und wo sie es wollen. Gesunde Zellen haben eine innere Uhr, nach der sie leben, sich teilen, wachsen, älter werden und sterben. Dafür gibt es einen festen Rhythmus. Krebszellen kennen solche berechenbaren Strukturen nicht. Sie wachsen ohne kalkulierbares System, vermehren sich schnell – und sie übernehmen keinerlei Funktion für den Körper, wie dies gesunde Zellen tun. Stattdessen gehen sie zerstörerisch ans Werk: Sie verdrängen gesundes Gewebe oder dringen in dieses hinein.

Das macht die gesunden Zellen kaputt. Sie können ihre lebenswichtigen Aufgaben nicht mehr wahrnehmen. Hinzu kommt: Krebszellen sind beweglich. Sie bleiben nicht dort, wo sie entstanden sind, sondern breiten sich übers Blut und (oder) das Lymphsystem aus, um an anderen Orten Metastasen zu bilden. Die sind am Anfang kaum nachweisbar. Der Krebs kennt dabei vor allem zwei Varianten: Er kann das blutbildende System treffen (Leukämie, Lymphom) oder als Tumor in Organen entstehen. Dabei wird unterschieden zwischen einem Sarkom (bildet sich an Knochen, Knorpeln, Muskeln wie dem Herzmuskel, an Fett und Bindegewebe) und einem Karzinom (entsteht meist an Organwänden oder Drüsen).

Warum ich? Was die Statistik zu den Ursachen sagt.

Die Frage nach dem Warum bleibt niemandem erspart. Warum trifft es den einen und den anderen nicht? Ich weiß inzwischen, dass es einfach nichts anderes als verdammtes Pech sein kann. Doch unabhängig vom Zufall erlaubt die Statistik einige Schlussfolgerungen:

- **Das Alter:** Mit dem Alter steigt die Gefahr. Je älter der Mensch wird, desto anfälliger wird er für Krebs. Die Zahl der Neuerkrankungen zeigt, dass das mittlere Erkrankungsalter für beide Geschlechter heute bei 69 Jahren liegt.
- **Die Gene:** Krebs an sich ist nicht vererbbar, doch das Risiko, daran zu erkranken, ist erhöht, wenn die eigenen Eltern entsprechende Genveränderungen hatten. Erbliche Krebserkrankungen sind allerdings selten. Nur fünf bis zehn Prozent aller Brustkrebserkrankungen zum Beispiel, so wird geschätzt, stehen in Zusammenhang mit verändertem Erbgut. Für betroffene Familien gibt es darum bei erblichem Brust- und Darmkrebs besondere Früherkennungs-, Beratungs- und Behandlungsangebote.
- **Der Lebensstil:** Rauchen, ungesunde Ernährung, Alkohol, Übergewicht (mit den Folgen Bluthochdruck, hohe Blutzucker- und Blutfettwerte) sowie UV-Strahlung und Bewegungsmangel zählen zu den großen beeinflussbaren Risikofaktoren – auch wenn sie, wie bei mir, nicht immer maßgeblich sind.
- **Sonstiges:** Luftverschmutzung, Elektrosmog, Mikroplastik – die Liste schädlicher Umwelteinflüsse ist lang. Glaubt man den Erhebungen, spielen sie jedoch offenbar eine geringere Rolle als andere Faktoren. Dabei ist es schwierig herauszufinden, was Zufall ist und was auf einen Zusammenhang hindeutet. Auch Stress, Ängste oder Depressionen lassen sich nicht wissenschaftlich fundiert einordnen. Inwiefern haben sie einen Einfluss auf eine Krebserkrankung? Möglicherweise kommt am Ende viel zusammen: Unter Stress greift man öfter zu Zigaretten oder Alkohol, bewegt

sich weniger und isst obendrein ungesund – wodurch sich ein ohnehin schon vorhandenes Risiko eher noch erhöht.

- **Zufall:** Der Biostatistiker Cristian Tomasetti und der Krebsbiologe Bert Vogelstein untersuchten 32 Krebsarten und fanden heraus, dass etwa zwei Drittel der Mutationen darin schlicht durch Zufall entstanden. Krebserkrankungen können demnach auch einfach nur ein schlimmer Zufall sein – wie bei mir. Ich habe nie geraucht, war nie übergewichtig. Ich bin zu jeder Vorsorgeuntersuchung gegangen, ernähre mich gesund, treibe Sport und habe auch sonst nichts gefunden, was meinen Krebs nach diesem Schema erklären könnte. Das soll aber nicht heißen, dass ein gesunder Lebensstil nutzlos wäre. Die Forscher betonen gleichzeitig, dass 30 bis 40 Prozent aller Tumore durch einen gesunden Lebensstil vermeidbar wären. Insgesamt lassen sich demnach nur ein Drittel der Erkrankungen in Zusammenhang mit einem ungesunden Lebensstil (Rauchen, Alkohol, Übergewicht) bringen. Schätzungen des Deutschen Krebsforschungszentrums zufolge beruhen 37 Prozent der Krebsfälle auf einem vermeidbaren Risiko. Rauchen hat dabei mit 20 Prozent den größten Anteil. Danach kommen ungesunde Ernährung, Übergewicht, Bewegungsmangel und andere Einflüsse. Doch sind solche Erkrankungswahrscheinlichkeiten immer mit Vorsicht zu betrachten.

Jeder Zweite ist irgendwann betroffen.

Krebs zu haben ist keine Seltenheit. Und niemand ist in irgendeiner Form »schuld« daran. Gleichgültig, um welche Krebsform es geht, jeder Zweite wird laut dem Robert-Koch-Institut im Laufe seines Lebens mit der Diagnose konfrontiert. Tendenz steigend. Nach Angaben der Weltgesundheitsorganisation wird die Zahl der Erkrankten weltweit zunehmen. In Deutschland trifft es derzeit jedes Jahr etwa eine halbe Million Menschen. Nach Herz-Kreislauf-

Erkrankungen ist Krebs die zweithäufigste Todesursache. Eine italienische Forschergruppe um Matteo Malvezzi von der Universität Mailand errechnete im Sommer 2019 aus Statistiken der Weltgesundheitsorganisation und Bevölkerungszahlen in Europa, dass etwas mehr als 1,4 Millionen Menschen in der Europäischen Union an Krebs sterben – Männer häufiger als Frauen. Das klingt erst einmal bedrohlich, gibt uns aber trotzdem Hoffnung. Denn obwohl die Zahl der Todesfälle heute höher ist als vor fünf Jahren, ist das Sterberisiko bei fast allen Krebsarten gesunken. Das sogenannte altersbereinigte individuelle Risiko nämlich ist nach Angaben der Forscher in den letzten fünf Jahren für Männer um sechs Prozent und für Frauen um vier Prozent zurückgegangen.

Wie erklärt sich dieser Rückgang? Die gesunkenen Zahlen ergeben sich vor allem aus der längeren Lebenserwartung der Menschen und aus der Tatsache, dass Diagnose- und Behandlungsmöglichkeiten immer besser werden. Wer heute an Krebs erkrankt, hat eine etwa 60-prozentige Chance, auch die nächsten zehn Jahre zu überleben. Der Krebsinformationsdienst des Deutschen Krebsforschungszentrums schreibt dazu: »Berücksichtigt man, dass die Menschen heute im Durchschnitt viel älter als noch vor 20 Jahren werden, so geht die Krebssterblichkeit seit Jahren zurück, und die Lebenserwartung Betroffener ist stark angestiegen. Vor 1980 starben mehr als zwei Drittel aller Krebspatienten an ihrer Krebserkrankung. Heute kann mehr als die Hälfte auf dauerhafte Heilung hoffen.«

Wenn man die höhere Lebenserwartung herausrechnet, zeigt sich, dass die Neuerkrankungsrate zumindest bei Männern gesunken ist. Dass sie sich bei Frauen erhöht hat, liegt an der Zunahme des Lungenkrebses, der vor allem aufs Rauchen zurückzuführen ist. Seit den 70er-Jahren haben Frauen verstärkt begonnen zu rauchen und erkranken dementsprechend jetzt häufiger an Lungenkrebs.

Experten rechnen damit, dass sich unser Verhältnis zu und das Leben mit der Krankheit grundlegend verändern werden – und schon jetzt geschieht viel in dieser Hinsicht. Die Diagnose verliert an Schrecken. Krebs wird mehr und mehr zu einer chronischen Krankheit werden, die in Schüben auftritt. Sie macht sich hin und wieder bemerkbar, wird behandelt und so über viele Jahre in Schach gehalten. Man ist dann zwar nicht ganz gesund und lebt in ständiger Angst vor einem Rückschlag, kann aber gut damit zurechtkommen. Insofern steigt die Chance, die Krankheit zu überleben, bei fast allen Krebsformen. Britische Forscher des University College und des King's College in London um David Taylor prognostizieren, dass die Erkrankungen entweder vermeidbar oder effektiv heilbar werden. Bis zum Jahr 2050 dürften demnach nur noch über 80-Jährige an Krebs sterben, wenn die Fortschritte bei der Prävention und Behandlung weitergehen.

Welche Krebsarten gibt es?

Die Krankheit macht sich in vielen Formen bemerkbar. Insgesamt gibt es mehr als 200 verschiedene Krebsarten. Am verbreitetsten sind Brustkrebs bei Frauen und Prostatakrebs bei Männern. An zweiter Stelle steht Darmkrebs, der bei beiden Geschlechtern gleichermaßen verbreitet ist.

Eine Statistik des Zentrums für Krebsregisterdaten im Robert-Koch-Institut aus dem Jahr 2016 verdeutlicht die Verteilung. Von 492 090 Erkrankungen traten 258 520 bei Männern und 233 570 bei Frauen auf. Knapp die Hälfte aller Fälle verteilt sich auf vier große Krebsarten: Brustkrebs bei Frauen (68 900), Prostatakrebs bei Männern (58 800), Darmkrebs (58 300) und Lungenkrebs (57 500) bei beiden Geschlechtern.

Die andere Hälfte verteilt sich mit jeweils unter fünf Prozent auf weniger verbreitete Krebsformen. Dazu gehören unter anderem bei Männern Krebs an Harnblase, Haut, Niere, Magen, Mundhöhle, Rachen, Bauchspeicheldrüse, Leber, Speiseröhre, Hoden, Kehlkopf sowie am zentralen Nervensystem. Bei Frauen zählen Krebserkrankungen an Gebärmutter, Haut, Bauchspeicheldrüse, Eierstöcken, Magen, Niere, Vulva, Gebärmutterhals, Schilddrüse, Harnblase, Mundhöhle, Rachen und am zentralen Nervensystem zu den häufigsten Formen. Leukämien und Lymphome treten bei beiden Geschlechtern auf.

Krebsdiagnose – wissen, was ist

Was machen die Ärzte mit mir und meinem Körper, um herauszufinden, was mir hilft? Wie und mit welchen Geräten betrachten und untersuchen sie mich? Und was sehen sie dabei? Es schafft Vertrauen, sich über die eigene Krankheit und die Diagnosemöglichkeiten zu informieren, bevor man alles unwissend über sich ergehen lassen muss. Wie verläuft also eine Diagnose?

Besteht ein Verdacht, muss erst einmal sehr sorgfältig geprüft werden. Das führt zu zermürbenden Wartezeiten zwischen Hoffnung und Verzweiflung. Wird der Verdacht überhaupt bestätigt? Wenn ja, ist der Tumor wirklich bösartig – und wenn nochmals ja, wie weit ist er schon fortgeschritten? Gibt es bereits Metastasen? Bis eine brauchbare Diagnose erstellt ist, sind oftmals viele Untersuchungen nötig. Einzelne Ergebnisse aus unterschiedlichen Fachbereichen werden zusammengetragen. Spezialisten besprechen sich und beraten über mögliche Therapien. Sosehr die Patienten auf Ergebnisse warten, es geht gefühlt nie schnell genug. So quälend die Zeit auch ist: Normalerweise kommt es auf einige Tage mehr oder weniger nicht an. Krebs entwickelt sich langsam über Jahre oder Jahrzehnte und macht sich in der Regel erst bemerkbar, wenn er schon weit fortgeschritten ist. Nur bei sogenannten Notfalldiagnosen ist Eile geboten. Dazu zählen Krebserkrankungen, die sich sehr schnell verschlechtern und lebensbedrohliche Symptome haben – wie zum Beispiel akute Leukämien. Dann muss die Therapie sofort beginnen.

Seien Sie darauf gefasst, dass es – abhängig von der Art und dem Stadium des Krebses – von mehreren Tagen bis zu mehreren Wochen dauern kann, bis eine Therapie endlich beginnt. Vielleicht ein kleiner Trost in dieser schlimmen Zeit: Eine gründliche Diagnose ist extrem wichtig, um die passgenaue Therapie zu finden. Nicht jeder muss die Wartezeit im Krankenhaus verbringen.

Die Diagnose beginnt mit einer Anamnese, also mit der eigenen Krankengeschichte. Was haben Sie vorher gehabt? Wie leben Sie? Wie ist das Krebsrisiko in der Familie? Bestehen Allergien gegen Medikamente? Wie ist Ihre körperliche Verfassung? Rauchen Sie? Ein Blutbild und körperliche Untersuchungen geben noch mehr Informationen. Danach gehören – je nach Art des Krebses – folgende Verfahren zum Standard:

Bildgebende Verfahren

Mit Röntgenstrahlen können Ärzte in den Körper blicken. Die Durchleuchtungsuntersuchung gehört zu den bildgebenden Verfahren, die am häufigsten verwendet werden. Kontrastmittel machen besonders helle und dunkle Stellen im Körper sichtbar, sodass ein Tumor entdeckt werden kann (außer etwa bei Nekrosen). Um seine Lage und die genaue Ausdehnung zu erkennen, wird der Körper per Computertomografie (CT) Schicht für Schicht durchleuchtet. Ein CT gehört – ergänzt durch eine Magnetresonanztomografie (MRT) für die Darstellung von Weichteilen – zu den wichtigsten Untersuchungsmethoden der Krebstherapie.

Um Tumore zu entdecken oder herauszufinden, ob die Knochen von Metastasen befallen sind, kommt die sogenannte Szintigrafie zum Einsatz. Dabei werden bestimmte Stoffe, die bei krankhaften Veränderungen entstehen, gering dosiert radioaktiv markiert.

Beim Ultraschall (Sonografie) geht es ohne Strahlenbelastung. Das System setzt auf Schallwellen, aus denen ein Bild mit Gewebetypen errechnet wird. Allerdings kommt der Arzt damit nicht weit in die Tiefe. Innen liegende Organe erreichen die Schallwellen dann, abhängig von der Fettschicht der Patienten, mithilfe von speziellen Instrumenten, die durch natürliche Öffnungen in den Körper eingeführt werden.

Bis ins Innere eines Organs blicken Ärzte per Endoskopie (Spiegelung), bei der ein dünner Schlauch mit Licht, Spiegel und Kamera in den Darm, den Magen, die Blase oder in die Lunge eingeführt wird. Die Bilder erscheinen auf einem Monitor. Ärzte können dabei Veränderungen entdecken, bevor sich erste Symptome bemerkbar machen. Beim Blick ins Innere eines Organs kann der Arzt auch Gewebeproben entnehmen oder – zum Beispiel beim Darm – Veränderungen entfernen, die möglicherweise Vorstufen von Darmkrebs sind.

Ist eine Veränderung im Gewebe gut- oder bösartig? Das zeigt sich bei einer Biopsie (Gewebeprobe), für die Gewebe operativ entnommen und unter dem Mikroskop auf Krebszellen untersucht wird.

Auch Blut und Urin können im Rahmen von Labortests Hinweise auf Krebs geben. Je nach Art der Erkrankung steigt die Zahl der sogenannten Tumormarker im Blut an, die die Krebszellen selber bilden oder die der Körper als Antwort darauf entwickelt. Allerdings sind Tumormarker oft falsch positiv. Und Laborwerte, die auf diese Weise ermitteltet werden, können auch dann noch unauffällig sein, wenn sich schon ein Tumor gebildet hat.

Zweitmeinung – Fragen Sie nach.

Sollte ich bei all den schwierigen Fragen zur Diagnose und Behandlung nur einem Experten vertrauen? Ist mein behandelnder Arzt vielleicht beleidigt oder verletzt, wenn ich zur Sicherheit eine zweite Meinung einhole? Darf ich das überhaupt? Solche Fragen sind naheliegend. Schließlich geht es um schwerwiegende Entscheidungen. Die Antwort ist eindeutig: Ja, das dürfen Sie. Fragen Sie Ihren Arzt ruhig danach. Er ist sogar verpflichtet, Ihnen zu helfen. Im Jahr 2016 wurde ein Sozialgesetz auf den Weg gebracht, das Ärzten vorschreibt, ihre Patienten über das Recht auf eine zweite Meinung aufzuklären und sie beim Einholen zu unterstützen.

Gute Ärzte wissen selbst, dass niemand unfehlbar ist. Sie geben Ihnen alle notwendigen Unterlagen mit (eventuell gegen eine geringfügige Kopiergebühr), damit Sie sich bei einem weiteren Arzt Rat holen können, ohne noch einmal einen Untersuchungsmarathon durchlaufen zu müssen. Als Mitglied einer gesetzlichen oder privaten Krankenkasse haben Sie – abhängig davon, um welche Behandlung es geht – wie schon erwähnt ein Recht auf eine Zweitmeinung; die Kassen übernehmen die Kosten in der Regel. Erkundigen Sie sich im Vorfeld bei Ihrer Krankenversicherung, ob und unter welchen Voraussetzungen das der Fall ist. Fragen Sie Ihren behandelnden Arzt oder bei Ihrer Krankenkasse nach einem Spezialisten in der Nähe. Unter www.krebszweitmeinung.de können Sie digital eine Zweitmeinung durch zertifizierte Zentren einholen. Dabei entstehen Kosten, die von vielen Krankenkassen übernommen werden.

Therapieformen: Wie man den Krebs bekämpft

Für seltene Krebsformen gibt es die gleichen Therapiemöglichkeiten wie für häufig auftretende. Trotzdem wird Krebs nicht einheitlich behandelt. Heute stehen – wie bereits im vorherigen Kapitel von Professor Jäger erläutert – maßgeschneiderte, individualisierte

Therapien im Vordergrund, die gezielt in Stoffwechselprozesse unterschiedlicher Tumore eingreifen können. Das führt schon jetzt zu großen Erfolgen, ist aber noch keine verlässliche und standardisierte Methode. Neu sind vor allem Medikamente, die ins Immunsystem eingreifen. Sie sind bislang eine teure, aber wirksame Hilfe.

Wie behandelt wird, hängt generell von der Art des Tumors ab. Und der Verlauf einer Behandlung ist bei jedem anders. Trotzdem gibt es standardisierte Verfahren. Dazu gehören Operationen, Strahlentherapien, Chemotherapien, Stammzellentransplantationen und Antihormontherapien. Viele dieser Behandlungsmethoden sowie die jeweiligen Medikamente und Dosierungen sind heute in Form von »Leitlinien« definiert.

1. Operation

Bei festen, sogenannten soliden Tumoren wird fast immer operiert – vorausgesetzt, dass der Tumor an einem bestimmten Platz im Körper sitzt, wo er vollständig entfernt werden kann und noch keine Metastasen gebildet hat. Ist das der Fall, stehen die Chancen auf Heilung gut (das gilt vor allem für Brust- und Hautkrebs); oftmals ist die Therapie nach der Operation bereits beendet. Das Rückfallrisiko lässt sich danach mit Gewebeproben einschätzen. Im fortgeschrittenen Krankheitsstadium werden auch Organteile oder ganze Organe herausoperiert. Dabei muss der Chirurg mit einem ausreichenden »Sicherheitsabstand« arbeiten und zusätzlich zum Krebsgewebe auch gesundes Gewebe entfernen. Die Distanz zwischen dem Tumor und dem chirurgischen Schnittrand wird als Sicherheitsabstand bezeichnet.

Dabei gilt heute der Grundsatz: so schonend wie möglich, so umfangreich wie nötig. Dank neuer minimal-invasiver Operationstechniken (»Schlüssellochchirurgie«) lässt sich Tumorgewebe exakter herausschneiden, sodass es zum Beispiel bei Brustkrebs meistens nicht mehr nötig ist, die ganze Brust zu entfernen. Die Patienten können sich nach solchen Eingriffen zudem schneller erholen. Doch auch diese Operationen sind nicht frei von Risiken und passen nicht zu jedem Tumor. Vor- und Nachteile müssen immer abgewogen werden.

Gelingt eine Operation nicht wie erwünscht, kann es sein, dass Krebszellen im Körper zurückbleiben, die anschließend mithilfe anderer Therapien behandelt werden.

2. Strahlentherapie

Etwa jeder zweite Krebspatient muss sich im Laufe der Behandlung einer Strahlentherapie unterziehen. Oftmals geschieht das zusammen mit anderen Behandlungsmethoden. In manchen Fällen (besonders bei lokal begrenztem Kehlkopf- oder Prostatakrebs) kann sie aber auch ausreichend für eine Heilung sein. Die eingesetzten Strahlen zielen dabei auf die Erbsubstanz und wirken – anders als die Chemotherapie – nur lokal. Bestrahlte Zellen sollen absterben und weitere Zellteilungen verhindert werden. Eine Strahlentherapie kann auch zur Linderung von Beschwerden und zur Vorbeugung eingesetzt werden. Sie kann einen großen Tumor verkleinern (um ihn operierbar zu machen) oder während einer Operation stattfinden, um die Länge der Behandlung nach der Operation zu verkürzen. Ebenfalls möglich ist die Kombination von Chemo- und Strahlentherapie, denn die Chemotherapie macht Zellen empfindlicher.

Das Problem bei der Strahlentherapie: Sie ist nicht spezifisch, das heißt, dass Strahlen auch gesunde Zellen treffen können. Um das so weit wie möglich zu verhindern, werden mithilfe von Rechenprogrammen und bildgebenden Verfahren für jeden Tumor ein genaues individuelles Strahlenfeld, die Strahlendosis und die Verteilung errechnet. Im Durchschnitt werden fünf Bestrahlungen vorgenommen, die auf eine Woche verteilt werden. Je nach Tumor kann sich die Behandlung über mehrere Wochen hinziehen. Eine Strahlentherapie tut nicht weh. Es kann danach aber zu Nebenwirkungen wie Müdigkeit, Fatigue (Erschöpfungssyndrom), Schleimhautentzündungen oder Hautreizungen kommen.

Nicht immer werden Strahlen von außen zugeführt. Bei der sogenannten **Brachytherapie** platziert der Arzt die Strahlenquelle in unmittelbarer Nähe des Tumors oder direkt darin. Die hochdosierte Strahlung hat dort nur eine geringe Reichweite (*brachy* steht für kurz); das umliegende gesunde Gewebe wird dadurch weniger geschädigt. Diese Therapieform ist besonders geeignet bei Gebärmutterhalskrebs, Prostatakrebs, Kopf-Hals-Tumoren und bei Sarkomen (Tumore, die von Bindegewebe, Muskeln und Knochen ausgehen).

Beim sogenannten **Afterloading** (deutsch: Nachladen) wird die radioaktive Strahlenquelle mehrmals nur jeweils für einen kurzen Zeitraum zum Tumor gebracht, indem die bösartige Geschwulst mit Schläuchen, Röhren oder Hohlnadeln »gespickt« wird, durch die die Strahlenquellen in den Körper gelangen und am Ende wieder entfernt werden. Das Verfahren eignet sich an Stellen, die nah an Körperöffnungen liegen, also zum Beispiel bei Enddarm-, Scheiden- und Gebärmutterhalskrebs.

Schwer zugängliche Stellen können mit **radioaktivem Jod** in Kapselform oder mit kleinen geladenen Teilchen (Protonen oder Schwerionen) erreicht werden, die so auf den Tumor ausgerichtet sind, dass sie außerhalb ihres Zielgebiets schnell ihre Wirkung verlieren.

Insgesamt hat die technische Entwicklung der Strahlentherapie die Heilungschancen in den letzten Jahren enorm verbessert.

3. Chemotherapie

Die Chemotherapie ist neben Operationen und Strahlentherapie die dritte zentrale Säule in der Krebsbehandlung. Sie wirkt nicht nur an einem Ort, sondern bei ihr werden mithilfe von Spritzen, Tabletten oder Infusionen im ganzen Körper chemische Substanzen (Zytostatika) verteilt, welche die Zellteilung hemmen. Chemotherapien greifen auch dann noch, wenn sich bereits Metastasen gebildet haben: Sie können verstreute Tumorzellen erreichen und zerstören. Gesunde Zellen, die sich weniger oft teilen als kranke und sich besser selbst reparieren können, reagieren unempfindlich darauf – allerdings nicht alle. Ausnahmen sind gesunde Körperzellen, die sich ebenfalls schnell teilen und deshalb gleichermaßen in Mitleidenschaft gezogen werden. Dazu gehören Zellen der Haarwurzeln, des Knochenmarks, der Mundschleimhaut oder blutbildende Zellen des Knochenmarks. Die Folgen können vielfältig sein: Übelkeit, Erbrechen, Durchfall, Blutarmut, Blutgerinnungsstörungen, Müdigkeit, Konzentrationsstörungen und der gefürchtete Haarausfall, der die Krankheit nach außen sichtbar macht.

Die Nebenwirkungen treffen nicht jeden gleich. Es hängt davon ab, wie hoch die Behandlung dosiert wird, wie lange sie dauert und wie gesund ein Patient ist. Viele Nebenwirkungen können heute mit Medikamenten und komplementär-medizinischen Maßnahmen verhindert oder gelindert werden.

Sogenannte Hochdosis-Chemotherapien kommen bei Leukämien zum Einsatz. Das erkrankte Knochenmark wird dabei mit einer besonders intensiven Dosis zerstört. Danach erhalten die Patienten gesunde blutbildende Stammzellen – entweder eigene, die vorher entnommen und gelagert wurden, oder gespendete. Die sollen sich im Knochenmark ansiedeln und vermehren. In dieser Zeit muss sich das Immunsystem erholen; die Patienten sind sehr infektanfällig.

Die Chemotherapie wird an einem oder an mehreren Tagen nacheinander gemacht, danach erfolgt eine Pause, die mehrere Tage, Wochen oder auch Monate dauern kann. In dieser Zeit soll der Körper regenerieren. Insgesamt sind vier bis sechs Behandlungsintervalle vorgesehen.

Wie bereits geschrieben, ist dies die Behandlungsform, die bei mir als Standard angewandt wird. Die Antihormontherapie gehört ebenfalls zu den zielgerichteten Therapien. Sie basiert auf der Tatsache, dass Hormone bei hormonabhängigem Krebs (überwiegend bei Brust- oder Prostatakrebs) das Zellwachstum beschleunigen können. Die Therapie richtet sich auf verschiedenen Wegen gegen ebendieses Wachstum. Bei Männern und Frauen können Medikamente die Produktion von Geschlechtshormonen unterbinden. Speziell bei Brustkrebs lassen sich die Andockstellen für Hormone so verändern, dass sie nicht mehr an Rezeptoren binden. Oder Medikamente verhindern eine Verbindung von Hormonen und Rezeptoren, die den Krebs wachsen lässt. Die Medikamente erreichen dies, indem sie die Rezeptoren mit wirkungslosen Substanzen besetzen.

Etwa zwei Drittel aller Brustkrebspatientinnen haben hormonempfindlichen Krebs. Im Rahmen der Behandlung bekommen die Betroffenen – in der Regel über einen Zeitraum von fünf Jahren – jeden Tag zwei Tabletten und monatlich eine Spritze. Die Wirkstoffe verteilen sich im ganzen Körper. Die Nebenwirkungen sind in der Regel geringer als die einer Chemotherapie, doch sie machen vielen zu schaffen.

Auch bei Frauen nach der Menopause greifen sogenannte Aromatasehemmer. Diese unterbinden mit bestimmten Wirkstoffen die Östrogenproduktion in der Nebenniere und im Muskel- und Fettgewebe, indem sie das Enzym Aromatase blockieren.

Wenn die Brustkrebspatientinnen noch nicht in der Menopause sind (das ist etwa bei einem Viertel der Fall), werden sie vorzeitig künstlich in die Wechseljahre versetzt, was zu typischen Symptomen wie Hitzewallungen, Schweißausbrüchen, Stimmungsschwankungen oder Schlafstörungen führen kann. Bei Frauen während oder nach den Wechseljahren können die Beschwerden sich verstärken oder wieder auftreten.

Ein starkes Immunsystem kann jede Krebsbehandlung unterstützen, es reicht aber nicht aus, um den Krebs zu besiegen. Deshalb kommen sogenannte Immuntherapien zum Einsatz, die mehr können – nämlich im Erfolgsfall die Tumorzellen aus eigener Kraft zerstören. Wird das körpereigene Immunsystem dafür genutzt, spricht man von einer Immuntherapie. Forscher setzen dabei auf die Eigenschaften der Tumorzellen. Normalerweise sind geschädigte Zellen für das Immunsystem gut zu erkennen, denn ihr Gewebe ist anders. Krebszellen allerdings entziehen sich den Bereinigungsattacken des Immunsystems, indem sie raffinierte Strategien entwickeln; sie können sich zum Beispiel unsichtbar für die Immunabwehr machen, sie hemmen oder sich schnell verändern.

Mit sogenannten monoklonalen (also baugleichen) Antikörpern als Medikamenten kann genau das verhindert werden. Sie greifen auf unterschiedliche Weise ein. Zum einen entfernen sie bei den Tumorzellen sozusagen die Tarnkappen, indem sie an der Oberfläche andocken und den Feind sichtbar machen, sodass gesunde Immunzellen in der Lage sind anzugreifen. Zum anderen können sie die Andockstellen besetzen und Wachstumsfaktoren blockieren. Eine weitere Form von Antikörpern hemmt die sogenannte Angiogenese (siehe auch Kapitel »Wissen: Ernährung«, Seite 175 ff.) und bremst damit die Entstehung neuer Blutgefäße, die Tumorzellen anlegen, um sich mit Nährstoffen und Sauerstoff zu versorgen.

Ebenfalls geeignet sind Immunzellen, die gezielt eingesetzt werden, um Tumorzellen trotz ihrer Tarnung zu erkennen und zu zerstören. Dabei handelt es sich um sogenannte Immun-Checkpoint-Inhibitoren oder Checkpoint-Hemmer. Immun-Checkpoints sind eine Art Kontrollpunkte im Immunsystem, die die Immunantwort des Körpers regulieren und verhindern, dass das Immunsystem körpereigene gesunde Zellen angreift. Manche Tumorzellen bedienen sich solcher Checkpoints, um sich der Erkennung zu entziehen und damit den Angriffen des Immunsystems zu entgehen. Immun-Checkpoint-Inhibitoren wiederum verhindern diese Unterdrückung der Immunantwort und bringen das System dazu, die Tumorzellen verstärkt anzugreifen und außer Gefecht zu setzen.

Woher kommen solche Immunzellen? Dafür werden entweder Impfstoffe eingesetzt, oder man kann Blut des Patienten entnehmen, es im Labor vervielfältigen, gegen Krebszellen aktivieren oder »umprogrammieren«. Danach bekommt der Patient sein »verstärktes« Blut zurück.

All das klingt sehr vielversprechend, doch bisher ist es nur für einen relativ kleinen Teil der Krebspatienten nützlich. Nur 20 bis 30 Prozent sprechen auf diese Therapieform an. Warum das so ist, konnte bisher noch nicht geklärt werden. Am NCT in Heidelberg wird daran gearbeitet, sogenannte Biomarker zu identifizieren, die vorhersagen können, wie ein Tumor auf eine Immuntherapie reagiert. Denn eine unwirksame Behandlung ist sehr riskant. Würde das Immunsystem zu stark aktiviert, könnten die Immunzellen sich gegen den eigenen Körper richten und zu Autoimmunreaktionen führen, also zu starken, schlimmstenfalls lebensbedrohlichen Entzündungen im Körper.

Derzeit wird an innovativen Ansätzen der nächsten Generation geforscht. Dabei geht es um Krebsimpfstoffe aus Eiweißen und Substanzen, die die Immunantwort verstärken. Alternativ dazu können Ärzte auch Erbmaterial als Impfstoff einsetzen oder spezielle Viren nutzen. Um eventuell natürliche Killerzellen (NK-Zellen) gezielt zur Krebsbekämpfung nutzen zu können, wird ihre Funktionsweise noch erforscht.

6. Die Zukunft der Krebstherapie

Wissenschaftler sind dabei, immer tiefer in die Geheimnisse des Krebses einzudringen. Heute weiß man, dass jeder Tumor anders ist und die Unterschiede auf immunologischer und molekularer Ebene so groß sind, dass die Zukunft der Therapie wohl nicht in einem einzigen Wundermedikament liegen, sondern auf personalisierten Konzepten basieren wird. Die neue Art der medikamentösen Behandlung sind zielgerichtete Therapien, die auf verschiedenen Wegen angreifen und sich dabei die biologischen Eigenschaften eines Tumors (Biomarker) zunutze machen. Allerdings steht diese Form der Behandlung noch nicht für jede Art von Tumoren zur Verfügung, denn sie ist nur möglich, wenn Biomarker vorhanden sind. Außerdem ist es noch nicht gelungen, Wirkstoffe zu finden, die exakt zwischen gesunden Zellen und Krebszellen unterscheiden können. Ohne Nebenwirkungen geht es deshalb nicht.

Medikamente können im Rahmen dieser neuen Therapien auf verschiedene Weisen wirken: Sie können »Zufahrtswege« blockieren, die Abwehr aktivieren oder den Stoffwechsel ausbremsen. Sie greifen häufig gar nicht den Tumor direkt an, sondern wirken auf das Immunsystem ein. Es gibt bereits Ansätze, durch die die körpereigene Abwehr umprogrammiert wird – mit dem Ziel, dass »designte« Moleküle die Zielstruktur an den Krebszellen erkennen können, um sie zu vernichten. Bei einer bestimmten Art von Leukämie funktioniert das bereits.

Die Zukunft der Krebstherapie wird wohl eine intelligente Kombination aus konventionellen und neuen Behandlungsformen sein. Die Herausforderung besteht darin, die ideale Therapie für jeden einzelnen Patienten zu finden. Davon werden künftige Patienten profitieren, die heute vielleicht übertherapiert würden, weil niemand weiß, wie eine Therapie bei wem anschlägt. Wenn sich dies jedoch mit tiefgehenderen Analysen eines genetischen Profils vorhersagen lässt, wissen Ärzte wesentlich genauer, welches Medikament am besten wirkt. Viele Patienten könnten sich so eine unnötige Behandlung ersparen – und stattdessen profitieren von einer deutlich punktgenaueren Offensive gegen die Krebszellen.

In unserem Gesundheitssystem übernehmen die Krankenkassen die Kosten für alle Früherkennungsuntersuchungen, die im gesetzlichen Früherkennungsprogramm aufgeführt sind. Die Teilnahme ist freiwillig. Jeder gesetzlich Versicherte hat ein Recht darauf – und das ist auch gut so. Denn: Je früher die Krankheit erkannt wird, desto größer sind die Heilungschancen. Das ist sehr sinnvoll. Denn Krebs ist schon lange im Körper, bevor Beschwerden auftreten. Zur Früherkennung gehören derzeit folgende Maßnahmen:

- Für Männer: Zur Früherkennung von **Prostatakrebs** tastet der Arzt bei Männern ab 45 Jahren einmal jährlich Geschlechtsorgane und Prostata ab.
- Für Frauen: Der Früherkennung von **Brustkrebs** dienen das jährliche Abtasten der Brust ab 30 Jahren und eine Mammografie im Alter zwischen 50 und 69 Jahren alle zwei Jahre. Ab 20 Jahren wird einmal jährlich eine Abstrichuntersuchung (PAP-Test) angeboten, um Hinweise auf **Gebärmutterhalskrebs** zu finden.
- Für beide Geschlechter: Ab 50 Jahren haben Männer und Frauen jährlich das Recht auf eine **Darmkrebs**-Früherkennungsuntersuchung mit einem Papierstreifentest, ab 55 Jahren alle zwei Jahre auf eine Untersuchung auf verstecktes Blut im Stuhl. Außerdem bieten die gesetzlichen Krankenkassen Frauen ab 55 Jahren und Männern ab 50 Jahren zwei Darmspiegelungen (Koloskopie) im Abstand von zehn Jahren an.
- Eine Ganzkörperuntersuchung der Haut (Hautkrebsscreening, alle zwei Jahre) gehört für Männer und Frauen ab 35 Jahren zum Früherkennungsprogramm von **Hautkrebs**.

Zusätzlich gibt es Untersuchungen als sogenannte **Individuelle Gesundheitsleistungen** (IgeL), die jeder selbst zahlen muss. Das liegt daran, dass die gesetzlichen Krankenkassen nur für Leistungen die Kosten übernehmen, die die Krebssterblichkeit für eine große Zahl von Patienten nachweisbar senken. Wer von seinem Arzt entsprechende Angebote bekommt, kann sich unter www.igel-monitor.de darüber informieren. Hinter der Webseite steht der Medizinische Dienst des Spitzenverbandes Bund der Krankenkassen e.V. (MDS), der vom Spitzenverband der Gesetzlichen Krankenversicherung (GKV) finanziert wird.

Frühe Diagnosen haben nicht nur Vorteile

So weit, so gut. Für viele Krebspatienten ist die Früherkennung zweifellos eine lebensrettende Maßnahme. Dennoch haben Früherkennungsprogramme nicht nur Vorteile. Dafür gibt es verschiedene Gründe:

- Diagnosen sind nicht absolut sicher. Der Arzt untersucht erst einmal nur Auffälligkeiten, die dann weiter abgeklärt werden.
- Falsche Diagnosen sind extrem belastend für die Patienten.
- Zeigt ein Früherkennungstest keine Anzeichen für Krebs, obwohl jemand bereits daran erkrankt ist, wird Krebs eventuell zu schnell als Ursache von Beschwerden ausgeschlossen. Die Patienten werden dann schlechter behandelt, als wenn sie ohne Früherkennung gekommen wären.
- Nicht jede Vorstufe wächst weiter bis zum Krebs; manche entwickeln sich sogar von selbst zurück. Wird eine solche Vorstufe im Rahmen einer Früherkennungsuntersuchung entdeckt, kann es passieren, dass unnötig behandelt wird.
- »Wärst du mal besser zur Früherkennung gegangen.« Solche Vorwürfe an andere oder an sich selbst tun sehr weh und kommen manchmal unter falschen Voraussetzungen zustande. Denn früh ist nicht immer früh genug. Es gibt Tumore, die sich so

schnell entwickeln, dass sie schon gefährlich werden, bevor der nächste Termin für eine Früherkennung ansteht.

- Nicht alle Früherkennungsuntersuchungen sind unschädlich. Der Körper wird mit Strahlen belastet, Eingriffe können zu Blutungen oder Verletzungen führen.
- Die Überlegung »Ich gehe zu jeder Früherkennungsuntersuchung, dann wird mir nichts passieren« kann ein Trugschluss sein. Leider darf niemand sich in Sicherheit wiegen. Deshalb ist es ratsam, bei Beschwerden oder Sorgen auch dann sofort zum Arzt zu gehen, wenn man regelmäßig alle Früherkennungstermine wahrgenommen hat.
- Es klingt auf den ersten Blick absurd, doch es ist nicht immer automatisch von Vorteil, wenn eine Krankheit früh entdeckt wird. Denn wenn eine frühe Diagnose mit der nötigen Behandlung nicht zu einem besseren Ergebnis führt als eine späte, die ähnlich effektiv behandelt werden kann, verlängert sich die Zeit unnötig, in der man mit der Sorge um seine Gesundheit leben muss.

Früherkennung ist keine Vorsorge

Früherkennung wird häufig als Vorsorge bezeichnet. Das ist aber falsch, denn sie hat keinen Einfluss auf die Frage, ob jemand an Krebs erkrankt oder nicht. Der vielzitierte Satz »Vorbeugen ist besser als heilen« hat zwar bei Fragen des Lebensstils eine gewisse Relevanz, beim Thema Früherkennung aber nicht. Vorsorgen lässt sich nur, wenn man ein erkanntes Risiko sofort behandeln kann – wie es zum Beispiel bei der Darmkrebsvorsorge gemacht wird. Da dient die Darmspiegelung auch gleich dazu, Polypen zu entfernen, die sich sonst zu Krebs entwickeln könnten.

Nachsorge – mit Plan und Pass

Wer einmal Krebs hatte, für den ist das Thema nie ganz vorbei. Einen Zeitpunkt, an dem jemand »endgültig geheilt« ist, gibt es leider nicht. Denn die Krankheit kann jederzeit wiederkommen. Wenn Therapie und Rehabilitation abgeschlossen sind und die Patienten in den Alltag zurückkehren, beginnt die Zeit der Nachsorge. Die wird so lange gemacht, bis das Risiko eines Rückfalls deutlich gesunken ist. Wann genau das der Fall ist, hängt von der Art des Krebses und des Risikos ab. Als Faustregel gilt: Die Phase der Nachsorge dauert etwa fünf Jahre, bei manchen mehr, bei manchen weniger. Was wann und in welchen Zeitabständen sinnvoll ist, legt der Arzt in Abstimmung mit dem Patienten in einem Nachsorgeplan fest. Manche Einrichtungen erstellen dafür sogenannte Nachsorgepässe, in denen alle wichtigen Daten aufgeführt sind. Am Anfang sind die Zeitabstände zwischen den einzelnen Untersuchungen kürzer. Zeigen sich danach keine Anzeichen für einen Rückfall oder andere Probleme, werden die Intervalle langsam größer.

6

Experiment Hoffnung

Meine eigenen Zellen als raffinierteste Waffe gegen den Krebs

Wenn die klassische Leitlinienbehandlung langfristig keine große Hoffnung gibt, sind einige Patienten bereit, unbeschriebene Wege zu gehen. So wie ich in Heidelberg, wo meine eigenen Zellen womöglich als effizienteste Waffe gegen den Krebs eingesetzt werden.

Seit der Diagnose im Sommer waren inzwischen mehrere Monate vergangen. Die Hitze des Augusts war einem milden Herbst gewichen, und mein wie auch Achims Leben hatten zu einer neuen Form der Normalität gefunden. Noch im August hatte ich den ersten Termin bei einem Psychologen wahrgenommen, um mit den Wirren der Diagnose und der endlosen Untersuchungen klarzukommen. Im Oktober folgte eine erste Sitzung bei der Akupunktur, und danach warteten die ersten Folgeuntersuchungen nach Therapiebeginn.

Schließlich stand die eine Frage im Raum: Was hatte der Krebs in der Zwischenzeit gemacht?

In Hamburg legte ich mich abermals in die Röhre für eine Computertomografie, drei Tage später saßen Achim und ich erneut in dem Besprechungszimmer des Arztes. Prompt schossen uns wieder jene dunklen Momente des sommerlichen Befunds durch den Kopf. Brustkrebs, Metastasen. Doch diesmal fiel das Urteil deutlich gnädiger aus: Beim Krebs nämlich zeigte sich ein Rückgang von 30 Prozent!

Das war fast ein Drittel weniger Krankheit. Und damit ein Grund zum Aufatmen. Oder vielleicht besser: durchatmen. Denn natürlich konnte von normalem Leben keine Rede sein. Noch immer hatte uns das Thema Krebs fest im Griff. Die Krankheit war da, sie steckte in meinen Zellen, und sowohl Therapietermine als auch die regelmäßigen Screenings bedeuteten jedes Mal bange Augenblicke.

Und doch war etwas geschehen: Ich und auch Achim hatten uns daran gewöhnt, dass der Krebs in unserem Leben Platz genommen hatte. Hier und da verbrachten wir fast normale Tage, wenn man das so nennen kann. Normal – nicht, jedoch, weil wir vergaßen, was los war. Sondern weil das Leben mit dem Krebs eben möglich ist. Ohne dass man verzweifelt oder aufgibt.

Es sei hier noch einmal deutlich gesagt, und es ist ja schließlich auch die zentrale These unseres Buchs: Das Leben geht weiter – manchmal leichter, manchmal eine Spur schwerer, zerbrechlicher. Doch die Erde dreht sich weiter. Und du mit ihr.

Im Januar 2019 schließlich hatte ich einen weiteren Termin in Heidelberg. Mein Tumorgewebe und mein Blut waren hier inzwischen bis tief in die Moleküle hinein ausgespäht worden, und jetzt sollte ich meine erste Impfung im Programm der neuen Immuntherapie bekommen. Einer der Gründe, weshalb wir mit Mut in die Zukunft schauten.

Wieder betraten wir das NCT, gingen durch die hohe lichtdurchflutete Halle, und ich wurde in eines der Behandlungszimmer gebeten. Eine Spritze nur, dachte ich. Eine vergleichsweise harmlose Injektion, die das Ausmaß ihrer Wirkung jedoch in keinster Weise augenscheinlich preisgab. Denn hier ging es um kleinste Einheiten, um Wirkweisen genetischer Dimension.

Aber agierte nicht auch der Tumor selbst auf dieser mikrokosmischen Ebene? Am Ende sogar das Leben, das Entstehen einer jeden Existenz – egal, ob Pflanze, Tier oder Mensch? Ohne Frage:

Die wirklichen Wunder spielen sich im ganz, ganz Kleinen ab. Auf Zellebene. Irgendwo in den Molekülen und auf den Membranen, irgendwo zwischen den DNA-Strängen und in den körperinternen Eiweißfabriken, die wir die Ribosomen nennen.

Ich bin alles andere als ein Ass in Biologie. Aber eines weiß schließlich jeder: Die ungeheuerlichsten Dinge, ja, die Geheimnisse des Lebens und der Evolution – sie geschehen nicht im großen und für uns sichtbaren Bereich. Sie ereignen sich im makromolekularen Maßstab. Dort, wo nur die Augen eines Elektronenmikroskops noch etwas erkennen können. Und kaum weniger beeindruckend sind die Ärzte und Forscher dahinter, die sich mit dieser faszinierenden Welt in unserem tiefsten Inneren befassen. Genau dort versuchen sie die Rätsel zu lüften, die sich die Biologie im Laufe der Jahrmillionen ausgedacht hat.

Wenn ich auch nichts davon verstand, so machte es mir doch Mut. Es leuchtete sogar regelrecht ein: Wenn der Schlüssel des Lebens auf so kleinwinzigem Niveau zu finden ist – warum dann nicht auch jener, mit dem wir dem Krebs den Hahn abdrehen können?

Das klang nur logisch. Und dies war auch der Grund, weshalb ich für eine experimentelle Therapie bereit war. Wegen der Ausprägung meiner Krankheit, meiner Konstitution, Historie und Voraussetzungen kam ich für solch ein Programm erstens infrage, und zweitens würde darin vielleicht auch die einzige Möglichkeit liegen, meinen gestreuten Krebs längerfristig zu zähmen. Oder, wer weiß, ihn sogar ganz loszuwerden.

Nun wollte ich natürlich auch hier genauer verstehen, worum es geht. Und so saß ich eines Tages im Sprechzimmer von Professor Jäger. Er hatte sich Zeit genommen, um mir meine individuelle Immuntherapie einmal im Detail zu erklären. In möglichst einfachen Worten, sodass ich wenigstens halbwegs würde folgen können. Ich fand das alles hoch spannend, und es war ein bisschen so, als würde einem Stephen Hawking das Universum und den Urknall erklären. Nicht ganz einfach. Man muss als Normalsterblicher sehr gut zuhören, sich konzentrieren und irgendwie versuchen, der Expedition in die Molekularmedizin zu folgen.

Professor Jäger saß in seinem Zimmer, er trug einen weißen Kittel, darunter Jeans und Hemd wie ein gewöhnlicher Mensch. Aber dann hob er an, mir zu erklären, wie sie dem Krebs im Mikrokosmos meines Körpers an die Gurgel gehen wollen.

Ich möchte versuchen, Ihnen das einmal darzulegen. Und ich hoffe, mir gelingt das einigermaßen. Es geht hierbei immerhin um nichts Geringeres als um die zukünftigen Möglichkeiten der Krebsbekämpfung – eine Zukunft wohlgemerkt, die für mich schon jetzt begonnen hat.

Professor Jäger startete mit einer Frage: Was geschieht, wenn im Körper ein Organ abgestoßen wird? Wenn ein Patient beispielsweise eine Leber transplantiert bekommt und sein Körper diese prompt wieder loswerden will? Nun, es geschieht dabei nichts anderes als Folgendes: Das Immunsystem identifiziert die neue Leber als Fremdling und ist in der Lage, dieses kiloschwere Organ binnen sehr kurzer Zeit komplett zu vernichten. Und zwar *nur* das transplantierte Organ. Alle anderen Organe und das gesamte körpereigene Gewebe bleiben verschont. Das bedeutet, dass das Immunsystem die Kraft besitzt, mehrere Kilo Gewebe gezielt zu vernichten. Und alles Drumherum am Leben zu lassen.

Ein Geniestreich. Und ein bisschen so, als würde ein Sondereinsatzkommando ein besetztes Haus stürmen und von einer Bande Terroristen befreien – und alle Geiseln kommen ungeschoren davon. Das muss man erst mal schaffen: schnell, effizient, sauber, gezielt und gnadenlos. Bei der Polizei würde man prompt von einer perfekten Operation sprechen – und nichts anderes vollbringt das Immunsystem.

Darum wird versucht, die Kraft des Immunsystems gegen Tumore zu richten. Das Problem besteht dabei darin, dass Tumore eben nicht fremd sind, sondern ja aus körpereigenem Gewebe bestehen. Das Immunsystem erkennt die Banditen in diesem Fall also nicht und braucht darum Hilfe. Benötigt einen Wink, um selektiver mit gutartigen und bösartigen Zellen umzugehen.

Wenn es jedoch möglich ist, die Mittel und die Kampfbereitschaft des Immunsystems dafür zu aktivieren und zu steuern, dann hätten wir eine körpereigene Waffe, mit der kein künstlich hergestelltes Medikament mithalten kann.

So weit das Grundprinzip der gezielten Immuntherapie.

Jetzt allerdings wird es schon etwas komplizierter. Denn natürlich ist nicht einfach in die Tat umzusetzen, was so leicht und anschaulich gesagt ist. Als Nächstes nämlich stehen viele Analysen an: genetische Auslesungen, für die eine Menge Rechenleistung gefragt ist.

Professor Jäger machte eine kleine Pause, als er mir das erklärte. Dann ging es aber auch schon weiter mit dem Biounterricht. Das menschliche Genom, erklärte er mir nun, hat etwa 25 000 Gene. Und diese müssen nun mehrfach »gelesen« werden. Professor Jäger: »Wir sprechen hier von einer hundertfachen Coverage.«

Anders gesagt: Die Experten lesen in meinem Blut mein Genom aus und dechiffrieren es. Sie prüfen sämtliche Gensequenzen – und wollen dabei herausfinden, in welchen Genen die Mutationen stecken, die zum Wachstum des Tumors geführt haben. Von diesen Fehlern, die sich in den Baukasten für ein gesundes Leben eingeschlichen haben, kann es mal 50 geben, aber auch 60, 70 oder manchmal sogar 100. Es hängt ganz vom Tumor und der jeweiligen Erkrankung ab.

Ich schaute wohl ein wenig fragend, denn Professor Jäger erklärte mir noch einmal etwas plastischer, womit es die Forscher hier zu tun haben. Er drückte es so aus: »Stellen Sie sich vor, Frau Ziemann, es liegen 1000 Bücher mit jeweils 1000 Seiten vor Ihnen, und all diese Bücher müssen Sie nun lesen – und zwar jedes Buch hundertmal. Und dabei müssen Sie die 50 oder 60 Rechtschreibfehler finden, die sich irgendwo auf den Seiten verstecken.«

Ich machte große Augen, aber der Professor sagte, dass dies heute kein Problem mehr sei. Bioinformatik und Algorithmen würden bei diesem Leseprozess zum Einsatz kommen, und dank moderner Hochleistungsrechner könne man die Schreibfehler, also die Genmutationen, in relativ kurzer Zeit ausfindig machen. Ein enorm wichtiger Schritt: Denn die Brandstifter der Krankheit, die Verursacher des Krebses – sie sind danach gefunden und entlarvt.

Und tatsächlich sind solche Prozesse heute kein Hexenwerk mehr. Und wären ausreichend Infrastruktur, mehr Sequenziermaschinen und Rechner vorhanden, dann könnten solche Methoden sogar bald »skalierbar« sein, also anwendbar für viele Menschen. Inzwischen bieten spezialisierte Firmen solche Rechenleistungen an. Ein menschliches Genom auszulesen kostet um die 2000 Euro. Bedenkt man manch andere Kosten im Gesundheitssystem: Peanuts.

Man sieht daran, wie ungeheuer schnell Forschung und Medizin hier vorangeschritten sind. Denn die Entschlüsselung des menschlichen Erbguts ist ein Meilenstein. Eine epochale Leistung, die erst im Jahr 2001 gelang – also vor relativ kurzer Zeit. Damals fielen die Twin Towers in New York – gefühlt gestern. Heute ist die Sequenzierung der menschlichen Gene keine Sensation mehr, sondern ein machbares Verfahren.

Was in meinem Fall bedeutet: Nach der Analyse und Auslesung meines Erbguts kannten die Ärzte die Fehlerquellen. Die Genmutationen. Und hätte ich im Biounterricht früher besser aufgepasst, hätte ich auch das noch gewusst: nämlich dass in jedem Gen ein bestimmtes Körpereiweiß codiert ist. Im folgenden Schritt wollen die Experten herausfinden, welche der gefundenen Mutationen letztlich zu den fehlerhaften Körpereiweißen führen, die wiederum für die Bildung des Tumors verantwortlich sind? Wo befinden sich diese veränderten Eiweiße? Und: Welche dieser Eiweiße wären für das Immunsystem in irgendeiner Form sichtbar?

Keine einfache Sache. Doch auch diese Faktoren lassen sich inzwischen berechnen und in Algorithmen hinterlegen: Welche der fehlerhaften Eiweiße sind am Ende gute Zielstrukturen für das Immunsystem?

So weit konnte ich noch halbwegs folgen. Ohne natürlich im Detail zu wissen, wie die Ärzte all diese Auslesungen und Berechnungen anstellen. Am Krebsforschungszentrum in Heidelberg arbeiten immerhin über 3000 Menschen – Ärzte und Doktoranden, Biologen und Forscher, die mit den verschiedensten Teilaufgaben beschäftigt sind. Jeder hat hier sein Spezialgebiet, jeder geht einer spezifischen Fragestellung nach.

So weit, so gut. Nun allerdings, sagte Herr Jäger, käme die schwierige Aufgabe. Nachdem also die Zielstruktur im Tumor – das »Target« – bekannt sei, müssten als Nächstes jene Zellen im Körper des Patienten geortet werden, die diese Targets auch erkennen könnten. Und das sind optimalerweise sogenannte T-Zellen. Die T-Lymphozyten nämlich bilden eine Gruppe von weißen Blutzellen, die in der Immunabwehr eine tragende Rolle spielen.

Doch wo würden jene gefragten T-Zellen, die nur einen einzigen Rezeptor besitzen, in meinem Körper durch die Gegend schwirren? Die also nur diese eine Spezifität haben: nämlich Tumorgewebe zu killen. Eine hoch komplexe Angelegenheit. Es geht dabei um nichts weniger, als unter Billionen von T-Zellen in meinem Körper ausgerechnet die eine zu finden, die mit der Mutation, also mit dem fehlerhaften Eiweiß, reagieren würde. Extrem vereinfacht gesagt lässt sich die Aufgabe bis hierher ungefähr so darstellen: Man nehme die ganze bunte Heerschar von kleinsten Einheiten in unserem Körper – die Gene, Eiweiße und Zellen. Und nun müssen darunter erst die »Bösen« identifiziert, anschließend jene »Guten« gefunden werden, die in der Lage sind, die Bösen zu erkennen und sie aus dem Weg zu räumen.

Man könnte auch sagen: Es ist das verworrenste und komplizierteste Agentenversteckspiel, das man sich nur ausdenken kann.

Vor allem die Suche nach den guten T-Zellen stelle ich mir vor wie die sprichwörtliche Suche nach der Nadel im Heuhaufen. Nur dass die Nadel – also die T-Zelle – lediglich einen Durchmesser von 7,5 µm hat. Wir befinden uns in jenem Bereich, in dem es um Mikrometer geht. Um die berühmten My. Die gesuchte T-Zelle ist pro Stück also nur 0,0075 Millimeter dick. Und genau diese eine Art der T-Zelle, die den Tumor attackieren kann, muss nun in meinem Blut lokalisiert werden.

Um diese Suche ein wenig zu unterstützen, haben die Experten um Herrn Jäger einen Trick angewandt. Sie haben die zuvor gefundenen fehlerhaften Eiweiße im Labor künstlich hergestellt und mich damit anschließend »geimpft«. So nämlich lässt sich eine gezielte Immunantwort provozieren. Es ist das gleiche Prinzip wie bei anderen Impfungen, etwa gegen Cholera oder Gelbfieber. Hier werden jemandem Viren in kleinen Mengen gezielt injiziert, damit das Immunsystem seine Abwehr in Stellung bringt.

Bei den T-Zellen gegen den Krebs gibt es allerdings ein kleines Problem: Denn nicht immer steht fest, ob es eine derartig spezialisierte Zelle im Körper überhaupt gibt. Man sucht also die Nadel im Heuhaufen – und weiß nicht einmal, ob sie überhaupt existiert. Zum Glück aber zeigte mein Immunsystem eine deutliche Reaktion und antwortete sofort auf den Reiz. Professor Jäger drückte es so aus: »Bei Ihnen müsste es die gesuchte T-Zelle geben. Auf die veränderten Eiweiße konnten wir eine starke Immunantwort messen.«

Man hatte mich bald abermals »geimpft«, und auch dies war Teil der experimentellen Immuntherapie. Es ging grundsätzlich darum, mein Immunsystem gegen den Krebs zu aktivieren. Und schon nach der ersten Vakzine konnte ich eine starke Reaktion spüren – an der Einstichstelle unter der Haut bildete sich bald eine deutliche Beule, fast so groß wie eine Kartoffel. Herr Jäger war begeistert. »Das ist Ihr Immunsystem, es reagiert prompt, sensationell!«

Bei den nächsten Impfungen geschah das Gleiche. Das waren ohne Zweifel sehr gute Nachrichten – doch stand stets die Frage im Raum, ob es von den spezifischen T-Zellen genügend geben würde, um am Ende den Tumor und auch die Metastasen tatsächlich zu zerstören.

Bereits dies ist eine der neuesten, spezialisiertesten und individualisiertesten Formen der Krebstherapie. Nun allerdings würde es noch eine nächste Stufe geben, um die Behandlung weiter voranzutreiben und zu verschärfen. Denn wenn diese kleine Spezialeinheit angriffslustiger T-Zellen tatsächlich gefunden ist, müssten diese kleinen Kämpfer als Nächstes isoliert und auf Einzelzellebene betrachtet werden. Wie sieht ihre Struktur genau aus? Wie sind diese Zellen und ihre Rezeptoren beschaffen, damit sie in der Lage sind, das »böse« Tumorgewebe zu erkennen und gezielt anzugreifen?

Bildlich gesprochen bedeutet dies, dass man sich einen Soldaten dieser Einheit einmal ganz genau anschaut: Woraus besteht seine Ausrüstung? Was sind seine besonderen Fähigkeiten? Was macht ausgerechnet ihn zum prädestinierten Guerillakrieger gegen meinen Krebs?

So in etwa.

Wenn dieses Rüstzeug einer einzelnen T-Zelle bekannt ist, weiß man, warum gerade sie so effektiv zur Tat zu schreiten vermag, wenn es um die Bekämpfung der fehlerhaften Eiweiße geht. Und das ist gut so: Denn in der nächsten Phase ließe sich die hochspezialisierte

Struktur – mit der die T-Zelle das böse Gewebe erkennt und angreift – klonieren.

Biomedizinisch ausgedrückt: Es lässt sich erstens die Gensequenz identifizieren, die für den Rezeptor auf der Oberfläche von T-Zellen verantwortlich ist. Und mit diesem T-Zell-Rezeptor lassen sich zweitens beliebig viele Immunzellen ausstatten. Es geht dabei letztlich um Gentransfers, bei denen genau dieser Rezeptor in die T-Zellen des Patienten eingebaut wird: und zwar in bis zu einer Milliarde von T-Zellen.

Die T-Zellen im Körper werden also gezielt bewaffnet und für den einen besonderen Einsatz gedrillt. Anschließend wird diese fulminante, im Reagenzglas konstruierte Immunantwort in den Patienten infundiert. Es ließe sich auch so sagen: Bei dieser Methode der Therapie wird eine Armee von winzigen, speziell ausgebildeten Klonkriegern in den Organismus eingeschleust – eine Sondereinheit, die nichts anderes im Schilde führt, als den Tumor kleinzukriegen.

Nun aber kommt noch ein weiteres Hindernis hinzu. Denn um die besagten T-Zellen scharfzustellen, muss man für jeden Patienten noch die sogenannten Präsentationsmoleküle nachbauen. Doch genau diese sind von Mensch zu Mensch auch noch anders. Jeder Patient braucht also seine ganz eigene Bande von Klonkriegern. Professor Jäger erklärte es mir in seinen Worten: »Wir müssen diese Tools für jeden einzelnen Patienten designen, mit ihnen den gesamten T-Zell-Pool stimulieren – und anschließend die proliferierenden Zellen damit fischen.« Die proliferierenden Zellen: Das sind genau die, die besonders schnell wachsen. Die Bösen unter den Bösen.

Zum Schluss ordnete Professor Jäger das Ganze noch einmal kurz ein: »Es geht bei der ganzen Sache schon um relativ komplexe Vorgänge, aber diese Prozesse sind durchaus machbar und aus biologischer Sicht auch überaus nachvollziehbar.«

Er sprach dann noch von behüllten Retroviren mit einzelsträngigem RNA-Genom, von codierten T-Zell-Rezeptoren und von einer Exprimierung, also davon, wie die Information eines Gens zum Ausdruck kommt und letzten Endes auch in Erscheinung tritt.

Wenn die Forscher und Ärzte jedoch erst einmal alle Informationen und Basismaterialien haben, würde es um die zwölf Tage dauern, bis die geklonte und speziell dressierte Portion Zellmaterial fertig ist. Diese würde mir bei Bedarf per Bluttransfusion zugeführt. Und damit würde dann zum Angriff geblasen: Die kleinen Klonkrieger können sich ans Werk machen.

Allerdings geschehe dies dann erst in letzter Konsequenz, wenn die aktuellen Therapien nicht mehr wirken würden. Es wäre ein extremer Eingriff – Ausgang ungewiss.

Sicher gehören diese Methoden zu den neuesten und experimentellsten Formen der individuellen Immuntherapie – doch sind es bei Weitem nicht die einzigen Methoden auf diesem Feld der Krebsbekämpfung. Die Forscher arbeiten ebenfalls daran, Tumorzellen wie virusinfizierte Zellen aussehen zu lassen. Sie kleben dabei Virusproteine auf die Tumorzellen – damit das Immunsystem sie erkennt und attackiert.

Auch bauen sie onkolytische Viren nach, die mit Vorliebe Tumorzellen befallen. Man schleust dafür Gene ein, die Entzündungsreaktionen provozieren und sich so gegen die Tumorzellen richten. Eine weitere Methode besteht darin, biospezifische Proteine, Antikörper, T-Zellen und Tumorzellen miteinander zu verlinken. Durch die Proteine wird so quasi eine Brücke hergestellt – um auf diese Weise eine T-Zell-Antwort auf den Tumor zu provozieren. Wobei die Reaktion des Immunsystems über die oben beschriebenen Checkpoint-Inhibitoren aktiviert wird. Sie nämlich hebeln eine Blockade aus. Verhindern, dass die Tumorzellen sich verstecken können und weiterwachsen.

Es dreht sich also prinzipiell stets darum, Immunantworten durch Impfverfahren auszulösen. So wie man es schon von den gewöhnlichen Impfungen her kennt. Nur ist es hier deutlich komplizierter – und von Patient zu Patient anders. Es gibt darum auch nicht *die* eine Immuntherapie, sondern viele Kombinationsansätze. In einem Fall mag es reichen, den Tumor zu demaskieren, damit die eigene Immunabwehr zuschlagen kann. Bei einem anderen Krebspatienten hingegen kann es nötig sein, das eigene Immunsystem gezielt aufzurüsten. Was am besten wirkt, müssen die Ärzte bei jedem Patienten individuell herausfinden und gegebenenfalls eine Kombination aus mehreren Methoden ausprobieren.

Denn die Tumorzellen sind ziemlich gewieft. Sie passen sich ständig an, können Gegenmaßnahmen treffen und andere Strategien entwickeln, um sich erneut zu tarnen und weiterzuwachsen. Dabei kann es geschehen, dass sich die Krebszellen innerhalb von vier Wochen ganz neu aufgestellt haben. So ein Tumor, sagte Professor Jäger, sei nichts anderes als ein Überlebenskünstler.

Doch auch unsere modernen Technologien sind sehr gut, sehr schnell und ziemlich komplex. Mit ihrer Hilfe geht es nun darum, all die neuen Daten besser zu verstehen und zu interpretieren. Was geschieht bei welcher Erkrankung, wenn wir auf diese oder jene Weise eingreifen? Gibt es Regeln? Existiert womöglich ein Schlüssel, der am Ende alles einfacher und schneller macht?

Für all diese Prozesse müssen noch wesentlich mehr Daten erhoben und neue Tools entwickelt werden. Doch dann sollten die Rechner die Reaktionen im Körper im optimalen Fall simulieren können. Basierend auf einer tiefen Diagnostik und einer gewaltigen Datenmenge, könnte dann für jede einzelne Erkrankung mithilfe eines Rechenmodells eine bestimmte Therapie durchgespielt werden – und man wüsste schon im Voraus, was die beste Waffe sein wird.

Genau das sind die Prozesse, an denen die Teams in vielen Spitzenzentren derzeit arbeiten. Neue Wege der Krebsbekämpfung, die eines Tages auch zugelassen werden. Am Ende bekäme jeder Patient seinen eigenen Cocktail: das eine speziell angemischte Supermedikament, das genau seinem Krebs nicht schmeckt.

Spätestens jetzt konnte ich wenigstens ansatzweise nachvollziehen, woran Medizin und Wissenschaft derzeit arbeiten. Dass sie wirklich alles versuchen, um neue Wege zu finden und auch zu gehen. Und dass hinter dem Satz in der Lobby des NCT mehr als nur ein Slogan steckt: »Unser Ziel ist es, den Krebs zu besiegen!«

Wir würden bei der ganzen Sache lediglich ein ganz klein bisschen die Natur austricksen müssen. Oder besser: Müssten von den Wundern der Biologie lernen, sie begreifen und für uns nutzen.

Ich fand, das klang nicht nur logisch.

Es klang vor allem nach Hoffnung.

7

Iss das! Bloß nicht!

Wie Ernährung plötzlich zu einem delikaten Thema wird.

Mit der Therapie gewinnt die Ernährung an Bedeutung. Und wir wissen gar nicht mehr, was noch auf den Teller kommen darf. Ein Wunderlebensmittel gibt es nicht, aber richtiges Essen und Trinken kann Nebenwirkungen reduzieren und den Körper bei seinem Kampf gegen den Krebs unterstützen. Warum viel gefährliches Halbwissen kursiert und angeblich Gesundes nicht immer nur ein Wohltäter ist.

Ich stand im Supermarkt und ging an den Regalen entlang. Wollte einkaufen, mehr nicht. Aber so einfach war das auf einmal nicht mehr. Denn ich kaufte eben nicht mehr nur ein: Ich kaufte ab jetzt für eine Krebskranke ein.

Ich schlich am Obst vorbei, an den Auslagen mit dem Gemüse, an den Kühlregalen, wo Milch und Käse standen. Und immer wieder schielte ich auf meinen Einkaufszettel. Der war lang, gespickt mit Zusatzinformationen, die ich aufs Papier gekritzelt hatte. Es waren die Fußnoten eines radikalen Umdenkens: »Dies nicht kaufen. Dies nur vielleicht. Dies bloß nicht!«

Der Einkaufszettel kam jetzt eher einer Verbotsliste gleich, denn der Krebs hatte mein Koordinatensystem der Ernährung komplett durcheinandergebracht. Ausgerechnet ich – der Ernährungswissenschaftler, der sich seit über zwanzig Jahren beruflich mit gesundem Essen und Trinken beschäftigt – wusste auf einmal nicht mehr weiter.

Wie wir schon geschrieben haben: Der Krebs stellt das ganze Leben auf den Kopf. Und nun, gleich zu Beginn der Krankheit, schaffte er es auch, einen gestandenen Ernährungsfachmann wie mich ins Wanken zu bringen. Ich hatte sonst immer ein Erfolgsrezept parat, ob zum Abnehmen, zum Muskelaufbau oder für die beste Ernährung, um fit zu werden oder es zu bleiben. Doch ein Erfolgsrezept, das Verena vom Krebs befreien könnte oder ihr half, die Therapie so gut wie möglich zu überstehen – das hatte ich nicht auf Lager.

Und genau diese neue Situation machte mich besonders empfänglich: für all die halbstarken Gesundheitspropheten, die ihre Heilsbotschaften überall herumposaunen. Ich fühlte mich wie ein Fähnchen im Wind. Und dabei flatterte mir alles Mögliche um die Ohren.

Verena muss fasten. Sofort. Verena darf ab jetzt keine tierischen Produkte mehr essen. Gar keine mehr. Kein Käse, kein Joghurt, nichts mehr! Noch im Krankenhaus hatte eine Ärztin Verena geraten, literweise grünen Tee zu trinken: »Das Einzige, das wirklich hilft.«

Von einer anderen guten Seele kam dieser Rat: »Selleriesaft – je mehr, desto besser!« Ein Bekannter zitierte prompt eine Studie, von der er gehört hatte. Und psalmodierte wie ein Prophet: »Knoblauch, Knoblauch, Knoblauch! Knoblauch kann Krebs kaputt machen!« Israelischen Wissenschaftlern sei es gelungen, Tumore bei einer Maus mit Knoblauch zu zerstören. Und weiter ging es: »Bloß keinen Zucker mehr essen!« Am besten auch keinerlei Kohlenhydrate mehr – also kein Brot, keine Nudeln, kein Reis. Begleitet wurden seine Worte von dieser Weisheit: »Krebs liebt nämlich Kohlenhydrate, davon ernährt er sich!« Und auch vermeintlich Lapidares hörten wir: »Essen Sie einfach, was Ihnen schmeckt, Frau Ziemann.«

Es klang fast nach Henkersmahlzeit.

Innerlich winkte ich bei den meisten Ratschlägen zwar gleich ab – doch das Hoffen auf eine heilsame Wunderernährung hatte längst auch mich gepackt. Und so war selbst ich gegen Verheißungen aller Art nicht mehr gefeit.

In den ersten Tagen nach der Diagnose hagelten so viele gut gemeinte Ernährungstipps auf uns ein, dass ich beinahe einen 2000 Euro teuren Entsafter gekauft hätte. Und bald schnitt ich wie ein Verrückter Kohl, Knoblauch und Sellerie für Verena, den sie tunlichst roh und kiloweise vertilgen sollte. Das Resultat aber fiel wenig erquicklich aus: Verena konnte nachts kaum mehr schlafen, weil ihr Magen gegen die plötzlichen Gemüse- und Grünteegelage rebellierte.

Und ich ertappte mich, wie ich schon kurz dachte: »Egal, Hauptsache, es hilft!« Aber waren Schlaf und Erholung jetzt nicht mindestens genauso wichtig wie all die hochgepriesenen Ernährungspsalmen?

Es ist ein bisschen wie beim Fußball. Auch da kennt jeder Sofakicker die beste Aufstellung, die beste Verteidigung, da kann es jeder Kneipenheld besser als der Trainer. Alle wissen, wie man Weltmeister wird. Aber wenn die Wirtschaftsweisen plötzlich einmal selbst auf dem Rasen stünden, dann würden ihnen die Knie schlottern.

Doch das hier war jetzt nicht mehr Stammtisch. Und so geschah bald noch etwas anderes. Die tollen Ratschläge fühlten sich immer mehr an wie Schläge. Wie gut gemeinte Fallen, in die man ganz schnell hineintappen kann. Und je mehr ich die Ohren spitzte in unserer neuen Lebenslage, desto mehr fiel mir auf, wie viel pauschaler Unsinn im Umlauf ist – und in welchem Maße schwadroniert wird. Die Lockrufe, Unkenrufe und flotten Heilsverkündungen lauerten überall, und sie kamen in allen Facetten daher.

Wie ein Besessener fräste ich mich durchs Internet und recherchierte alles zum Thema Essen gegen Krebs. Ich sog sämtliches

Wissen und Halbwissen auf wie ein Schwamm und wrang es direkt in die Suchfunktion bei »PubMed« – einer wissenschaftlichen Metadatenbank, die sämtliche Veröffentlichungen und Studien im medizinischen Bereich archiviert – wieder aus. Unzählige Studien kamen mir vor Augen, diverse Erhebungen und Statistiken. Doch je mehr ich las, desto mehr Fragen stellten sich nur. Und dabei merkte ich, dass der gute Einstein mit seiner in ganz anderem Zusammenhang getätigten Aussage »Je mehr ich weiß, desto mehr erkenne ich, dass ich nichts weiß« unfreiwillig sogar beim Thema Ernährung den Nagel auf den Kopf getroffen hatte.

Alles Gute hatte plötzlich auch eine weniger gute Seite. Und wenn ein Rat zur angeblich richtigen Ernährung Hoffnung schenkte, erfuhr man ein paar Zeilen darunter gleich wieder von der Schattenseite des eben noch gelobten Nahrungsmittels. Anschaulich gesagt: Auch der gesündeste Apfel hatte irgendwo immer eine faule Stelle.

Kohlgemüse und Sellerie zum Beispiel. Natürlich, die sind gesund. Sehr sogar. Die tun jedem gut! Tja, aber eben nur jenen Menschen, die keinen hormonabhängigen Krebs in sich tragen. Bei diesem Krebs nämlich versucht die Therapie, die eigene Produktion weiblicher Hormone weitestgehend zu unterbinden – wobei Verena wie geschildert schlagartig in die Wechseljahre katapultiert wurde. Und genau dabei könnte ein Zuviel an bestimmten pflanzlichen Produkten aufgrund der enthaltenen Phytoöstrogene schaden und das Tumorwachstum sogar begünstigen. In all den Studien, die über die positiven Eigenschaften von Sellerie und Co. berichten, ist dies auch klar vermerkt – allerdings fallen die negativen Nebenwirkungen in den Sensationsmeldungen meist unter den Tisch.

Die nächste Ernüchterung folgte auf dem Fuße. Denn Östrogene fördern unter anderem die wichtige Kalziumeinlagerung in die Knochen: Das weibliche Hormon sorgt letztlich also auch für die Stabilität unserer Knochen. Nun allerdings ist Verena ja auf radikalem Östrogenentzug. Was bedeutet das? Es bedeutet, dass sie als Nebenwirkung der Therapie aufgrund des schlechten Kalziumstoffwechsels schon bald unter Osteoporose leiden würde. Das wiederum würde bald zu Schmerzen in den Gelenken führen und letztlich zur Konsequenz haben: weniger Sport, weniger Bewegung – und damit noch mehr »Krankheit«. Eine Kettenreaktion, die wir unbedingt vermeiden mussten!

Aber was sollten wir nun mit all dem schlauen Rat anfangen, den uns viele am Anfang regelrecht eintrichtern wollten: Keine tierischen Produkte mehr! Keine Milchprodukte! Null! Ach ja? Dummerweise aber zählen Milchprodukte zu den wichtigsten Kalziumlieferanten – während des Östrogenentzugs also wären sie vielleicht gerade gut und wichtig.

Die nächste Frage schloss sich nahtlos an: Wie viel Kalzium? Die empfohlenen 1000 Milligramm am Tag? Oder ab sofort gar mehr davon? Und kommt das Kalzium-Plus ohne Östrogen überhaupt im Knochen an? Die übernächste Frage: Was wiederum würde das Kalzium aus Milchprodukten auslösen im Kettenkarussell Krebs? Tierische Produkte schließlich – an jeder Ecke hört man es – sollen den Krebs ja auch erheblich fördern.

Man könnte es sich jetzt leicht machen. Könnte sagen, dass nichts nützt. Nicht einmal die gesündeste Ernährung, begleitet auch noch vom vorbildlichsten Sportpensum. Ja, das könnte man aus Verenas Fall schlussfolgern: Jetzt ess ich, was ich will. Trinke, so viel ich will. Und mache, was Lust und Laune mir gerade befehlen. Motto: Wenn eine wie die Ziemann Krebs kriegt, dann hilft sowieso gar nichts.

Es wäre falsch. Es wäre Unsinn. Und es wäre auch viel zu einfach.

Für mich standen bald ganz andere Erkenntnisse fest. Erstens: Jede vermeintlich gesunde und richtige Ernährung kann den Menschen nicht vor dem Schicksal bewahren. Zweitens: *Den* einen guten Rat, *den* einen Fahrplan für gesunde Ernährung – es gibt ihn nicht. Drittens: Zu viel Information führt am Ende zur Desinformation. Und viertens, besonders gravierend: Die allermeisten Ernährungstipps sind präventiv gedacht – sie richten sich an Gesunde, um den Krebs zu verhindern.

Was aber, wenn du plötzlich betroffen bist? Wenn du einkaufen und kochen willst für deine Frau, die Krebs hat und gerade mitten in der Therapie steckt?

Dann ist alles anders. Dann stehst du plötzlich ziemlich allein da. Dann bist du sensibler, hinterfragst mehr, gewichtest anders, sortierst neu.

Wir konnten das an vielem spüren. Auch an den Aussagen jener Schlauredner, die wir mit unserer Situation konfrontierten – und denen wir anhand einiger Details nur einmal ganz kurz erklärten, welche Konsequenzen welche Ernährung für Verena nun haben könnte.

Ach so, sagten sie dann. Ja, stimmt. Verstehe. Wenn man das so sieht. Dann kann man das ja so gar nicht mehr sagen. Sorry. Dann ist das ja alles ganz anders. Da muss man jetzt wohl komplett umdenken. Mensch, so ein Mist!

Die Sache endete fast immer so: Alle, selbst die Experten, die beim Stichpunkt Ernährung eben noch herumtönten, wurden sofort leiser, vorsichtiger und schmallippiger, als sie erfuhren, dass es um Krebs ging. Dass man hier nicht alles über einen Kamm scheren kann. Dass es sich nicht mehr um Vorbeugung im heiteren Alltag dreht – sondern um die harte und akute Wahrheit im Angesicht der Krankheit.

Das Eis wird dann dünner. Jede Aussage gewichtiger. Jede Entscheidung folgenschwerer. Und jede vorlaute Meinung unerträglicher.

Und damit meine ich natürlich auch mich selbst! Denn alles, was ich in meiner Food-Karriere bisher zum Besten gegeben hatte, erschien nun ebenfalls in einem anderen Licht. Pauschale Ernährungsratschläge galten nicht mehr. Sie waren für die anderen gedacht – für all die glücklichen Seelen, die nicht gerade in einer kleinen Rettungskapsel durchs Krebs-Universum driften.

Das Kapitel Ernährung hatte selbst für einen Food-Experten wie mich noch mal eine ganz neue Dimension gewonnen. Groß, unentdeckt und voller neuer Zusammenhänge.

Zunächst: Die Ernährung würde dem Krebs jetzt nicht mehr a priori vorbeugen müssen. Vielmehr müssten Essen und Trinken Verenas Organismus unterstützen – damit die Therapie in voller Dosis gefahren werden könnte und Verena das verkraften würde. Und beides stand in einem unmittelbaren Verhältnis zueinander.

Je gesünder Verena wäre, desto höher würde man das Antihormonmittel dosieren können und desto geringer würden dabei gleichzeitig auch die Nebenwirkungen ausfallen. Ein Kreislauf mit Dominoeffekt. Je fitter Verena während der Therapie bleiben würde, desto länger und vehementer könnten die Onkologen den Krebs bekämpfen – desto länger würde sie leben und umso besser würden auch die Chancen stehen, diesen Krebs zu kontrollieren oder ihn sogar zurückzudrängen.

Und dabei sollte Ernährung ein zentrales Glied in der Rettungskette sein. Alle vier Wochen muss Verena zur Blutuntersuchung – und jedes Mal bangen wir, ob alle Werte so gut und stabil sind wie bisher. Fallen sie hier und da nur ein bisschen niedriger aus, müssen die Ärzte die Medikation und die Therapie herunterfahren.

Und dem Krebs neue Angriffsfläche bieten.

Nein, da gehst du nicht mal eben eine Pizza essen und trinkst zwei Gläser Wein. Dann machst du auch nicht einfach eine Tüte Gummibärchen auf und schaufelst dir eine Ladung Chips rein.

Dann passt du verdammt gut auf.

Nicht weil du bist, was du isst.

Sondern weil das, was du isst, jetzt mit darüber entscheidet, wie lange du noch bist.

»Halten Sie Ihre Leber gesund, die brauchen wir jetzt«, sagte mein Hausarzt gleich am Anfang zu uns. Und natürlich würden auch die anderen Organe mitspielen und den Sturm der Therapie aushalten müssen. Die Nierenwerte mussten stimmen, die Leberwerte, die Indikatoren des Immunsystems. Und das alles war fein miteinander verwoben.

Und da sag dann noch mal einer zu dir, so ganz salopp und ganz pauschal: »Faste! Inhaliere Grüntee! Pasta, bist du lebensmüde?«

Nun, der Wunsch nach der einen schlichten Zauberformel ist verständlich. Allein: Es gibt diese Formel nicht.

Schnell begriff ich eines: Als Krebskranker lässt du auch hier am besten einen Virenscanner über deine Ernährungsfestplatte laufen und befreist dich von hartnäckigen Mythen, Meinungen und oberflächlichen Glaubensansätzen. Und dann bespielst du deine Festplatte besser mit deinem eigenen, neuen und ganz individuellen Ernährungsprogramm.

So formulierten wir die Frage nach dem angebrachten Essen und Trinken bald neu. Wir fragten nicht: Was ist gut, wenn du Krebs hast? Wir fragten: Was tut *genau* Verena in *genau* dieser Situation gegen *genau* diesen Krebs bei *genau* dieser Therapie gut? Anders gesagt: Es musste ein möglichst präzises Rezept gegen den Krebs her – ohne auch gleich wieder in tausend Zwänge zu geraten.

Das Resümee: Jeder Mensch ist anders. Und jeder steckt in seiner ganz eigenen Lebenssituation. Ein Allzeit-für-jedermann-garantiert-gut-und-gesund-Konzept kann da gar nicht funktionieren – und schon gar nicht das jeweils Optimale herausholen. Dies zum einen. Zum anderen hatten wir nach einem ersten Besuch in Heidelberg auch die Worte von Professor Jäger in den Ohren – diese nun sehr speziell an Kranke gerichtet: »Es gibt bis heute weltweit nicht eine einzige Studie, die eine Heilung durch eine spezifische Ernährung bestätigt. Da gibt es nichts, das schwarz auf weiß Bestand hat.«

Und so stand ich also im Supermarkt. Regungslos, minutenlang. Erst bei den Backwaren, dann in der Gemüseabteilung und schließlich bei den Milchprodukten. Ich packte nichts in meinen Einkaufswagen. Mir schwirrte der Kopf. Ich fühlte mich wie ein Grundschüler, den man in die Abiprüfung setzt. Ich, der Food-Experte, war mit meinem Latein am Ende. So fuhr ich tatsächlich ohne Essen nach Hause – und in meinem Einkaufsbeutel befand sich lediglich zweierlei: Katzenfutter und neue Sorgen.

Ich brauchte jetzt Hilfe. Brauchte jemanden, dem ich vertraute und der mir dabei helfen sollte, das Chaos in meinem Kopf zu sortieren und die vielen Fragezeichen in Ausrufezeichen zu verwandeln. Ich dachte gleich an Michael Hamm und rief ihn in meiner Verzweiflung noch aus dem Auto an. Michael Hamm war mein Professor im Studium, und er blieb auch danach mein Wegbegleiter.

Oft hatte er als Experte über Artikel geschaut, die ich in meiner späteren Zeit als Redakteur über Ernährung schrieb. Dann verfassten wir erste Bücher. Stellten Diäten zusammen und versuchten, Basiswissen über Sport und Ernährung mit neuen Erkenntnissen so anschaulich wie möglich zu vermitteln. Wir wurden Freunde, gingen gemeinsam auf Rockkonzerte und schlemmten uns zu zweit durch die Foodszene Hamburgs.

Ich erzählte ihm von unserem Schicksalsschlag, berichtete von Verenas Therapie, die nun begann. Und sagte zu ihm: »Michael, Verenas Ernährung wird ab jetzt eine wichtige Rolle spielen. Alles wird eine wichtige Rolle spielen. Aber ich weiß nicht, was jetzt wirklich gut für sie ist und was ihr eher schadet. Da draußen zirkulieren tausend tolle Ratschläge – aber nichts, was jetzt wirklich auf sie zugeschnitten ist. Bitte, können wir uns treffen. Bitte, hilf!«

Wir trafen uns schon am nächsten Tag. Ich erklärte Michael nun lange und sehr genau, was Verena bräuchte, warum die Sache mit den Östrogenen so entscheidend war und warum Kalzium eine Rolle spielte. Erzählte ihm von all den guten Ratschlägen – aber auch von meinen Zweifeln und neuen Fragezeichen. Und die ließen sich so zusammenfassen: Wenn das eine gut für die Leber war, gut für die Blutwerte und fürs Immunsystem – dann mochte es am Ende auch gut für die gierigen Krebszellen sein.

Also: Was tun? Wie abwägen? Was essen? Was nicht?

Doch auch als ich mit Michael zusammensaß, wir gemeinsam Studien durchgingen und überlegten, was zu tun sei, merkten wir schnell: Mit der Krankheit waren die Karten tatsächlich neu gemischt.

In Sachen Ernährung gab es nicht das einzig richtige Programm. Kein Pauschalrezept. Und schon gar nicht das Allheillebensmittel. Wir mussten sprichwörtlich etwas anderes tun: nämlich Verenas ganz eigenes Süppchen kochen.

Achim ist der Mann für die Ernährung, ich bin die Frau für den Sport. Das ist schon mal gut so. Wir sind ein starkes Team für diese beiden Themen, die ja Hand in Hand gehen. Und dass der Sport in fast jeder Hinsicht gut für mich sein würde – auch im Kampf gegen die Krankheit –, das wusste ich von Anfang an.

Anders standen die Dinge beim Thema Ernährung.

Denn trotz der Tatsache, dass ich immer gesund gegessen habe: Da gab es auf einmal wirklich ein paar große Bedenken. Und mehr als das: Denn vieles, was ich als direkt Betroffene nun hörte, fühlte sich oft an wie eine Ohrfeige.

Und manchmal hätte ich glatt auf die Palme gehen können.

Achim und ich saßen einmal auf dem Sofa und schauten fern. Es lief eine Sendung über Integrative Onkologie, und der ins TV-

Studio eingeladene Professor erzählte die ganze Zeit davon, was alles präventiv gegen Krebs hilft und wie man sich diese tückische Krankheit tunlichst vom Leib hält. Ich hörte der Runde im Fernsehen zu, bekam erst Beklemmungen – dann wurde ich wütend.

Das Leben ist doch keine Mathematik! Es lässt sich nicht am Reißbrett planen, mit keiner Formel kalkulieren. Das Leben ist unberechenbar – wie man an mir eindeutig sieht. Klar, man kann Risikominimierung betreiben. Aber man kann es auch übertreiben.

Würde ich zum Beispiel jeden Tag die Risiken auf meinem Weg zur Arbeit statistisch berechnen, dann würde ich vermutlich keinen Schritt mehr aus dem Haus wagen. Ein bisschen so verhält es sich auch mit dem Krebs. Wenn wir uns allzu viele Gedanken machen und jeden Tag zu einem Risikominimierungsprogramm degradieren, dann wird das Leben grau und bange. Und: Uns wirklich schützen kann auch dies nicht.

Der Krebs ist wie der Vogelschiss des Lebens – er trifft dich, oder er trifft dich nicht. Da kann der Herr Professor im Fernsehen noch so viel über Prävention und Vorsorge sprechen, über grüne Radieschen oder karierte Bananen.

Es gibt Tausende, vermutlich sogar Millionen von Faktoren, die die Entstehung oder eben die Nichtentstehung von Krebs beeinflussen. Bleiben wir bei den Zahlen: Bei mir lag das statistische Risiko, an Krebs zu erkranken, praktisch bei null. Ich habe mich immer gesund ernährt, immer Sport gemacht, nie geraucht, keine Drogen genommen. Und ich bin dem Leben gegenüber so positiv eingestellt, wie es sich Psychologen für ihre Patienten wohl nur wünschen können. Auch eine genetische Disposition ist bei mir nicht vorhanden.

Doch selbst all das gewährt einem keinerlei Garantie, gesund zu bleiben.

Wie sieht es umgekehrt aus? Da gibt es Menschen, die mit ihrem Leben umgehen, als wären sie eine Katze und hätten gleich sieben

Exemplare ihrer Existenz. Sie üben sich in Alkoholexzessen, rotieren im Stress, leben auf der Überholspur und zeigen auch noch eine chronische Aversion gegen alles Gesunde. Doch trotz solch gezielter Selbstzerstörungsmaßnahmen scheinen manche Menschen in dieser Hinsicht wahre Überlebenskünstler zu sein. Wie Unkraut, das einfach nicht vergehen will.

Fakt ist: Jeder von uns trägt jeden Tag zig Krebszellen in sich. Normalerweise jedoch erkennt unser Immunsystem diese Zellen, zerstört sie und verhindert ihr unkontrolliertes Wachstum. Doch es kann passieren, dass unser Immunsystem einmal nicht richtig hinschaut. Wenn schlechte Luft es ablenkt, die Ozonstrahlung es stört oder uns der Mann an der Supermarktkasse aus Versehen mitten ins Gesicht niest. Es könnte auch sein, dass man während des Griechenlandurlaubs beim Baden ein Teilchen Mikroplastik zu viel verschluckt hat, uns ein dreister Autofahrer zum Toben bringt – und das Immunsystem in just diesen Sekunden irgendwo im Körper ein Auge zudrückt.

Genau dann sieht der Krebs seine Chance.

Genau dann teilt sich womöglich die erste Zelle. Die zweite, die dritte.

Es kann Millionen Gründe geben. Niemand kennt sie wirklich. Man kann die Chance, an Krebs zu erkranken, nicht auf null absenken. Es trifft dich wie der Klumpen Vogelmist, der aus heiterem Himmel herabschießt und ausgerechnet auf deine Schulter klatscht. Paff! Professor Jäger in Heidelberg drückte es mir gegenüber einmal so aus: »Es ist einfach Pech, ein ganz blöder Zufall.«

Ich würde sogar noch einen Schritt weitergehen. Und behaupten: Krebs ist wie ein bittersüßer Cocktail. Die Zutaten: reiner Zufall, eine fette Portion Pech – dazu ein ordentlicher Schuss Schicksal.

Ist es am Ende Bestimmung?

Die Frage nach dem Warum wird mir keiner beantworten können – sie zu stellen ist darum sinnlos und verschwendet meines Erachtens nur kostbare Zeit. Man kann und sollte diese Zeit besser nutzen. Indem man vom Leben lernt. Indem man lernt, selbst mit einer solchen dreifachen Portion Unglück umzugehen. Auf der Suche nach Einsichten und Ansichten wird es dann schnell philosophisch. Dann kratzt der Mensch an den großen Fragen. An jenen Eck- und Endpunkten, die unser aller Schicksal auf dieser Erde ausmachen – und an denen sich schon Theologen und Schriftsteller, Physiker und Astronomen, Dichter und Denker die Zähne ausgebissen haben.

Ich halte es da mit einer einfacheren Erklärung: La vida loca. Das Leben ist verrückt, ist unberechenbar. So habe ich es mir vor über zehn Jahren – ohne Anlass und mit blauer Tinte – mitten zwischen meine Schulterblätter tätowieren lassen.

Erst heute weiß ich, warum.

Bestimmung!

Nun soll niemand diesen kurzen Ausflug in philosophische Gefilde falsch interpretieren. Denn es ist keineswegs so, dass ich mein Leben dem launischen Schicksal überlasse – weil die Sterne nun mal so stehen, wie sie stehen. Das habe ich nie getan und werde ich nicht tun. Ich werde weiterhin meinen Sport machen, erholsamen Schlaf suchen, mich pflegen und schonen, so gut ich kann.

Seien Sie sogar gewiss: Auf mein *Leben* achte ich mehr denn je. Weil im schlimmsten Fall vielleicht nicht mehr ganz so viel davon übrig ist. Und weil ich den Unterschied zwischen *Quantität* und *Qualität* inzwischen aus meinem Inneren heraus begriffen habe.

Und natürlich werde ich dabei auch dies weiterhin tun: auf eine gute und gesunde Ernährung achten. Und hier sind wir wieder beim Thema – denn das richtige Essen und Trinken ist mit der Krankheit eben kein Selbstgänger mehr.

Achim hatte längst wieder seine Ohren nach Nützlichem, nach Heilsbringern gespitzt. Und dann kam er auf die Idee, diesen Entsafter zu kaufen. Diesen Riesenentsafter für eine Monstersumme.

Ich konnte es ihm gerade noch ausreden.

Solche Mengen an Säften – ob aus Sellerie, Grünkohl, Spinat, Heidel- oder Himbeeren oder aus allem zusammen –, sie überfordern meinen Magen einfach nur. Zudem wussten wir nicht, ob bestimmte Inhaltsstoffe nicht nur für irgendetwas gut, sondern in meiner Situation auch für irgendetwas schlecht sein konnten.

Dann bog Achim mit dem grünen Tee um die Ecke und stellte plötzlich eine braune Papiertüte in der Küche ab. Darin steckte der sagenumwobene Gyokurotee, auch bekannt als Vollschattentee. Die edelste Sorte, die aus dem fernen Japan zu bekommen war. Die Blätter sahen aus wie dünne Tannennadeln, waren beschattet gewachsen und sollen sagenhafte Ingredienzien beherbergen. Vor allem Antioxidantien.

Das hörte sich gut an. Viele sagten dem Tee wundersame Dinge nach – so auch eine heilsame Wirkung bei Krebs. Achim stand nun in der Küche und goss auf. Das Wasser exakt temperiert auf 60 Grad, damit auch keine guten Inhaltsstoffe flöten gehen. Er hatte für 100 Gramm Gyokurotee 200 Euro bezahlt.

Mir wurde nach jeder Tasse sofort übel. Ich konnte abends nicht mehr einschlafen. Und mochte den Tee nicht mal besonders. Das war doch irre! Und: Zwanghaft und ständig diesen Tee zu trinken – es nervte, es stresste mich! Wenn ich ihn mal nicht ausgetrunken hatte, kippte Achim die Reste des aufgebrühten Tees heimlich ins Essen. Und dann hatte mir der Tee klammheimlich auch noch ein schlechtes Gewissen untergejubelt. Dieses Gewissen sagte mir nun: »Du musst das jetzt trinken – sonst hilfst du dem Krebs.«

Doch dann sagte ich dem Gewissen, und zwar sehr deutlich: »Nee, deinen Tee kannst du allein trinken! Er bekommt mir nicht, ich mag ihn nicht. Zudem weiß ich nicht, was er am Ende mit mir macht – und vor allem: Ich lasse mich garantiert nicht stressen!«

Denn ich wusste und spürte vor allem eines: Zusätzlicher Druck würde mir in meiner Situation am allermeisten schaden.

Und soll *Stress* nicht auch eine dieser Krebsursachen sein?

Es mag sich banal anhören, doch es gestaltete sich in der Tat nicht ganz einfach mit dem Essen und Trinken. Achim und ich waren beide verunsichert, wussten nicht mehr, was noch gut, was schon schlecht für mich sein würde. Und das ging bereits beim Kaffeetrinken los. Ich traf mich zu Beginn der Therapie mit meiner besten Freundin Yvonne, wir gingen in ein Café bei uns um die Ecke. Wir bestellten wie immer zwei Cappuccino – für mich bitte mit Hafermilch. Die gab es aber nicht, zu haben waren lediglich Kuh- oder Sojamilch, die inzwischen beide auf meiner No-Go-Liste standen. Prompt bimmelten bei mir die Alarmglocken. Denn all die Orakel, dass sämtliche tierische Produkte von jetzt an besonders schädlich wären, hatten sich längst in mein Unterbewusstsein geschlichen. Und weil es so viele Phytoöstrogene enthalten soll, stand nun auch Soja auf dieser schwarzen Liste.

Ich hatte auf einmal auch hier ein schlechtes Gewissen – nur weil ich einen Cappuccino trinken wollte! Doch der Krebs macht auch das mit einem. Bei allem, was du anrührst, meldet sich sofort der Angstfilter: Darf ich das jetzt? Ist das nicht kontraproduktiv?

Ich bestellte trotzdem einen Cappuccino.

Einen mit »ganz wenig Sojamilch, bitte«.

Ernährung ist eines der ganz großen Themen unserer Zeit. Und das liegt nahe. Immerhin, unser Essen und Trinken führen wir unserem eigenen Körper zu – dem Heiligsten und Intimsten, das wir besitzen. Unserer eigenen Maschine. Und das jeden Morgen, jeden Mittag, jeden Abend. Und immer wieder zwischendurch. Ein Wunder eigentlich, dass wir da nicht jedes Mal einen Lügendetektor oder einen Geigerzähler bemühen, sobald wir unserem Magen, unseren Organen, unserem Blut, unserem Immunsystem und damit auch unserer Seele etwas zuführen.

Was wir essen und trinken, war darum vielerorts immer auch religiös bestimmt. Ganze Lebensweisen und Weltanschauungen hängen damit zusammen, die Art und Weise, wie Menschen ticken, wie Länder ticken.

Längst ist die Ernährung auch ein bedeutsamer Faktor der Weltwirtschaft, nicht nur, weil eine der mächtigsten und ertragreichsten Industrien der Welt dahintersteckt. Es geht um Milliardensummen, täglich. Schon immer hing die Ernährung auch mit dem Klima zusammen, heute ist sie zudem eng verwoben mit den großflächigen Rodungen des Regenwalds, mit der Produktion von Soja, Mais und Palmöl, mit dem Einsatz von Kunstdüngern auf den Feldern und dem weitreichenden Einsatz von Pestiziden, Antibiotika und sonstigen Mittelchen, die Zucht, Mast und Massenproduktion von Nahrungsmitteln weltweit befördern.

Die Ernährung ist zum Monsterthema geworden, das den ganzen Planeten betrifft. Vom hungergeplagten Afrika bis zum hippen Baristatempel in Hamburg Ottensen. Dass es dabei längst auch um politische Dimensionen geht, lesen wir jeden Tag in den Nachrichten. Doch vielleicht mehr denn je wird das liebe Essen und Trinken nun auch zu einer Frage der Gesinnung, der Distinktion. Zu einem Etikett dafür, wie du denkst und wie du handelst.

Ob du zu den Guten oder zu den Bösen gehörst.

Warum erzähle ich Ihnen das? Ganz einfach: Weil ich als Krebskranke nun zu den Menschen gehöre, die besonders sensibel auf das Thema Ernährung reagieren – und ja auch reagieren müssen. Ich kann mit diesem Thema nicht mehr beliebig oder selbstverständlich umgehen, und dies aus einem recht triftigen Grund. Es geht jetzt – ziemlich unmittelbar – um mein Leben.

Mein Überleben.

Umso schnöder, durchtriebener und unverschämter erscheinen mir darum all die Botschaften und Nachrichten, all die Marktschreier und Heilsverkünder, die da draußen nun um meine Gunst werben – und mich als Kranke und Verwundete traktieren. Denn, klar: Als Betroffene bin ich für guten Rat und Linderung versprechende Empfehlungen jetzt umso dankbarer und empfänglicher. Doch will ich gar nicht erst wissen, wie diese Situation ausgenutzt wird. Ahnen allerdings kann ich es schon.

Öffne ich die Augen und spitze die Ohren, sausen die Lobpreisungen und Versprechungen nur so auf mich zu. Tu dies, tu das. Iss dies, iss das. Ich hörte dabei von einer regelrechten Krebsmafia, las von Ernährungsmythen und einer australischen Bloggerin, die behauptet hatte, ihren Gehirntumor im Endstadium allein durch gesunde Ernährung und alternative Therapien besiegt zu haben. Nun, ich weiß nicht, ob sie den Tumor wirklich los ist. Aber ihre Nase ist jetzt komischerweise aus Gold.

Und auch das las ich: Von einem »Kammerspiel der Korruption« (stern.de) war die Rede, als es sogar um dubios importierte Medikamente für die Chemotherapie ging. Hoppla: Da wurde ganz offenbar rentabler Schabernack getrieben – sogar mit der Behandlung von Todkranken.

Und ich dachte mir im Stillen: Mit welchen Methoden also muss es erst beim Thema Ernährung zur Sache gehen?

Uns verunsicherte das anfangs alles nur noch mehr. Und selbst Achim, der Ernährungsmann, schaute immer ratloser aus der Wäsche, je mehr er las, recherchierte und erfuhr.

Ich entschied mich letztlich für einen instinktiven und bewährten Weg. Ich aß und trank weiter fast wie immer – denn so schlecht war ich offenbar mit meiner Ernährung nicht gefahren. Die Werte sahen und sehen weiterhin gut aus. Ich blieb und bin weiterhin sehr fit. Und vor allem: Ich fühle mich den Umständen entsprechend wohl. Also hörte ich auch nicht damit auf, Obst und Gemüse zu essen, Säfte zu trinken und verschiedene Teesorten, die ich mag. Ich esse kein Fleisch und selten Fisch, verzichte aber nicht auf Teufel komm raus auf sämtliche tierische Produkte. Ha! Ich esse jetzt sogar mehr Eis als früher. Eis ist lecker. Auch wenn es jetzt vegan ist. Eis tut meiner Seele gut. Ja, mit Erdnussbutter-Eiscreme wird alles besser. Und zwischenzeitlich habe ich auch mal in einen fetten, runden, zuckersüßen Donut gebissen.

Denn ja, ich *lebe* mit dem Krebs. Und das Leben will und werde ich weiterhin genießen. Und kein Mensch auf der Erde kann am Ende wissen, ob nicht sogar genau das ein gutes Heilmittel ist.

Doch selbst mit meiner bewährten, instinktiven und, man könnte sagen, modern-gesunden Art und Weise, mit dem Essen umzugehen, wird man bisweilen an die Wand gestellt. Und dabei kann es manchem glatt das Hirn verdrehen, wenn Essen und Trinken am Ende zum Dogma werden. Wenn die uralte Notwendigkeit, sich zu ernähren, auf einmal zu einer sektenhaft verklärten Gesinnungsposse wird.

In Kalifornien, wo Achim und ich ein Jahr nach der Diagnose eine kleine Auszeit nahmen, betraten wir eines schönen Tages ein Restaurant namens »Spiral Staircase«. Das Lokal liegt im Topanga Valley westlich von Los Angeles, wo viele Musiker und Künstler leben, wo sich alte Hippies und neue Hippies niedergelassen haben, wo Aussteiger und Hollywoodstars residieren und sogar lebende Legenden wie Neil Young anzutreffen sind. Ein Ort der Freigeister, ein Hort der Querdenker und Sonnenkinder, sollte man meinen.

Wir standen in dem kleinen Shop vor dem Lokal. Ein von Blumen und Pflanzen bewachsenes kleines Haus im Grünen, umsäumt von Bäumen, flachen Steinmauern und einem schattigen Garten. Dann traten wir durch die Tür. Drinnen glommen Räucherstäbchen und glitzerten Kristalle. In den Regalen und auf den Tischen lagen die Selleriebibeln aus, all die Ratgeber und Bestseller, die bestimmte Wurzeln und Ernährungsweisen für ein Leben ohne Ende priesen.

Als wir dem Verkäufer, er trug Latschen und ein weißes Hemd, von meinem Krebs erzählten und das Thema gesunde Ernährung ansprachen, schoss es aus ihm heraus: »Fasting kills cancer!« Er war ganz aufgeregt. »Fasten! Fasten tötet den Krebs!«

Es war wieder einer dieser vielleicht gut gemeinten, letztlich aber unüberlegten und hilflosen Ratschläge. Ein bisschen kurzsichtig, ein wenig naiv, dafür umso reichhaltiger an selbstverliebter Engstirnigkeit. Hier wurde Ernährung ganz offensichtlich als Methode missverstanden, zu einem besseren Menschen zu werden.

Am Ende legte er noch einen drauf. Sprach von Chakren, von Energiezentren im Körper. Jeder sei selbst verantwortlich für seine Krankheit, und am Ende kommt es eh aufs Karma an. Womöglich habe man im früheren Leben etwas Schlechtes getan – wofür nun die Strafe kommt.

Achim bestellte bei der vorbeihuschenden Kellnerin schon mal eine Flasche Wasser mit Kohlensäure. Und selbst dabei wäre dem Mann beinahe der Zahnstocher aus dem Mund gefallen. Er blickte Achim an, grimmig und beinahe gehässig. Ja: strafend. Kohlensäure? Gift!

Hier konnte man wirklich nur eins: alles falsch machen.

Ich berichte Ihnen diese kleine Anekdote, weil sie einiges aussagt. Sie macht deutlich, wie vehement und radikal, wie extrem und dominant heute teils mit dem Thema Ernährung umgegangen wird. Du bekommst ein richtig schlechtes Gewissen, wenn du so manche Meinungen und Äußerungen hörst. Achim hätte nach dem Besuch in Topanga Valley denken können, dass er in seinem Leben alles, aber auch alles falsch gemacht hat und er seinen Titel »Diplom-Ernährungswissenschaftler« am besten an den Nagel hängen sollte. Sam, der Sünder. Ein Böser!

Und genau das ist meiner Meinung nach einer der größten Fehler, den man vor allem als Krebspatient machen kann: sich von all den klugen Tipps nicht nur verwirren, sondern sich dabei auch noch ein schlechtes Karma aufdrücken zu lassen.

Ohne mich.

Ich sehe es vielmehr so: Ich kann beim Thema Ernährung gar nicht alles richtig machen – und werde mich darum auch nicht von einem panischen Streben nach der »besten Methode« unter Druck setzen lassen. Solche Geißeln wie auch der Stress durch Verzicht stimulieren den Krebs am Ende vielleicht mehr als alles andere.

Darum verabschiede ich mich von einer überdrehten Essensmoral. Stülpe meinem Appetit keine Zwangsjacke über und werde meinem Hunger auch nicht Handschellen anlegen.

Dies allerdings nach meinen ganz persönlichen Maßstäben.

Was also tun, wenn es die einzig richtige Ernährung ganz offensichtlich nicht gibt? Und nein – eine Patentlösung existiert nun mal nicht. Ich traf mich bald öfter mit Michael Hamm, und wir durchforsteten weitere Studien und Forschungsergebnisse, die sich heutzutage im Eiltempo jagen, sich gegenseitig Konkurrenz machen und sich ständig selbst widerlegen. Auch nicht zielführend – sondern obendrein verunsichernd.

Wir kamen zu folgendem Schluss: Die Ernährung müsste im optimalen Fall personalisiert und auf jeden Menschen speziell zugeschnitten werden. Genau das geschieht schließlich auch zunehmend in der Medizin, beim Sport, in der Wirtschaft, ja, bei immer mehr Produkten.

Auch bei Krankheiten gibt es eben nicht die eine beste Therapie für jeden. So ist auch die Leitlinienbehandlung nur bedingt für alle gleich wirksam. Darum ist es auch so wichtig, wie beim NCT in Heidelberg gedacht und gearbeitet wird. Dort wird die gesamte

DNA eines jeden Patienten entschlüsselt, um zu verstehen, was genau zur Krankheit führte, welches Gen, welche Zelle, welche Moleküle für welche Krebsart bei jedem Einzelnen verantwortlich sind. Es wird dann eben nicht irgendeine, sondern exakt *die* Therapie formuliert, die dem Betroffenen auf den Leib geschneidert ist.

So macht man es heute mit vielem, auch in völlig anderen Bereichen. Zum Beispiel bei der Vermögensbildung und der privaten Rentenabsicherung. Nicht für jeden ist die Riester-Rente gut, nicht für jeden passt der eine Fonds, das eine Aktienpaket. Die Menschen haben auch hier völlig verschiedene Hintergründe, verschiedene Ziele, verschiedene Wünsche, verschiedene Möglichkeiten.

Nicht anders beim Sport. Auch hier wird das Training immer spezifischer, individueller und gezielter – ausgerichtet auf den Einzelnen. Der eine will die Rückenmuskeln stärken, um seine Haltung zu verbessern; ein älterer Mensch wiederum wird hier vorsichtiger, mit weniger Gewichten und anderen Übungen vorgehen als ein junger Mensch. Der Nächste will seine Beine trainieren für den Skiurlaub, der Übernächste seine Kondition, seinen Kreislauf – um einfach nur gesund zu bleiben.

Fragen Sie mal die Fußballprofis. Da präpariert sich ein jeder Spieler vor dem eigentlichen Training erst mal eine Stunde lang ganz individuell. Maßgeschneidert. Der eine macht Stabilisationsübungen im Kraftraum, der andere bekommt erst mal einen Tapeverband verpasst und trainiert gezielt sein Sprunggelenk. Die Profis hätten ohne so eine genau abgestimmte Vorbereitung überhaupt keine Chance mehr.

Ein anderes, uns allen bekanntes Beispiel: Büromöbel. Über Jahrzehnte saßen wir alle an den gleichen Tischen, auf den gleichen Stühlen. Höhe und Ausmaße brav genormt, als wären wir alle aus dem gleichen Holz geschnitzt. Und so saßen wir da: ein ganzes Büroleben lang. Was für ein Wahnsinn! Das Resultat lag auf der Hand: Haltungsschäden, Rückenschmerzen, Nackenstarre – spätestens mit dem ausufernden Dasein vor den Bildschirmen wurde das alles zur Volkskrankheit. Längst hat man hier nachgetrimmt und dies sogar gesetzlich vorgeschrieben: Ein jeder hat heute ein Recht auf einen verstellbaren Tisch, einen justierbaren Stuhl, einen variabel zu neigenden Bildschirm. Kollege X nämlich steht nachmittags gern mal ein paar Stunden am Schreibtisch, Büronachbar Y hingegen braucht einen ergonomisch designten Stuhl mit Klapplehne und Nackenstütze, um die seinem Körperbau gerechte Haltung einnehmen zu können.

Sogar in der Autoindustrie will man die Fahrzeuge mehr und mehr auf die Kundenwünsche abstimmen und möglichst weit individualisieren. Das personalisierte Auto der Zukunft zum Beispiel wird über eindeutige Merkmale – über die nur der Berechtigte verfügt – aktiviert. Es »weiß«, wer einsteigt. Es aktiviert ein Nutzerprofil. Es stellt sich automatisch auf seinen Fahrer und seine Insassen und deren Präferenzen ein im Hinblick auf Sitzposition, Winkel der Spiegel, Radio, Fahrwerk, Licht. Es übernimmt die jeweilige Geschwindigkeitsbegrenzung und führt auf Wunsch etwa auch ein personalisiertes Fahrtenbuch.

Es geschieht fast überall. »Der Trend zu individualisierten Produkten hat sich zuletzt noch verstärkt«, sagt dazu Eva Stübner, Expertin des Kölner IFH-Handelsforschungsinstituts.

Warum dieser kleine thematische Abstecher? Nun, weil ich mich frage, warum wir nicht längst und erst recht auch die Ernährung viel gezielter auf die Geschmäcker und vor allem die Bedürfnisse jedes Einzelnen abstimmen. Dies kann gewiss nicht schaden – bei Krebskranken jedoch kann es sogar überlebenswichtig werden!

Allerdings: Die Individualisierung ist nicht einfach. In keinem Bereich. Auch bei der Ernährung kosten die spezifische Wahl und Ausrichtung Zeit und Mühe, sie bedürfen der Recherche und sind oft auch nicht ganz billig. Dennoch glaube ich fest daran, dass auch hier der maßgeschneiderte Weg der beste ist.

Darum können letzten Endes auch weder ich noch Verena Ihnen ein konkretes Programm bieten. Verena ist Verena. Ich bin ich. Und Sie sind Sie.

Eben: alles Unikate.

So viel allerdings dürfen wir schon empfehlen: Werden Sie Ihr eigener Ernährungsexperte. Beschäftigen Sie sich mit dem Thema. Finden Sie raus, was gut für Sie ist. Was Sie brauchen, was Ihnen hilft und was Ihnen eventuell auch schadet. Treffen Sie eine eigene Wahl. Dosieren Sie selbst. Probieren Sie Verschiedenes aus – und prüfen Sie, was eben nur Ihnen ganz persönlich guttut.

Kurz: Wer vor allem aus gesundheitlichen Gründen auf seine Ernährung achten muss, der sollte sein eigener Feelgood-Coach werden.

Und auch das wollen wir jedem mit auf den Weg geben: Seien Sie bei aller Spezialisierung auch wieder nicht zu dogmatisch, nicht zu streng und spaßbefreit. Michael Hamm erinnerte sich, wie ein Kollege es einmal so ausdrückte: »Die Ernährungsberatung hat es bis heute nicht geschafft, das Ernährungsverhalten der Bevölkerung zu verbessern – wohl aber wurde erfolgreich das schlechte Gewissen geschürt beim Essen. Es isst jetzt immer mit.«

Verena hat es schon gesagt: Zu viel panische Maßregelung kann auch zum Stress werden. Dabei ist Genuss sehr wichtig. Meine gute Freundin Anna – die Brustkrebs hatte, nun krebsfrei, aber dennoch weiterhin stigmatisiert ist – sieht es ähnlich. Und nach diesem Motto isst und trinkt sie auch. Wenn sie einen Heißhunger darauf hat, beißt sie sehr wohl in den Schokoriegel, trinkt auf einer Party auch mal ein Glas Wein und raucht bei seltenen Anlässen sogar mal eine Zigarette. »Wenn ich mich immer und überall nur zusammenreiße, dann tut mir das nicht gut«, sagt sie. »Dann habe ich keinen Spaß mehr – und das könnte am Ende noch viel mehr schaden.«

Damit nun jeder für sich herausfinden kann, was für sie oder ihn das Beste ist, haben wir auf den nächsten Seiten die wichtigsten

Fakten und Erkenntnisse zusammengestellt. Eine Übersicht darüber, welches Wissen existiert und welche Ergebnisse bekannt sind – damit jeder Betroffene sich selbst ein Bild machen kann. Betrachten Sie es als Baukasten für Ihr eigenes Food-System. Keine Anleitung, aber doch ein Kompass: eine Orientierungshilfe in der nicht ganz einfachen Großküche namens Ernährung.

8

Ernährung

Alles, was dem Krebs nicht schmeckt

Was darf ich noch essen, wenn ich Krebs habe – und was besser nicht mehr? Es kursiert reichlich gefährliches Halbwissen, und längst nicht alle Ernährungsempfehlungen sind für jeden geeignet. Im Gegenteil – sie können sogar schaden. Gemeinsam mit Professor Dr. Michael Hamm haben wir reinen Tisch gemacht und die wichtigsten Erkenntnisse aus der Ernährungswissenschaft zusammengetragen. Das Ergebnis: Ein Patentrezept für heilsame Krebs-Ernährung gibt es nicht, doch kann die Ernährungsweise enorm viel Positives bewirken – und zwar bis in die Zellen hinein!

Das komplexe Thema »Essen und Trinken mit Krebs« stellte uns anfangs vor tausend neue Fragen. Inzwischen haben wir gemeinsam mit dem Ernährungsexperten Professor Michael Hamm einen Überblick gewonnen und viele Antworten gefunden. Eine Auswertung, die auch Ihnen dabei hilft, den für Sie möglichst gesunden und »passgenauen« Einkaufszettel zu schreiben. Das nötige Wissen dafür, die relevanten Fakten sowie unsere eigenen Erfahrungen zur Krebs-Ernährung wollen wir hier mit Ihnen teilen.

Kurz: Auf den nächsten Seiten finden Sie in konzentrierter Form all das, was uns beim Thema »Ernährung mit Krebs« wichtig erscheint. Vom Mythos Aprikosenkern über gesunden Fisch bis hin zum Umgang mit Keto-Diäten und Übergewicht.

Erstens: Gesundes Essen steht für gesundes Leben!

Essen gegen den Krebs, Ernährung als Killer bösartiger Zellen, Tumore einfach verhungern lassen – die Möglichkeiten, der Krankheit in der eigenen Küche den Garaus zu machen, hören sich verheißungsvoll an. Und das sind sie auch – selbst wenn bewusstes Essen und Trinken nicht gleich Wunder bewirken, wie es manche Schlagzeile vermuten lässt. Doch sollte niemand die Wirkung von effektiver Ernährung abtun mit der Ausrede: »Was kann eine Weintraube schon gegen einen Generalangriff auf meinen Körper ausrichten?«

Tatsache ist: Niemand kann heute genau sagen, was wirklich bis ins letzte Detail gegen Krebs wirkt. Deshalb ist es kein Wunder, dass immer wieder neue und zum Teil gegensätzliche Botschaften verkündet werden. Und genau das trieb uns immer wieder zur Verzweiflung. Denn jede neue Information weckt schnell auch neue Hoffnung. Anfangs waren wir beseelt von dem Wunsch, den Krebs durch ein Wundermittel oder durch eigenes Zutun heilen zu können. Und dabei griffen wir nach jedem Strohhalm. Kaum zu Hause, köchelten wir in der Küche herum. Achim goss einen neuen Tee auf und zerschnippelte irgendwelche Knollen, von denen er gelesen hatte, dass die besonders gut für die Leber seien. Und immer wieder kamen neue Fragen auf.

Zum Beispiel: Ist es förderlich, Kurkuma über jedes Essen zu streuen? Soll ich komplett auf Fleisch verzichten, täglich Selleriesaft und nie mehr Alkohol trinken? Verstärkt Milch die Krankheit oder kann sie das Tumorwachstum ausbremsen? Und was soll man tun, wenn die meisten Experten vor Nitrat warnen, andererseits plötzlich ein Wissenschaftler daherkommt und genau das Gegenteil behauptet: nämlich dass der Stoff hervorragend schützt?

Je tiefer wir in die Recherche einstiegen, desto verwirrender fielen die Erkenntnisse aus. Und dennoch: Der Aufwand lohnt sich!

Denn all das, was wir herausgefunden haben, hat uns trotz vieler Widersprüche davon überzeugt, dass man die Ernährung als wirkungsvolle Maßnahme gegen die tückische Krankheit einsetzen sollte. Wir suchen heute allerdings nicht mehr nach einzelnen vermeintlichen Wundermitteln, sehen in Himbeeren oder grünem Tee nicht mehr den einen ultimativen Heilsbringer. Wir hoffen auch nicht darauf, dass eine wirksame Diät gegen den Krebs erfunden wird, die man vom Frühstück bis zum Abendessen befolgen muss.

Doch wir wissen: Gesundes Essen steht für gesundes Leben.

Zweitens: Studien sind wertvoll – aber mit Vorsicht zu genießen.

Neueste Studienergebnisse und Erkenntnisse zu diesem oder jenem Nahrungsmittel begegnen uns überall: in Zeitungen, Magazinen, auf unseren Handys. Und als Betroffener registriert man solche Nachrichten natürlich mit besonders scharfgestellter Antenne. Dabei klammerten wir uns an so manche Nachricht, wollten manche Botschaft schon fast zur Religion erheben. Nach der Devise: »Schau mal hier, das musst du lesen! Gibt's doch gar nicht! Das machen wir jetzt!«

Nun, Studien haben nun mal den Nimbus von Beweiskraft und können gerade bei Krebskranken heftig »einschlagen«: Weil sie so vielversprechend Hoffnung wecken oder auch mal besonders negativ klingen.

Und zunächst einmal: Ja, Studien sind notwendig und wertvoll, weil sie eine solide Grundlage für eine Empfehlung oder Behandlung bilden. Dazu einige Beispiele:

- Aus epidemiologischen Studien etwa – die mögliche Zusammenhänge zwischen Lebensweise und Ernährung auf der einen und Gesundheitsentwicklung von großen Bevölkerungsgruppen auf der anderen Seite aufdecken – lassen sich Rückschlüsse auf die Vorteile einer entsprechenden Ernährungsweise ziehen. Das zeigt sich beispielsweise bei der mediterranen Kost. Die Bevölkerung der Mittelmeerländer erkrankt seltener an bestimmten Krebsarten, wenn die Essgewohnheiten der traditionellen mediterranen Kost entsprechen.

- Auch können Laboruntersuchungen im Reagenzglas (In-vitro-Studien, bei denen Krebszellen und Krebsgewebe außerhalb des Körpers beobachtet werden) dabei helfen, bestimmte physiologische und biochemische Wirkmechanismen aufzuklären. Oft werden zudem Tierversuche gemacht, obwohl niemand weiß, ob die Erkenntnisse daraus auf den Menschen übertragbar sind.
- Die größte Aussagekraft haben Humanstudien als sogenannte randomisierte, kontrollierte Interventionsstudien. Dabei werden zwei Probandengruppen miteinander verglichen – eine sogenannte Experimentalgruppe mit einer Kontrollgruppe. Wer zu welcher Gruppe gehört, entscheidet der Zufall, damit die Zusammensetzung möglichst gleich ist. Die Zusammenfassung solcher Studien in Form einer Meta-Analyse wird am höchsten bewertet.

Und doch gilt: Wir sollten all diese Studien auch mit gesunder Skepsis betrachten!

Grundsätzlich ist es nämlich wesentlich schwieriger, eine »evidenzbasierte Medizin« im komplexen System der Ernährung anzuwenden als etwa im Bereich der Arzneimittel. Bei Nährstoffsupplementen wie Omega-3-Fettsäuren müssen zudem der Einfluss der »Hintergrunddiät« und die aktuelle Versorgungslage vor und nach der entsprechenden Substitution berücksichtigt werden. Auch die Bioverfügbarkeit der Nährstoffe und ihre Wechselwirkungen (auch mit Arzneimitteln) innerhalb des komplexen Systems Ernährung darf man nicht außer Acht lassen.

Um herauszufinden, ob zum Beispiel eine vegetarische oder eine Ernährung mit viel Omega-3-Fettsäuren gesund ist, muss der Einfluss des Lebensstils erfasst und unter Umständen »herausgerechnet« werden. Oder: In groß angelegten Ernährungsstudien können

Zusammenhänge entdeckt werden, bei denen trotz aller Sorgfalt unklar bleibt, ob sie Ursache oder Wirkung sind. Wenn jemand zum Beispiel kein Fleisch isst und auffällig gesund ist, bedeutet das nicht automatisch, dass Fleischverzicht heilt. Denn vielleicht treibt der Vegetarier viel Sport – und ist deshalb fitter.

Noch ein Beispiel: Wenn Rotweintrinker, die mit kleinen Mengen auskommen, gesünder sind als jene, die gern mal eine Flasche trinken, heißt das noch lange nicht, dass kleine Mengen Rotwein Fitnessdrinks sind. Wahrscheinlich leben die Wenig-Rotwein-Trinker auch sonst gesund, denn wer beim Wein Maß halten kann, schafft das vielleicht auch bei Fastfood und Sahnetorte oder geht beim Sport mit ähnlicher Disziplin ans Werk.

Oft aber blenden Studien solche Hintergründe aus. Oder wir selbst klammern uns allzu schnell an bestimmte Lesarten, weil sie uns – ähnlich wie Filterblasen im Internet – entgegenkommen und bequem für uns sind.

Bei der evidenzbasierten Medizin greifen Ärzte und Therapeuten auf wissenschaftlich geprüfte Informationen zurück, um Vor- und Nachteile einer Behandlung oder eben auch einer bestimmten Ernährungsform abwägen zu können. Das aber läuft keineswegs immer auf eine eindeutige Empfehlung hinaus. Es geht vielmehr darum, die Patienten über den Stand der Wissenschaft aufzuklären, gegebenenfalls auf Widersprüche hinzuweisen und ihnen die Möglichkeit zu geben, selbst entscheiden zu können.

Im Endeffekt sind die ärztliche Erfahrung und die Berücksichtigung des individuellen Stoffwechsels und der Anlagen eines Patienten genauso wichtig wie wissenschaftlich fundierte Erkenntnisse. Das Ziel ist dabei eine personalisierte Ernährung, für deren Zusammenstellung im besten aller Fälle unterschiedliche Experten ihr Fachwissen bündeln: Ärzte, Ernährungsspezialisten, Psychologen, Physiotherapeuten. Erst wenn sie alle ihre Einschätzungen und Kenntnisse zusammenbringen, kann ein passgenauer Speisezettel und Wegweiser für ein alltagstaugliches (Lebensstil-)Rezept erstellt werden.

Das mag zunächst utopisch und viel zu kompliziert klingen. Ist es aber nicht, wenn man sich selbst ein wenig dahinterklemmt. Und die Resultate können viel bewirken.

Wer sich gesund ernährt, fühlt sich wohler und stärkt das Immunsystem. Aber eben nicht nur das: Die Auseinandersetzung mit der eigenen Ernährung hilft auch dabei, bewusst mit der Krankheit umzugehen. Denn hier bestimmen die Betroffenen selbst, was für sie gut ist – und dürfen dabei auch genießen. Für Achim und mich gehört dies zu den Grundvoraussetzungen für eine hohe Lebensqualität.

Welche Bedeutung also haben für uns nach all unseren Erfahrungen Studien?

Unser Fazit: Wir betrachten Studien als gut und wichtig – haben uns jedoch angewöhnt, uns nicht mehr davon verrückt machen zu lassen, sondern vielmehr das Positive und Machbare für uns herauszuziehen. Und dies, ohne jeder Interpretation sofort Glauben zu schenken.

Und: Bei allzu pauschalen Aussagen bleiben wir immer vorsichtig. Eine gesunde Portion Skepsis könnte am Ende besser schmecken.

Drittens: Im Überfluss tut höchstens eines gut – pure Natur.

Auch sie sind uns anfangs immer wieder begegnet: dreimalkluge Tipps, die einerseits scharf selektieren und andererseits auf die Spitze treiben. Motto: »Nur noch das essen – das aber am besten gleich in rauen Mengen!«

Ja, und auch nach diesem Strohhalm will man am liebsten sofort greifen. Weil sich die Lösung »Wenig, aber viel davon« so einfach anhört und doch so effektiv klingt.

Unsere Recherchen und Erfahrungen haben uns allerdings gezeigt: **Egal in welche Richtung – Übertreibungen sind selten gut.** Auch und gerade beim Essen und Trinken. Isolierte Inhaltsstoffe in extrahohen Dosierungen, vermeintlich Segensreiches in XXL-

Portionen oder Nahrungsergänzungsmittel mit überzogenen Heilsversprechen sind nicht nötig, um einen optimalen Lebensstil zu pflegen. Im Gegenteil, sie wirken häufig sogar kontraproduktiv und folgen keinen fundierten Erkenntnissen. Erst wenn man sich mit dem Stand der aktuellen Forschung vertraut macht und auf dieser Grundlage reichlich natürliche, unverarbeitete Lebensmittel isst, gelangt man zu einer gesundheitsfördernden Ernährungsweise, die auf heilenden Wirkungsweisen der Natur basiert und keine neuen Risiken und Nebenwirkungen hervorruft.

Genau das ist unsere Richtschnur geworden.

Ursachen, Risikofaktoren und Verlauf von Krebserkrankungen sind bei jeder Krebsform unterschiedlich. Eine große Gemeinsamkeit aber haben alle Formen: Im Körper wachsen unkontrolliert Zellen. Das Immunsystem kann diese Zellen ausbremsen und uns nebenbei auch vor anderen Krankheiten schützen, wenn es aufgrund guter Ernährung stark genug ist. Im Kampf gegen den Krebs muss das Immunsystem großen Widerstand leisten – denn Krebszellen sind hungrig. Dabei haben wir uns diesen Leitsatz gemerkt:

Krebszellen greifen sich, was sie kriegen können. Und sie mögen vor allem das, was uns nicht guttut. Das ist der Punkt, an dem die Ernährung bei Krebs ansetzt und wo sie bis in die Zellen hinein enorm viel bewirken kann.

Eine Extraportion Fachwissen

Was geschieht eigentlich im Körper, wenn Krebszellen und Nährstoffe aufeinandertreffen? Was sind hier die wichtigsten Mechanismen?

Erstens: Wie wirkt Ernährung im Körper gegen Krebs?

Die Unterbindung der Gefäßneubildung (Angiogenese) ist ein wirkungsvoller Ansatz zur Einschränkung des wilden Tumorwachstums. Ziel ist es also, den Krebs von der Nährstoffversorgung abzuschneiden, indem die Neubildung von Versorgungsgefäßen unterbunden wird. Hierzu gibt es bereits Medikamente und Therapieformen – wie bei mir die Unterbindung der Östrogenproduktion. Dazu muss man wissen: Tumore holen sich ihre Nährstoffe über sehr feine Blutgefäße. Damit sie auf diesem Weg gut versorgt werden, senden die Wucherungen Signalstoffe aus, die die umliegenden Blutgefäße dazu bringen, neue Abzweigungen zu schaffen und zum Tumor hinzuwachsen. Nicht nur Krebsmedikamente können diesen Prozess stören, auch unsere Nahrung vermag angiogenese-hemmend in diese Abläufe einzugreifen, wenn wir viele pflanzliche Lebensmittel und hochwertiges Fett essen. Das nämlich schmeckt dem Krebs so gar nicht.

Und was ist mit dem Fasten? Immer wieder haben wir Aussagen wie diese gehört: »Faste den Krebs zu Tode!«

Nein, ganz so leicht und schnell ist er leider nicht klein- und totzukriegen. Essensverweigerung kann also nicht die Lösung sein. Vielmehr liegt sie darin, sich auf Lebensmittel zu konzentrieren, die die unerwünschte Bildung neuer, für die Tumorversorgung benötigter Blutgefäße blockieren.

Zweitens: Auch Krebszellen haben eine Schwäche!

Tumorzellen werden als unsterblich bezeichnet. Sie erscheinen uns als unbesiegbare Feinde, denen man nichts anhaben kann. Doch der Schein trügt. Auch Krebszellen haben eine Schwäche: Sie brauchen Nahrung. Wie alles, was wachsen und gedeihen will, sind sie darauf angewiesen, genug Nährstoffe zu bekommen. Wird ihre Energieversorgung reduziert oder fällt sie vielleicht sogar komplett weg, so haben diese kranken Zellen ein echtes Problem, denn ihre Entwicklung wird dadurch erheblich beeinträchtigt.

Das Beste, was man während einer Therapie tun kann, ist es darum, auf eine ausgewogene Ernährung zu setzen (um den Krebs nicht einseitig zu mästen) – und zwar nach den Regeln, die auch für Gesunde gelten. Denn die *eine* Krebsdiät, die allen helfen kann oder die Krankheit heilt, gibt es bekanntermaßen leider nicht. Trotzdem ist es keineswegs gleichgültig, was man isst. Beschäftigen Sie sich also mit dem Thema Ernährung: Finden Sie heraus, was *Ihnen* guttut – und an was *Sie* glauben.

Der Pilot, der sich gesund aß

Radikale Ernährungsumstellung statt brutale Therapietortur: Kann das funktionieren? Bei diesem Monsieur schien es die letzte Alternative gewesen zu sein – und hat am Ende tatsächlich Wunder gewirkt.

Der Franzose Jean-Jacques Trochon hat auf seine Weise herausgefunden, was gut für ihn ist – und ist so zum Experten in eigener Sache geworden. Mit 42 Jahren bekam der Pilot der Air France die Diagnose Nierenzellkrebs. Ärzte und Statistiken gaben ihm kaum Überlebenschancen. Er überstand zuerst zahlreiche Behandlungen und Operationen, bekam aber trotzdem neun Jahre später einen Rückfall. Der Krebs hatte diesmal bis in die Lunge gestreut.

Jean-Jacques Trochon wollte sich nicht noch einmal der Tortur der Therapien unterziehen – und setzte von jetzt an allein auf Ernährung. Dabei probierte und kombinierte er verschiedene Ansätze. Zuerst verzichtete er auf Zucker und schnelle Kohlenhydrate. Dann fastete er, aß mal eine Zeit lang ketogen und suchte gezielt die Lebensmittel heraus, die die Neubildung von Blutgefäßen in Tumoren hemmen.

Was aus seinem einsamen und mutigen Versuch wurde, könnte man fast als das Wunder von Trochon bezeichnen. Denn: Vierzehn Jahre nach der ersten Diagnose war der Pilot wieder so gesund, dass er in seinen geliebten Beruf zurückkehren konnte.

Doch was lernen wir daraus? Ein glücklich verlaufener Einzelfall? Ein Zufall? Oder steckt ein System dahinter, das auch bei anderen wirkt? Waren es bei Trochon die Wirkstoffe bestimmter Lebensmittel, die Folgen des Fastens oder einfach der feste Glaube daran, dass man seinem Schicksal niemals tatenlos ausgeliefert ist? Niemand wird das herausfinden können.

Als wir solche positiven Geschichten lasen, neigten wir anfangs dazu, sofort zu sagen: »Guck mal, der hat das geschafft. Genau so muss es laufen!« Doch auch von diesem Gedanken haben wir uns im Laufe der Zeit verabschiedet. Der Grund: Trochon ist Trochon. Verena ist Verena. Achim ist Achim. Und Sie sind Sie. Wir alle sind nun einmal sehr unterschiedlich gebaut und gestrickt. Und darum glauben wir am Ende nur an eine Regel, wenn es um das Thema »Ernährung mit Krebs« geht:

Jeder muss hier seinen eigenen Weg finden. Muss sich fragen: Welche Lösung ist genau für mich die beste?

Doch wo anfangen, wo aufhören? Das Thema Ernährung bei Krebs ist in der Tat so umfassend, dass niemand alles bis ins Detail beherzigen kann, was weltweit herausgefunden – und oft auch schnell wieder revidiert – wird. Darum haben wir in diesem Kapitel eine Auswahl an Produkten und Informationen herausgefiltert, die wir für zentral erachten.

Und eine Lehre haben wir dabei aus dem Fall des tapferen Piloten Trochon schon gezogen und verinnerlicht: Ernährung *ist* wichtig. Sie wirkt. Sie kann sogar totgesagte Piloten wieder zum Fliegen bringen.

Kleine Ernährungs- und Lebensmittelkunde zum Thema Krebs

Im Folgenden wollen wir Sie gezielt über jene Lebensmittel, Inhaltsstoffe, Nahrungsergänzungsmittel und Ernährungsweisen aufklären, die beim Thema Krebs immer wieder auf den Tisch kommen und Fragen aufwerfen. Viele gelten generell als gesund – vor allem bei Krebs. Doch bei genauerer Betrachtung entpuppt sich manche Kost als wenig hilfreich und kann sich sogar gegen die Therapie richten. Gerade bei Krebs stellt sich immer wieder die Frage: Soll, darf oder muss ich das jetzt essen?

1. Aprikosenkerne: Vom Mythos besser die Finger lassen.

Im Internet werden sie als angebliche Wundermittel gegen Krebs angepriesen und als »pflanzliche Chemotherapie« beworben. Die bitteren Kerne von Aprikosen enthalten den Inhaltsstoff Amygdalin, ein cyanogenes Glykosid, das auch in Apfelkernen und Bittermandeln vorkommt und beim Verzehr und bei der Verdauung Blausäure (Cyanid) abspaltet. Die Hoffnung für Krebspatienten besteht darin, dass Amygdalin Krebszellen »ersticken« kann, so das Argument. Denn die Säure hindert die Körperzellen daran, Sauerstoff zu verwerten – und zwar gesunde ebenso wie geschädigte. Die Theorie, dass Blausäure nur Krebszellen tötet, weil die empfindlicher sind als gesunde Zellen, ließ sich in Laborversuchen nicht bestätigen, wie die Universität Krems auf der Webseite www.medizin-transparent.at berichtet. Dieser Mythos führt dazu, dass manche regelmäßig bittere Aprikosenkerne in großen Mengen essen, um Krebs vorzubeugen oder ihn zu heilen – und das, obwohl die Warnungen unübersehbar sind. Wissenschaftliche Beweise für eine Anti-Krebs-Wirkung gibt es nicht. Zwar haben die Kerne eine toxische Wirkung, doch die ist in geringen Mengen vergleichsweise harmlos, in großen aber höchst gefährlich. »Durch den Verzehr von bitteren Aprikosenkernen kann es zu schweren Vergiftungen kommen, die bei größeren Mengen tödlich verlaufen können«, warnt das Bundesinstitut für Risikobewertung. Mehr als ein oder zwei Kerne sollte demnach niemand pro Tag essen. Noch besser wäre es, das Kernekauen ganz zu lassen.

Dass immer mal wieder einzelne Patienten von Heilungserfolgen durch Aprikosenkerne berichten, taugt leider nicht als Beweis, weil niemand sagen kann, ob der Krebs nicht auch aus anderen

Gründen zurückgegangen ist. Solche Diskussionen zeigen einmal mehr, wie sehr eine Erkrankung und ihre vermeintlich richtige Behandlung zur Glaubensfrage werden.

2. Fett: oft besser als sein Ruf

Seinen schlechten Ruf als Dickmacher hat Fett zu Unrecht. Zwar hat es den höchsten Kaloriengehalt unter den Nährstoffen – doch Fett ist nicht gleich Fett. Wie es auf den Körper wirkt, hängt von der Art und der Menge ab. Für den gesamten Organismus liefert es nicht nur die notwendige Energie, sondern erfüllt auch viele andere Funktionen – unter anderem beim Krebsschutz. Das Schwierige dabei: Ganz ohne Fett geht es nicht – doch zu viel und vor allem das falsche erhöhen das Risiko für Darm-, Brust- und Prostatakrebs. Deshalb ist es wichtig, auf die Art des Fettes zu achten.

Bei der richtigen Auswahl der Nahrungsfette überwiegen die gesundheitlichen Vorteile sogar die immer wieder in den Vordergrund gestellten Nachteile. Omega-3-Fettsäuren aus marinen Quellen und Ölsäure aus Oliven- oder Rapsöl sind Gesundheitsschützer, während gesättigtes Fett aus tierischen und festen Pflanzenfetten zu Übergewicht führt und mehrfach ungesättigte Fettsäuren aus Pflanzenölen sowie insbesondere Arachidonsäure aus tierischem Fett im Übermaß entzündungsfördernd sind. Wir brauchen also keine extreme Low-Fat-Kost, sondern einen Ölwechsel in der Küche.

Um von der Wirkung guter Fette zu profitieren, hilft ein Blick auf die Fettsäurenmuster einzelner Produkte. Hier wird zwischen gesättigten, einfach ungesättigten und mehrfach ungesättigten Fettsäuren unterschieden. Was heißt das für den Speiseplan? Bevorzugen Sie einfach ungesättigte Fettsäuren, die zum Beispiel in kaltgepresstem (nativem) Oliven- und Rapsöl enthalten sind. Kaltgepresste Öle werden nicht raffiniert und enthalten deshalb mehr wertvolles Vitamin E und einen höheren Anteil an Carotinoiden. Vor allem

Meerwasserfische liefern hochwertiges Fett in Form von mehrfach ungesättigten Fettsäuren, den Omega-3-Fettsäuren.

Genau diese sind wichtig für die Hormonbildung, die wiederum das Zellwachstum steuert und damit einen Einfluss auf das Krebsgeschehen hat. Außerdem erweitern Omega-3-Fettsäuren die Gefäße, verbessern die Durchblutung, lindern Entzündungen und stärken die körpereigene Abwehr, was die Schutzfunktion gegenüber Krebs erhöht.

Im Alltag hat sich die Faustregel bewährt: Zweimal in der Woche sollten Fische wie Lachs, Hering oder Makrele auf den Teller. Um guten Gewissens Fisch zu kaufen, können Sie sich an Empfehlungen des WWF oder von Greenpeace halten. Beide Organisationen geben digitale Fischratgeber als App heraus, die regelmäßig aktualisiert werden, wenn sich die Situationen von Fischbeständen verändern.

Ansonsten ist die mediterrane Küche eine gute Empfehlung. In Mittelmeerländern zeigt sich nicht nur die herzschützende Wirkung der dortigen Küche, auch Brust- und Darmkrebs treten dort seltener auf. Die mediterrane Kost zeichnet sich aus durch einen hohen Anteil an pflanzlicher Nahrung, mit viel Gemüse, Salat, Hülsenfrüchten und Nüssen. Dazu gibt es Fisch in maßvollen Mengen und Olivenöl als Fettlieferant Nummer eins.

3. Fisch: gut gegen Entzündungen

Anders als beim Fleisch gibt es beim Fisch kaum Zweifel an der positiven Wirkung für die Gesundheit – von überfischten Ozeanen, schwindenden Fischbeständen und umweltschädlichen Aquakulturen einmal abgesehen. Leider sind Fische auch zunehmend durch Mikroplastik und Schadstoffe in den Meeren belastet. Aber dies ist ein ganz anderes Thema. Als Eiweißlieferant ist Fisch mit seinen Omega-3-Fettsäuren besser geeignet als Fleisch. Mit Jod, Selen und Zink enthält Fisch lebenswichtige Spurenelemente, die den Stoffwechsel unterstützen. Im Vergleich zu tierischen Proteinquellen wie Fleisch, Wurst, Käse und Eiern ist das Fett aus Fischen gesundheitsfördernd. Das liegt vor allem – wie bereits erwähnt – an den Omega-3-Fettsäuren aus Meeresfischen wie Hering, Makrele, Lachs, Sardine und Thunfisch, die entzündlichen Prozessen im Körper entgegenwirken und damit auch vor Krebs schützen. Grundsätzlich begünstigen chronische Entzündungen die Entwicklung von Krebs. Zeigen sich im Körper dauerhaft gesteigerte Entzündungsreaktionen, werden sogenannte Cytokine (Entzündungsmarker) und Eicosanoide (hormonähnliche Substanzen) freigesetzt, die weitere zellschädigende Reaktionen hervorrufen.

Die Ausgangssubstanz dafür ist Arachidonsäure, die in tierischem Fett vorkommt. Um ihre zerstörerische Wirkung einzudämmen, kommen Omega-3-Fettsäuren ins Spiel. Sie bewirken, dass weniger entzündungsfördernde Botenstoffe gebildet werden, und senken damit das Risiko für Darm-, Brust- und Prostatakrebs.

Wer Fett sparen will, um die Krebsschutzwirkung nicht zu schwächen, sollte das bei der Zubereitung tun. Das heißt, den Fisch dünsten, grillen oder in einer beschichteten Pfanne braten und ihn ohne Panade oder fettreiche Saucen essen. Wer keinen Fisch mag oder ihn aus ethischen Gründen nicht essen möchte, kann entsprechende Nahrungsergänzungsmittel nehmen. Es gibt auch vegane Omega-3-Kapseln mit Cellulosehülle auf Algenölbasis, die man in Drogerien oder Apotheken kaufen kann.

4. Fleisch: keine Panik, aber bitte Vorsicht

Wenn es um den Fleischkonsum der Deutschen geht, steht meistens das Zuviel im Vordergrund. In der Tat liegen die Verzehrmengen weit über dem empfohlenen Maß – und das hat zahlreiche gesundheitliche Nachteile zur Folge, zu denen auch ein erhöhtes Krebsrisiko gehört. Männer essen bei uns fast 1100 Gramm pro Woche, Frauen mit 600 Gramm zwar deutlich weniger, aber immer noch zu viel. Laut Empfehlungen der Deutschen Gesellschaft für

Ernährung sollte der Fleischkonsum zwischen 300 und 600 Gramm wöchentlich liegen.

Die Weltgesundheitsorganisation schätzt es einer Übersichtsarbeit aus dem Jahr 2015 zufolge als erwiesen ein, dass unverarbeitetes rotes Fleisch von Rind, Schwein, Lamm und Ziege eine krebserregende Wirkung hat. Auch die Belege, dass der Verzehr von verarbeitetem Fleisch Darmkrebs verursacht, seien ausreichend. Damit ist das Fleisch gemeint, das durch Verarbeiten, also Salzen, Räuchern, Pökeln, Fermentieren und durch Zugabe chemischer Konservierungsmittel, haltbar und schmackhaft gemacht wird. Auch Wurst zählt dazu. Das Fazit ist hier eindeutig: »Es wird empfohlen, den Verzehr von rotem Fleisch zu begrenzen und den von verarbeitetem Fleisch zu vermeiden«, heißt es in den Empfehlungen des Weltkrebsforschungsfonds. Auch andere Untersuchungen kamen zu diesen Ergebnissen: »Menschen, die in Studien regelmäßig viel Fleisch gegessen hatten, erkrankten etwas häufiger an Darmkrebs als jene, die nur wenig Fleisch auf ihrem Speiseplan hatten«, resümiert medizin-transparent.at.

Für uns heißt das im Alltag: so viel Fleisch wie nötig, so wenig wie möglich. Obwohl Achim als Metzgerssohn gern Fleisch isst, verzichten wir inzwischen auf gebratenes Fleisch und gepökelte Wurstwaren.

Was genau macht das verarbeitete Fleisch so ungesund? Zum einen enthalten verarbeitete Fleischwaren Konservierungsmittel, die sie haltbar machen. Dazu gehören Nitrate und Nitrite, die für den Menschen sogenannte Karzinogene sind, also Substanzen, die Krebs erzeugen. Sie beeinflussen den Hormonstoffwechsel, beschleunigen die Zellvermehrung, fördern freie Radikale und schädigen die DNA. Allemal Grund genug für uns, den Verzehr dieser Lebensmittelgruppe sehr stark einzuschränken.

Das heißt aber nicht, dass man während der Therapie oder danach komplett auf Fleisch verzichten muss. Denn unverarbeitetes Fleisch – insbesondere fettarmes Geflügelfleisch – hat auch Vorteile. Es enthält unter anderem biologisch hochwertiges Eiweiß, wertvolle Mineralstoffe, Kalzium, Eisen, Zink, Selen und B-Vitamine. Bei einer Krebserkrankung sollte man bevorzugt Biofleisch essen, um die Aufnahme von Antibiotika und Hormonen zu vermeiden. Ob jemand Vegetarier ist, aus Tier- oder Klimaschutzgründen kein Fleisch isst, bleibt davon unberührt. Wägt man Vor- und Nachteile hinsichtlich des Krebs- und Gesundheitsrisikos unabhängig von ethischen Fragen ab, lautet die Empfehlung: Niemand muss auf unverarbeitetes Fleisch verzichten, sollte den Konsum aber auf durchschnittlich 400 Gramm pro Woche reduzieren.

5. Grüner Tee: der umstrittene Zaubertrunk

Tee ist gesund, gilt als guter Abnehmhelfer und als vielseitig einsetzbares Getränk. Die in den Blättern von grünem Tee enthaltenen Antioxidantien sollen dem Alterungsprozess entgegenwirken, das Risiko für Herz-Kreislauf-Erkrankungen senken und das Immunsystem mit sekundären Pflanzenstoffen schützen. Außerdem wird dem Kultgetränk eine präventive Wirkung gegen Krebs nachgesagt, denn das sogenannte Epigallocatechingallat (EGCG, ein Catechin, das zur Untergruppe der Polyphenole gehört) soll den körpereigenen Krebsschutz verbessern, indem es Enzyme aktiviert, die krebserregende Stoffe in den Zellen unschädlich machen.

Ein Team der Webseite www.medizin-transparent.at (ein Projekt von Cochrane Österreich, dem dortigen Ableger des internationalen, unabhängigen Medizinnetzwerks, das die wissenschaftlichen Grundlagen für Entscheidungen im Gesundheitssystem verbessern will) hat die Studienlage zu diesem Thema zusammengefasst und kommt zu dem Ergebnis, dass die Aussage »grüner Tee verringert die Wahrscheinlichkeit, an Krebs zu sterben« wahrscheinlich nicht stimmt. Die Begründung: Die Wirkung von Epigallocatechingallat konnte bisher nur in Versuchen mit Mäusen bestätigt werden; weitere Erkenntnisse stammen lediglich aus dem Reagenzglas. Das reicht jedoch nicht aus, auch wenn Laborexperimente die Vermutung einer Anti-Krebs-Wirkung nahelegen.

Untersuchungen zur Wirkung von grünem Tee mit Menschen, die an Krebs erkrankt sind, gibt es nicht in ausreichender Zahl, und die Teilnehmerzahl war mit jeweils 50 Probanden so gering, dass sich nur bedingt Rückschlüsse auf eine Antikrebs-Wirkung ziehen lassen.

Und wie sieht es in Sachen Vorbeugung aus? Auch hier warnen wir vor unberechtigter Euphorie. Es gibt zwar viele Studien, die den Zusammenhang von Grünteekonsum und Krebs untersuchten, doch die Ergebnisse waren nicht vergleichbar, weil es um verschiedene Krebsarten ging. Das Fazit fiel höchst unterschiedlich aus: Manche Studien stellten eine geringere Wahrscheinlichkeit für eine Krebserkrankung, andere eine erhöhte fest. Nur bei Leberkrebs ergab der Grünteekonsum eindeutige Hinweise darauf, dass er sich lohnt. Wer viel grünen Tee trinkt, bekommt offenbar seltener Leberkrebs.

Für mehr Klarheit wurden deshalb im Rahmen einer Übersichtsarbeit nur Forschungen zusammengefasst, die verschiedene Krebsarten in Relation zu Todesfällen sämtlicher Formen der Krankheit erfassten. Das Ergebnis stellte die Erwartungen auf den Kopf, denn es zeigte, dass Menschen, die viel grünen Tee trinken, sogar häufiger an Krebs starben als diejenigen, die den Tee nicht anrühren. Dafür scheint das grüne Heißgetränk aber sonst gesünder zu sein. Denn die Teetrinker unter den Teilnehmern hatten eine geringere Wahrscheinlichkeit, aus anderen Gründen (zum Beispiel an Herz-Kreislauf-Erkrankungen) zu sterben.

Fazit: Grüner Tee wirkt der Studienlage zufolge nicht unbedingt gegen Krebs, hat aber trotzdem gesundheitliche Vorteile. Allerdings darf man es nach dem Motto »Mehr bringt mehr« nicht übertreiben. Für mich, denke ich, gilt: Drei bis fünf Tassen sind ein gutes Maß.

Und noch zwei Hinweise, auf die wir während der Recherche stießen: Wer als Lungenkrebspatient eine Chemotherapie mit dem Wirkstoff Bortezomib bekommt, sollte vorsichtig mit grünem Tee sein. Es gibt Hinweise auf unerwünschte Wechselwirkungen.

Und: Patienten sollten Grüntee-Extrakt in Form von hochdosierten Kapseln (mehr als 250 bis 300 Milligramm) meiden. Der hohe Koffeingehalt kann zu Schlaf- und Herzrhythmusstörungen und zu ähnlichen Symptomen wie fünf bis sechs Liter Grüntee täglich führen.

6. Hülsenfrüchte: Soja und Konsorten – sehr gern, aber …

Wer sich in der gesunden Küche etwas auskennt, weiß die Vorzüge der Hülsenfrüchte zu schätzen. Erbsen, Bohnen, Linsen und Soja liefern reichlich Energie, ohne dick zu machen, und gelten aufgrund ihrer Inhaltsstoffe zu Recht als Krebsschutz. Denn sie enthalten viel und hochwertiges Eiweiß, Ballaststoffe, Kalium, Magnesium, Eisen, B-Vitamine, Folsäure für den Gefäßschutz und antioxidative Inhaltsstoffe als Radikalenfänger. Insbesondere die darin enthaltenen Ballaststoffe fördern eine gesunde Darmflora.

Für die Beurteilung als Krebsschutz sind vor allem die sekundären Pflanzenstoffe Phytoöstrogene und Phytosterine interessant. Grundsätzlich können sekundäre Pflanzenstoffe tumorhemmend wirken, weil sie den Informationsfluss zwischen den Zellen fördern, der bei der Entstehung von Tumoren beeinträchtigt wird. Doch das sollte nicht zu uneingeschränktem Verzehr führen. Denn die Sache ist komplizierter, wie sich bei Sojabohnen zeigt: Einerseits können die darin enthaltenen Phytoöstrogene in den Hormonstoffwechsel segensreich eingreifen und das Tumorwachstum hemmen. Andrerseits sind Östrogene vor allem bei hormonabhängigen Krebsarten wie Brust-, Gebärmutter- und Prostatakrebs in der Lage, Tumorzellen zur Vermehrung anzuregen. Wie passt das zusammen?

Es ist bekannt, dass ein erhöhter Östrogenspiegel bei Frauen vor den Wechseljahren zu den Risikofaktoren für Brustkrebs gehört. Phytoöstrogene aus Soja ähneln in ihrer Struktur den menschlichen Hormonen und können sich deshalb an die Östrogenrezeptoren binden. Ihre Wirkung ist dabei aber schwächer, sodass die Phytoöstrogene aus der Nahrung die Gesamtwirkung der menschlichen Östrogene im Körper abschwächen können. Das unterdrückt die Aktivität von Enzymen, die für die Zellteilung nötig sind, und senkt somit das Krebsrisiko. Auch Männer können das Risiko für Prostatakrebs mit Hülsenfrüchten und Sojaprodukten senken.

Manchmal hört man aber auch das Gegenteil, nämlich dass die in Soja enthaltenen Isoflavone das Rückfallrisiko bei Brustkrebs erhöhen könnten. Der Krebsinformationsdienst weist darauf hin, dass epidemiologische Studien diese These nicht belegen, auch Untersuchungen an Tieren zeigten uneinheitliche Ergebnisse. Bei Versuchstieren wurden sowohl krebsfördernde als auch krebshemmende Effekte beschrieben. Inwiefern sich das auf Menschen übertragen lässt, ist noch offen.

Fazit: Gesunde Menschen können mit Sojaprodukten in Maßen eine ausgewogene Ernährung ergänzen. Wer kein erhöhtes Krebsrisiko hat, geht nach Einschätzung des Bundesinstituts für Risikobewertung auch dann keines ein, wenn er maximal 100 Milligramm isolierte Sojaflavone bis zu zehn Monate lang als Nahrungsergänzungsmittel einnimmt. Wer bereits an Krebs erkrankt ist, sollte den Sojaverzehr auf ein bis zwei Portionen pro Tag beschränken (eine Portion entspricht etwa 100 Gramm Tofu oder 250 Milliliter Sojamilch). Einhellig warnen Experten Krebspatienten vor isolierten Sojaflavonen in Form von Nahrungsergänzungsmitteln, da diese das Rückfallrisiko erhöhen können. Das Bundesinstitut für Risikobewertung rät explizit davon ab.

Und wie sieht es nach der Krankheit aus? Der »World Cancer Research Fund« (WCRF) fasst zusammen: »Soja als Nahrungsmittel kann neben einem normalen Körpergewicht, sportlicher

Aktivität und einer ballaststoffreichen, fettarmen Ernährung zu einer ausgewogenen und gesunden Lebensführung nach Brustkrebs beitragen.«

Wichtig zu wissen: Verzehren Sie Erbsen, Bohnen, Linsen und Co. immer nur gegart. Sie sind recht robust und verlieren dabei keine nennenswerten Mengen an Nähr- und Schutzstoffen.

7. Kohlgemüse: Füllhorn mit Schutzfaktor

Ob Brokkoli, Grünkohl, Wirsing, Weißkohl, Rotkohl oder Kohlrabi – für eine gesunde Ernährung sind Kohl und Co. dank ihrer Nährstoffdichte ein Segen mit hohem Krebsschutzfaktor. Kohlgemüse hat einen speziellen Geschmack und hinterlässt eindeutige Gerüche. Das liegt an den darin enthaltenen Glucosinolaten, also an schwefelhaltigen sekundären Pflanzenstoffen. Die bilden sich, wenn Pflanzenzellen – zum Beispiel beim Zerkleinern, Kauen oder schonenden Dünsten – zerstört werden und dabei weitere Substanzen entstehen, die wiederum eine krebsschützende Wirkung haben.

Was bedeutet das für uns in der Küche? Achim und ich versuchen, Kohl möglichst oft roh zu essen, denn Erhitzen und Wiederaufwärmen verringert den Gehalt an schützenden Glucosinolaten. Es muss aber nicht immer Kohl sein. Die Bioverfügbarkeit von Glucosinolaten ist in Senf und Meerrettich besonders hoch. Unser Tipp: Jeden Tag einen Teelöffel Senf oder Meerrettich aufs Brot oder als Zutat zu anderen Gerichten.

8. Kräuter und Gewürze: Tradition mit Potenzial

Kräutern wird traditionell zugeschrieben, dass sie als Heilkräuter vor Krankheiten schützen können. Gegen den Krebs kommt vor allem ihr antioxidatives Potenzial zum Einsatz, das bei Kräutern aus der mediterranen Küche (Rosmarin, Thymian, Salbei oder grüne Minze) besonders ausgeprägt ist. Eine krebsvorbeugende Wirkung wird auch dem entzündungshemmenden asiatischen Gewürz Kurkuma nachgesagt, das ein Bestandteil von Curry ist. Es soll dafür sorgen, dass Krebszellen nicht weiterleben können, weil ihnen die Existenzgrundlage entzogen wird. Aufgrund seiner chemischen Struktur kann es auch empfänglicher für die Wirkungen von Chemotherapie und Bestrahlungen machen. Das ergaben zumindest Tier- und Laborstudien. Ob die Wirkung bei Menschen ähnlich ist, lässt sich nicht mit Sicherheit sagen, da die bisher durchgeführten Untersuchungen nicht vertrauenswürdig sind, wie medizin-transparent.at zusammenfasst.

9. Milch: Sie macht's – aber leider nicht immer.

Milch galt jahrzehntelang als Getränk, das »müde Männer munter macht« und Kinder groß und stark werden lässt, wie es die Milchindustrie propagierte. Schließlich ist Kuhmilch ein guter Eiweißlieferant. In letzter Zeit ist das Image der Milch allerdings aus verschiedenen Gründen ins Wanken geraten. Einer davon ist der Verdacht, dass bestimmte Bestandteile der Milch Krebs auslösen könnten. Der Medizin-Nobelpreisträger Harald zur Hausen und das Deutsche Krebsforschungszentrum haben untersucht, wie sich neue Fälle von Darm- und Brustkrebs weltweit verteilen, und ermittelten dabei einen engen Zusammenhang zwischen Milch- und Fleischkonsum und Darm- und Brustkrebs. Es zeigte sich, dass in Regionen wie Nordamerika, Argentinien, Europa und Australien, in denen viele Milch- und Fleischprodukte gegessen werden, auch die Krebsraten höher waren. In Ländern wie Indien stieg die Brustkrebsrate nur in denjenigen Bundesstaaten, in die Milchkühe eingeführt wurden, um Kinder besser zu versorgen. In Bolivien, wo in erster Linie Zebus gehalten werden, ist die Krebsrate hingegen niedrig. In Japan und Korea stieg die Anzahl der Brustkrebsfälle etwa 20 Jahre nach dem Zweiten Weltkrieg stark an, weil immer mehr Fleisch importiert wurde.

Ganz anders in der Mongolei: Obwohl die Menschen dort viele Rinderprodukte essen, treten bemerkenswert wenige Brust- und

Darmkrebs-Neuerkrankungen auf, was wohl daran liegt, dass die Rinder aus Kreuzungen mit importierten Zebus stammen. Ein weiterer Hinweis auf Risiken durch Milch: Menschen mit Laktoseintoleranz erkranken vergleichsweise selten an Brustkrebs.

Woran liegt das? Die Wissenschaftler vermuten, dass Milchprodukte und Rindfleisch durch bisher unbekannte Erreger im frühen Säuglingsalter Infektionen übertragen, die in bestimmten Geweben (Brust, Darm) chronisch-entzündliche Reaktionen auslösen. Diese Entzündungen können im umliegenden Gewebe Krebs entstehen lassen, der erst Jahrzehnte nach der Infektion zum Ausbruch kommt. Fazit: Für Erwachsene kommt die Erkenntnis zu spät, aber Babys kann sie noch helfen. Säuglinge sollten nicht zu früh Kuhmilch bekommen und möglichst lange gestillt werden. Nach einem Jahr ist das Immunsystem stark genug, um die Erreger abzuwehren.

Inwiefern Kuhmilch sonst das Krebsrisiko senkt oder erhöht, ist umstritten. Medizin-transparent.at unterscheidet zwischen verschiedenen Krebsarten. »Wahrscheinlich verringern Milchprodukte das Risiko für Dick- und Enddarmkrebs, möglicherweise auch das für Blasenkrebs. Sehr große Mengen an Milch und Milchprodukten könnten möglicherweise aber das Risiko für Prostatakrebs erhöhen«, lautet die Zusammenfassung der Experten. »Für Brust- und Eierstockkrebs sowie Krebs der Gebärmutterschleimhaut ist unklar, ob das Krebsrisiko durch Milch und Milchprodukte beeinflusst wird.«

10. Obst und Gemüse: am besten die ganze Farbpalette

Eigentlich müsste diese fast unschlagbare Kombi ganz oben auf der Liste stehen. Darum sei es hier noch einmal deutlich gesagt: **Essbarer Krebsschutz ist überwiegend gesund, bunt und vegetarisch.** Obst und Gemüse sind für Krebskranke ebenso gut wie für Gesunde. An dieser wenig überraschenden Erkenntnis gibt es kaum einen Zweifel. Und es sind nicht nur die Vitamine, Mineral- und Ballaststoffe, die Äpfel, Birnen, Beeren, Tomaten, Knoblauch,

Kohl, Karotten und Co. so gesund machen. Beim Thema Krebs spielen vor allem die sekundären Pflanzenstoffe eine Rolle. Dabei handelt es sich um Stoffe, die Pflanzen in Form von Farb-, Duft- und Geschmacksstoffen in sich haben, um sich selbst vor Schädlingen, Krankheiten und Umwelteinflüssen zu schützen. Isst der Mensch davon, schluckt er den Schutz gleich mit. Sekundäre Pflanzenstoffe hemmen also jene Bedingungen im Körper, die den Krebs fördern – und zwar auf allen Stufen der Entstehung.

Für sekundäre Pflanzenstoffe gilt: Essen Sie Obst und Gemüse als Ganzes und die krebsschützenden Stoffe nicht als isolierte Einzelsubstanzen, um die Wirkung eventuell zu erhöhen. Denn das kann das Gegenteil bewirken. Ein Team der American Society of Clinical Oncology um die Molekularepidemiologin Dr. Christine Ambrosone fand im Rahmen einer Studie über die Verwendung von Nahrungsergänzungsmitteln während einer Chemotherapie heraus, dass Antioxidantien, die als Nahrungsergänzung genommen werden (zum Beispiel in Form von den Vitaminen A, C und E, Carotinoiden und Coenzym Q10), sowohl vor als auch während der Krebsbehandlung die Rückfallgefahr erhöhen. Lassen Sie sich im Zweifelsfall ärztlich beraten und stimmen Sie eventuelle Nahrungsergänzung individuell mit Ihrem Arzt ab. In Anbetracht der Vielfalt und der Menge sollte niemand auf eine einzelne Obst- oder Gemüseart setzen, sondern vom kompletten Angebot profitieren. Wer es ganz genau wissen will, findet in der folgenden Tabelle eine Übersicht, welche pflanzlichen Lebensmittel welche Art von sekundären Pflanzenstoffen enthalten und welches Schutzpotenzial sie entfalten können.

Dabei gilt es eine Ausnahme zu beachten: Der sekundäre Pflanzenstoff Solanin ist ein natürliches Gift. Er kann Kopfschmerzen und Kreislaufstörungen auslösen. Aber keine Sorge, den isst kaum jemand. Er steckt nämlich in den grünen Stellen und in den Keimansätzen von Kartoffeln, die wir normalerweise herausschneiden. Auch unreife grüne Tomaten und Auberginen im unreifen Zustand enthalten Solanin.

Lebensmittel mit sekundären Pflanzenstoffen

Sekundäre Pflanzenstoffe	Lebensmittel	Möglicher Schutz vor
Carotinoide *gelbe, orangerote und rote Farbstoffe der Pflanzen*	Möhren, Paprika, Aprikosen, Tomaten, Kürbis, dunkelgrünes Gemüse	Krebs, Herz-Kreislauf-Erkrankungen, Zellschäden durch freie Radikale, Schwächung des Immunsystems, Abnahme der Sehleistung
Glucosinolate *schwefelhaltige Verbindungen mit scharfem Geschmack und intensivem Geruch*	Kohlgemüse, Rettich, Kresse, Radieschen, Sauerkraut, Senf	Krebs, Herz-Kreislauf-Erkrankungen, Infektionen durch Viren/Bakterien/Pilze
Enzym-Inhibitoren *Pflanzenstoffe, die die Verdauung von Eiweiß und Stärke hemmen*	Sojabohnen, Erbsen, Getreide, Linsen, Bohnen, Kartoffeln	Krebs, Zellschäden durch freie Radikale, Diabetes
Phytoöstrogene (Isoflavone und Lignane) *pflanzliche Hormone, die im Aufbau und in der Wirkung dem weiblichen Sexualhormon Östrogen ähneln*	Sojabohnen, Getreide, Leinsamen, Erbsen, Linsen, Bohnen	Krebs, Herz-Kreislauf-Erkrankungen, Wechseljahresbeschwerden, Osteoporose, Prostataerkrankungen
Phytosterine *pflanzliche Fette, die im Aufbau dem tierischen Cholesterin ähneln, aber dessen Aufnahme hemmen*	Soja, Avocado, Sonnenblumenkerne, Sesam, Getreidekeime, Nüsse, kaltgepresste (nicht raffinierte) Pflanzenöle	Krebs, Herz-Kreislauf-Erkrankungen, erhöhtem Blutcholesterinspiegel
Polyphenole *Flavonoide = gelbe, leuchtend rote, violette und blaue Pflanzenfarbstoffe* Phenolsäuren = *Aroma gebende Gerb-, Bitter- und Scharfstoffe*	Rotkohl, Radieschen, rote Zwiebeln, rote Salate, Auberginen, rote Kirschen, Äpfel, Pflaumen, Pfirsiche, Wein, Tee Erdbeeren, Walnüsse, Trauben	Krebs, Herz-Kreislauf-Erkrankungen, Zellschäden durch freie Radikale, Infektionen durch Viren/Bakterien/Pilze, Entzündungen, Diabetes, Thrombozytenaggregation (»blutverdünnende Wirkung«)

Saponine *pflanzliche Inhaltsstoffe mit bitterem Geschmack, Emulgator- und Schaumwirkung*	Erbsen, Bohnen, Linsen, Spargel, Spinat, Rote Beete	Krebs, Herz-Kreislauf-Erkrankungen, Infektionen durch Viren/Bakterien/Pilze, Schwächung des Immunsystems
Sulfide *schwefelhaltige Wirkstoffe mit starkem Geruch und Geschmack*	Lauchgewächse wie Knoblauch, Zwiebeln, Porree (Lauch), Schnittlauch, Bärlauch	Krebs, Herz-Kreislauf-Erkrankungen, erhöhter Blutgerinnungsneigung (»blutverdünnende Wirkung«), Zellschäden durch freie Radikale, Infektionen durch Viren/Bakterien/Pilze, Entzündungen, Verdauungsstörungen
Monoterpene *aromatische, ätherische Öle in Pflanzen*	Gewürze wie Kümmel, Anis, Fenchel, Koriander, Basilikum, Zitrusfrüchte, Pfefferminze	Krebs, Verdauungsstörungen, Infektionen durch Viren/Bakterien/Pilze

Quelle: aid infodienst

11. Salz: bitte recht sparsam

Zu viel Salz erhöht das Risiko für Magenkrebs, warnte zum Beispiel der World Cancer Research Fund (WCRF) schon vor einigen Jahren. Denn das weiße Gewürz greift die Magenschleimhaut an und schafft damit eine Grundlage für Krebszellen im Magen. Außerdem wird die Produktion schädlicher sogenannter N-Nitroso-Verbindungen gesteigert, was Magenkarzinome aktiviert. Zusätzlich begünstigt zu viel Salz auch andere Krankheiten wie Bluthochdruck und Herz-Kreislauf-Erkrankungen. Um das Gesundheitsrisiko insgesamt zu senken, ist es erwiesenermaßen sinnvoll, auf eine salzarme Ernährung zu setzen. Das bedeutet keineswegs, auf Geschmack zu verzichten, denn Salz lässt sich leicht durch Kräuter und Gewürze ersetzen. Eine solche Umstellung wäre wenig Aufwand mit großer Wirkung. Denn wir essen im Durchschnitt zu viel Salz. Während die gesundheitlich als unbedenklich eingestufte

Empfehlung bei 6 Gramm (das entspricht etwa einem Teelöffel) täglich liegt, verspeisen die meisten Menschen 8,5 Gramm. Häufig geschieht das aus reiner Gewohnheit oder weil das Bewusstsein fehlt. Die wenigsten wissen zum Beispiel, dass verarbeitete Lebensmittel und Fertigessen bereits so viel Salz enthalten, dass man damit bereits mehr als genug aufgenommen hat. 14 Prozent aller Magenkrebsfälle hätten Schätzungen zufolge mit weniger Salz vermieden werden können. Ein sparsamer Umgang mit Salz und das Meiden von stark gesalzenen Fertiggerichten sind auf jeden Fall ratsam.

12. Sellerie und Verwandtschaft: wohldosiert statt konzentriert

Ob als Staude, Knolle oder Saft – dieses Gemüse macht sich gut in der gesunden Küche. Es ist sättigend und hat dabei wenig Kalorien, ist also ein geeigneter Kandidat dafür, das Gewicht unter Kontrolle zu halten. Sellerie enthält Kalium, Kalzium und Eisen – alles Stoffe, die wichtig für verschiedene Prozesse in den Zellen sind. Das macht die Knollen aber nicht einzigartig, da auch andere Gemüsesorten solche Mineralstoffe enthalten. Wie viele andere Gemüse punktet Sellerie mit den Vitaminen A, B, C, E und reichlich gesunden Ballaststoffen. Sellerie trägt dazu bei, dass Blutfett- und Blutzuckerspiegel nicht zu stark ansteigen. Reichlich enthaltene ätherische Öle machen ihn bekömmlich. Und man kann in der Küche viel damit anfangen: ihn kochen, dünsten, panieren, knusprig anbraten, mit Fisch oder Fleisch oder mit anderen Gemüsesorten kombinieren. Vor allem Knollensellerie ist robust und unempfindlich. Er bleibt im Keller oder im Kühlschrank auch ein paar Wochen genießbar, wenn die Zeit fehlt, um Frisches zu kaufen.

Wie steht es nun um die Aussage »Sellerie wirkt gegen Krebs«? Ganz so ist sie wohl nicht haltbar. Doch man sollte genauer hinsehen. Das Gemüse zeigte in Studien antioxidative Aktivitäten, die Körperzellen vor schädigenden Radikalen schützen. »Sellerie hat aufgrund von Verbindungen wie Kaffeesäure, p-Kumarsäure, Ferulasäure, Apigenin, Luteolin, Tannin, Saponin und Kaempferol starke antioxidative Eigenschaften, um freie Radikale zu entfernen«, heißt es in einer Studie, die mit dem Ziel durchgeführt wurde, die antioxidative Aktivität von Sellerie systematisch zu überprüfen. Die Forscher um Wesam Kooti von der Kurdistan University of Medical Sciences kamen zu dem Ergebnis: »Es ist klar, dass Sellerie mit verschiedenen Verbindungen und unterschiedlichen Konzentrationen unterschiedliche Heilwirkungen haben kann.«

Ihren Ruf als Antikrebspflanze hat Sellerie sich erworben, weil die Knollen und Stauden den hellgelben Pflanzeninhaltsstoff Apigenin enthalten. Doch das darf nicht zu Überdosierungen führen. Medizin-transparent.at wertete Studien mit dem Fazit aus: »Selbst hohe Apigeninmengen in der Nahrung schützen nicht vor Krebs. In einzelnen Fällen besteht der Verdacht, dass Apigenin in hohen Mengen die Wirkung einer Chemotherapie abschwächen oder sogar das Krebswachstum beschleunigen könnte.« Andererseits belegten Versuche, dass Apigenin Krebszellen im Reagenzglas zum Absterben bringen kann. Immerhin zählt das US-amerikanische Krebsforschungsinstitut National Cancer Institute (NCI) Sellerie zu den Toplebensmitteln bei der Krebsprävention.

Wichtig zu wissen: Zur Gruppe der Wurzeln und Knollen gehören neben Sellerie auch Möhren, Kartoffeln, Steckrüben, Pastinaken, Topinambur, Süßkartoffeln, Rote Beete, Radieschen, Rettich und Schwarzwurzeln. Stiele und Sprossen wie Spargel, Bambussprossen und Artischocken ergänzen die Gruppe der erdigen Gemüse wie Spargel, Fenchel, Bleichsellerie.

Die Vertreter dieser Gemüsegruppe gelten allesamt als Schutzschilde gegen Krebs, da sie sekundäre Pflanzenstoffe enthalten, die freie Radikale im Körper bekämpfen. Man sollte sie nur minimal schälen, da die besten Wirkstoffe in der Rindenschicht sitzen. Als Krebsschutz wirken dabei Carotinoide, Flavonoide, Kalium, Magnesium und Spurenelemente. Um die Schutzkraft zu verstärken, ist es ratsam, rotes Gemüse (Möhren) zu dünsten, zu pürieren oder ausgepresst als Saft zu trinken. Ein paar Tropfen Öl verbessern die Verfügbarkeit der gesunden Inhaltsstoffe. Schwedische Forscher um

Ulf Svanberg von der Chalmers University of Technology in Göteborg wollten genau wissen, welche Verarbeitungsform am besten ist, um beim Möhrenessen möglichst viel vom Carotinoid Beta-Carotin aufzunehmen. Dafür simulierten sie die Verdauung von Karotten im Reagenzglas. Das Ergebnis: Wurden rohe Karotten grob gestückelt, gingen drei Prozent des Beta-Carotins in den künstlichen Magensaft im Reagenzglas über; beim Kochen waren es sechs und bei der Zugabe von Öl acht Prozent. Beim Passieren stiegen die Werte erheblich (auf 21 Prozent beim Reiben, auf 27 beim Kochen). Kam dann noch Öl dazu, stieg der Anteil auf 45 Prozent. Fazit: Öl ist gut, aber gründliches Zerkleinern oder Zerkauen ist noch wichtiger.

Können Möhrenmuffel das Carotinoid Beta-Carotin auch isoliert als Nahrungsergänzungsmittel zu sich nehmen und damit das Risiko für Lungenkrebs senken? Dieser Frage gingen mehrere Studien nach, um insbesondere für Raucher vielleicht ein Wundermittel zu finden. Die Ergebnisse waren aber so verheerend, dass die Studien teilweise abgebrochen werden mussten. Denn die Einnahme von isoliertem Beta-Carotin ließ bei Rauchern und Asbestarbeitern die Krebs- und Herzinfarktrate ansteigen, statt sie zu senken. Vermutlich gibt es große Unterschiede zwischen dem natürlichen Inhaltsstoff aus Karotten und dem synthetisch hergestellten. Das könnte daran liegen, dass bei der Herstellung der Nahrungsergänzungsmittel sogenannte Spaltprodukte des Beta-Carotins entstehen, die selbst schädigen könnten. »Ob die erhöhte Zufuhr von isoliertem Beta-Carotin auch für Nichtraucher ein Risiko darstellt, ist bislang nicht ausreichend erforscht. Aus Gründen des vorbeugenden Gesundheitsschutzes empfehlen wir, Beta-Carotin in Nahrungsergänzungsmitteln nur mit großer Vorsicht einzusetzen«, heißt es beim Bundesinstitut für Risikobewertung.

Ob Sellerie, Möhren oder andere Wurzeln und Knollen: Auch hier gilt der alte Spruch: »Die Dosis macht das Gift.« Bringen Sie Gemüse so auf den Tisch, dass es möglichst gesund ist – und das geht am besten, wenn es aus biologischem Anbau stammt. Die Stauden und Knollen nehmen nämlich bei konventionellem Anbau Schadstoffe auf, die wiederum das Krebsrisiko erhöhen können. Tipp: Wer die Knolle oder die Stängel nicht mag oder wem die Zubereitung zu umständlich ist, der kommt mit selbst gemachtem Selleriesaft (Knolle in einer Saftpresse ausdrücken) auf eine wirksame Dosis.

13. Vollkorn: Bonuspunkte fürs Leben

»Vollkorn senkt das Krebsrisiko und verlängert das Leben«, »Eine Biowaffe gegen den Krebs«, »Vollkornbrot tötet Krebszellen«. So oder ähnlich lauten zahlreiche Schlagzeilen über die gesundheitliche Wirkung von Vollkornprodukten. Was steckt dahinter? Letztendlich geht es um die darin enthaltenen Ballaststoffe (siehe auch Seite 204 ff.), welche die Produktion von bestimmten Säuren bremsen, die wiederum Darmkrebs begünstigen. Weitere Bonuspunkte fürs volle Korn: Es

- senkt die Blutfettwerte und den Blutdruck und sättigt so gut, dass man mit weniger auskommt.
- besitzt im Gegensatz zu niedrig ausgemahlenen hellen Mehlen ein Vielfaches an B-Vitaminen und an Magnesium. Zum Vergleich: Niedrig ausgemahlene Mehle enthalten bis zu 90 Prozent weniger wertvolle Vitamine, Mineral- und Schutzstoffe als Vollkorn.
- enthält bioaktive Substanzen mit hohem antioxidativen Potenzial. In den äußeren Schichten des Weizenkorns finden sich Phenolsäuren, unter denen Ferulasäure an erster Stelle steht. Diese Säure hemmt krebsauslösende Stoffe und verhindert, dass sogenannte Prokanzerogene (Substanzen, die erst im Körper durch den Stoffwechsel ihre krebserzeugende Wirkung entfalten) aktiv werden. Ferulasäure hat Laborstudien zufolge eine stärkere antioxidative Wirkung als Vitamin C und E.

- führt dazu, dass wir neben Gemüse, Obst und Hülsenfrüchten deutlich mehr Pflanzenprodukte essen. Vegetarische Ernährung gilt heute als guter Schutz vor Krebs und anderen Zivilisationskrankheiten.

In welcher Größenordnung sich die Wirkung von Vollkorn in der Krebsprävention und -behandlung bewegt, zeigen verschiedene Studien: Wer demnach täglich 90 Gramm Vollkorn statt gar kein Vollkorn isst, kann das allgemeine Risiko, an Krebs zu erkranken, um 15 Prozent reduzieren. Dafür hat ein Forscherteam um Dugfin Aune von der Technisch-Naturwissenschaftlichen Universität Norwegens (NTNU) in Trondheim mit Forschern aus Großbritannien und den USA 45 Studien mit verschiedenen Schwerpunkten ausgewertet; weitere Untersuchungen und Studien kamen zu ähnlichen Ergebnissen.

Es bleibt jedoch schwierig, eine genaue Menge zu definieren und die in Brotscheiben oder Müslischalen umzurechnen. Hilfreich ist folgende Faustregel: Setzen Sie nicht nur auf Vollkornbrot, sondern greifen Sie auch bei Nudeln und Reis zur Vollkornvariante. Verwenden Sie Weizenmehl mit hoher Typenzahl, um möglichst viele B-Vitamine und Mineralstoffe zu bekommen.

14. Ballaststoffe: davon ruhig mehr

Ballaststoffe als Waffe gegen den Krebs? Kann Vollkorn Darmtumore bekämpfen und besiegen? Die möglicherweise größte Studie zum Thema Ballaststoffe legt das nahe. Ernährungswissenschaftler der University of Otago in Dunedin (Neuseeland) um Andrew Reynolds gaben in einer groß angelegten Analyse klare Dosierungsempfehlungen: Je mehr, desto besser. Je höher also der Anteil der Ballaststoffe in der Nahrung, desto geringer ist das Risiko für Zivilisationskrankheiten, zu denen auch Krebs gehört. 25 bis 30 Gramm Ballaststoffe täglich reduzieren vor allem die Gefahr, an Darmtumoren zu erkranken und daran zu sterben. »Dosis-Wirkungskurven deuteten darauf hin, dass eine höhere Zufuhr von Ballaststoffen einen noch größeren Nutzen zum Schutz vor Herz-Kreislauf-Erkrankungen, Typ-2-Diabetes sowie Darm- und Brustkrebs bringen könnte«, heißt es in der Studie.

Die Forscher verglichen in Beobachtungsstudien Probanden, die weniger als 15 Gramm Ballaststoffe täglich aßen, mit anderen, die auf mehr als 25 Gramm kamen. Ergebnis: Das Risiko für Zivilisations- und Tumorerkrankungen war bei denen, die viele Ballaststoffe zu sich nahmen, um 15 bis 30 Prozent niedriger als bei denen, die nur wenig davon aßen. Dennoch bleibt unklar, ob dies allein auf die Wirkung von Ballaststoffen zurückzuführen ist oder ob da auch die verschiedenen Inhaltsstoffe von Pflanzen zusammenspielen.

Die naheliegende krebsvorbeugende Wirkung funktioniert auf mehreren Ebenen. Ballaststoffe können im Magen-Darm-Trakt krebsfördernde Substanzen wie sekundäre Gallensäure oder sogenannte biogene Amine binden und dafür sorgen, dass sie schneller ausgeschieden werden, also für kürzere Zeit Kontakt mit der Darmschleimhaut haben. Im Dickdarm bauen Bakterien Ballaststoffe zu kurzkettigen Fettsäuren (unter anderem zu Buttersäure) ab, die wiederum die Umgebung für gesunde Darmbakterien verbessern und bei den unerwünschten Bakterien das Wachstum hemmen.

Ein weiterer Effekt: Obst, Gemüse, Hülsenfrüchte und Vollkorn sind ballaststoffreich, enthalten dabei aber wenig Fett. Auch die Kombination mit sekundären Pflanzenstoffen spielt eine Rolle. Kombiniert man Ballaststoffe zum Beispiel mit Phytoöstrogenen und wenig Fett, werden freie Östrogene, die Brustkrebs fördern können, in Schach gehalten. Isst man hingegen sehr fettreich, zuckerhaltig und ballaststoffarm, zeigt sich das Gegenteil. Das durch diese Ernährungsweise entstandene Bauchfett fördert die schlechten, freien Östrogene und erhöht damit das Risiko für Brustkrebs. Die beste Empfehlung lautet auch hier: Setzen Sie auf die Vielfalt der Ballaststoffe, die sich jeweils zur Hälfte aus Obst und Gemüse und aus Vollkornprodukten zusammensetzt. Welche Lebensmittel besonders ballaststoffreich sind, sehen Sie in der folgenden Tabelle.

Die Topballaststofflieferanten

Lebensmittel	Ballaststoffgehalt *(pro 100 Gramm)*	Lebensmittel	Ballaststoffgehalt *(pro 100 Gramm)*
Birne	3,3 g	Sauerkraut	2,1 g
Apfel	2,0 g	Roggenkörner	13,2 g
Erdbeeren	1,6 g	Weizenkörner	13,3 g
Banane	1,8 g	Roggenvollkornbrot	8,1 g
Aprikose	1,5 g	Naturreis	4,0 g
Artischocke	10,8 g	Erbsen, getrocknet	16,6 g
Knollensellerie	4,2 g	Weiße Bohnen, getrocknet	23,2 g
Möhre	3,6 g	Kichererbsen, getrocknet	15,5 g
Paprikaschote	3,6 g	Linsen, getrocknet	17,0 g

15. Folsäure: wichtiger Schutz

Das Vitamin Folsäure gehört zur Gruppe der B-Vitamine. Es gilt als wichtiges Schutzelement, denn es hat grundlegende Aufgaben bei der Zellteilung, Zellbildung und Wachstumsregulation. Hat man nicht genug davon, kann die DNA instabil werden. Eine zu niedrige Konzentration im Blut wird mit der Entstehung einiger Krebsarten in Verbindung gebracht. Salat, Brokkoli, Blattgemüse, Vollkornprodukte, Sojabohnen und Orangen sind gute und unumstrittene Quellen für Folsäure.

Zur Gruppe der Kohlenhydratlieferanten gehören sehr unterschiedliche Nahrungsmittel. Das reicht vom bekanntermaßen isolierten Zucker auf der einen Seite über stärkehaltige Getreideprodukte und Kartoffeln bis zu Hülsenfrüchten mit wertvollen Ballaststoffen auf der anderen Seite. Zu den gesundheitlich ungünstigen Kohlenhydraten gehören typische Leckerschmecker wie Süßigkeiten, Kuchen, Kekse, Weißmehlprodukte, Pommes, Marmeladen, Softdrinks und andere zuckerhaltige Produkte. Getreide wie Weizen, Roggen, Hafer, Reis oder Mais liefern »Carbs«, die wir am besten in der Vollkornvariante als Brot oder in Form von Nudeln und Co. aufnehmen. Bei den Hülsenfrüchten zählen Linsen, Erbsen und Bohnen zu den wichtigen Lieferanten von guten Kohlenhydraten. Insofern gilt auch hier genauso wie beim Fett, was die Wirkung auf den Körper betrifft: Kohlenhydrate sind nicht gleich Kohlenhydrate. Ob Süßigkeiten, Kartoffeln oder Linsen – alle »Carbs« liefern Energie und können zu Dickmachern werden, wenn man zu viel davon isst. Es ist schwierig, die Frage nach Ursache und Wirkung eindeutig zu beantworten, solange Übergewicht im Spiel ist, das als Risiko für eine Reihe von Krebsformen gilt.

Zucker allein konnte dabei bisher nicht als direkter Risikofaktor für Krebs identifiziert werden. Übersichtsarbeiten kamen zu dem Ergebnis, dass man die Wirkung von Zucker auf das Krebsgeschehen immer im Zusammenhang mit der Kalorienbilanz sehen muss.

Eindeutig ist jedoch die Rolle der Ballaststoffe, die als unverdauliche Kohlenhydrate in Lebensmitteln wie Obst, Gemüse, Hülsenfrüchten und Vollkornprodukten enthalten sind. Sie haben positive und krebsvorbeugende Wirkungen auf den Körper. Sie machen satt und verhindern Heißhunger auf Süßes. Man isst also nicht so leicht zu viel davon. Sie unterstützen aktive Darmbakterien und bringen die Verdauung in Schwung. Die Erkenntnis gilt als gesichert, dass das Krebsrisiko – insbesondere dasjenige für Darmkrebs – durch viele Ballaststoffe und Nüsse gesenkt wird.

Ganz anders sieht es mit den schnellen Kohlenhydraten aus. Sie haben den Ruf, von Krebszellen als Futter begehrt zu werden und damit dem Krebs wie »Düngemittel« zu dienen. Das ließe den Umkehrschluss zu: Kann man durch Verzicht auf Zucker und Co. den Krebs aushungern? Die Antwort auf diese Frage ist umstritten. Studien konnten noch nicht belegen, dass der Verzicht auf Zucker und eine Low-Carb-Ernährung Krebs verhindern, das Risiko mindern oder einen Tumor »verhungern« lassen können. Doch es gibt zahlreiche Erfahrungen und Beobachtungen, die einen Zusammenhang nahelegen.

17. Nitrat: im Zweifel meiden

Beim Stichwort Nitrat kann man relativ einfach auf Nummer sicher gehen. Die Salze der Salpetersäure an sich sind harmlos, sie können sich aber in Nitrit verwandeln, das für den Menschen bedenklich ist und als krebserregend gilt. In hoher Konzentration können Nitrite die Sauerstoffaufnahme stören und vor allem für Babys gefährlich werden. Das liegt daran, dass Nitrit zusammen mit Eiweißbausteinen krebserregende Nitrosamine bildet, die vor allem mit Magenkrebs in Verbindung gebracht werden. Als Folge von Überdüngung gelangt Nitrat über Wurzelgemüse und Grundwasser ins Essen. Auch Pökelsalze können zur Quelle werden, wenn sie als Konservierungsmittel für Fleisch und Wurst genutzt werden.

Um möglichst wenig Nitrat aufzunehmen, sollten Sie saisonales Obst und Gemüse essen, weil dieses meist weniger gedüngt wird als Treibhausware und Sonneneinstrahlung dafür sorgt, dass Nitrat in der Pflanze abgebaut wird. Wer selbst Salat im Garten züchtet, sollte ihn aus diesem Grund auch am Abend nach einem langen Sonnentag ernten. Ebenfalls wichtig zu wissen: Äußere Blätter, Stiele, Strunk und dicke Blattrippen enthalten am meisten Nitrat. Deshalb sollten sie entfernt werden.

Ganz anders sieht das allerdings der schwedische Mediziner Joel Petersson. Seinen Forschungsergebnissen in Tierversuchen zufolge sorgen die Abbauprodukte von Nitrat dafür, dass die Magenschleimhaut sich besser regenerieren kann und deshalb dann besser vor Geschwüren schützt. Dennoch sollte man beim Nitratkonsum Maß halten und auf verarbeitetes und mit Nitrat gepökeltes Fleisch verzichten.

18. Prä- und Probiotika: für einen starken Darm

Unser Verdauungstrakt ist reich besiedelt. Billionen winziger Organismen sind dort aktiv und haben enormen Einfluss auf die Gesundheit. Diese Erkenntnisse sind relativ neu, denn die Bedeutung des Mikrobioms (also der Gesamtheit der Darmbakterien) für die Bekämpfung von Krankheiten ist erst in den letzten Jahren erforscht worden – und die Forschung dazu ist noch lange nicht am Ende. Im Hinblick auf Krebs steht dabei Darmkrebs im Mittelpunkt. Neuere Forschungsarbeiten zeigen, dass viele Darmkrebspatienten ein auffälliges Mikrobiom haben. Die Zusammensetzung der Bakteriengemeinschaft kann ebenso schädlich wie nützlich sein – und davon hängt der Gesundheitszustand ab. Sie kann also den Krebs fördern oder verhindern. Ein Experiment von Forschern der Université du Luxembourg um Kacy Greenhalgh zeigte, dass insbesondere die Kombination aus Probiotika und einer ballaststoffreichen Ernährung auf molekularer Ebene wirkt und bestimmte Gene in ihrer Aktivität herunterregeln beziehungsweise deren Fähigkeit zur Selbsterneuerung hemmen kann. Dazu gehören auch DNA-Abschnitte, die an der Krebsentstehung beteiligt sind.

Bei der Antikrebsernährung spielen sogenannte Prä- und Probiotika deshalb eine entscheidende Rolle. Bei den Präbiotika handelt es sich um Bestandteile der Nahrung, die unverdaulich sind (zum Beispiel Ballaststoffe), um resistente Stärken und um Oligosaccharide (Mehrfachzucker). Sie können eine Art Schutzwall auf der Innenseite der Darmschleimhaut bilden. Ob sie die Tumorabwehr stärken oder unerwünschte Keime verdrängen – und wenn ja, wie –, wird diskutiert. Bekannt ist, dass Präbiotika nützliche Darmbakterien unterstützen und krankmachende unterdrücken.

Probiotika besiedeln den Darm mit Bakterien, die die Gesundheit fördern. Das Wort »Probiotika« setzt sich zusammen aus dem lateinischen »pro« (für) und dem griechischen »bios« (Leben). Frei übersetzt also: für das Leben. Probiotika sind lebende Organismen, die regelmäßig über die Nahrung zugeführt werden – und zwar, indem man milchsäureproduzierende Bakterien isst.

Diese Lebensmittel enthalten Prä- und Probiotika

Wertvolle Präbiotika stecken in Artischocken, Bananen, Topinambur, Knoblauch, Zwiebeln, Schwarzwurzeln, Chicorée oder Sojabohnen. Die Natur liefert davon genug, wenn man mehrere Portionen Gemüse oder Salat auf den Speiseplan setzt. Dass Backwaren, Fruchtsäfte oder Wurst mit Präbiotika versetzt werden, um sie gesünder zu machen, sollte nicht zum Verzehr von Fertigprodukten verführen, die aus anderen Gründen ungesund sind. Probiotika finden sich vor allem in Lebensmitteln wie Apfelessig, Buttermilch, Joghurt, Kefir, Miso (japanische Gewürzpaste), Sauerkraut, Quark, Käse, sauren Gurken, Tempeh oder Kimchi.

19. Vitamin D: Schutz – mit Risiko!

Dies ist ein Vitamin, das wir dringend brauchen: Wenn Vitamin D als Förderer der Kalziumaufnahme fehlt, kann es bei Kindern zu der Knochenschwäche Rachitis kommen; auch die Knochen von Erwachsenen würden ohne das fettlösliche Vitamin, das der Körper selbst bilden kann, nicht die nötige Dichte aufweisen. Zusätzlich beeinflusst das Sonnenvitamin auch andere wichtige Prozesse im Körper, die Krankheiten fördern oder verhindern können.

Der Zusammenhang ist also naheliegend: Vitamin D stärkt das Immunsystem und damit die Abwehr von Krebszellen. Tatsächlich jedoch gibt es auch Laboruntersuchungen und Studien mit Tieren, die darauf hindeuten, dass das Sonnenvitamin die Entstehung von Krebszellen beeinflussen könnte. Diese Erkenntnisse lassen sich allerdings nicht auf den Menschen übertragen. Und auch sonst sind die Geheimnisse von Vitamin D bisher nicht vollständig entschlüsselt. Auf der einen Seite vermuten einige, dass ein hoher Vitamin-D-Spiegel eine sinnvolle Krebsprophylaxe ist, auf der anderen steht die Aussage »Vitamin D schützt nicht vor Krebs«, die ebenfalls gut belegt ist. Das Portal medizin-transparent.at kommt nach Auswertung der aktuellen Studienlage zu folgender Aussage:

»Dem Vitamin D wird eine ganze Reihe von positiven gesundheitlichen Effekten zugeschrieben. Dass die regelmäßige Einnahme Krebs verhindern kann, ist jedoch unwahrscheinlich.«

Auch die Wirkung von Vitamin D während einer Krebsbehandlung ist noch nicht eindeutig geklärt. Wissenschaftler aus dem Deutschen Krebsforschungszentrum werteten internationale Studien über den Zusammenhang zwischen dem Vitamin-D-Spiegel und dem Sterblichkeitsrisiko bei Krebs aus und kamen zu dem Ergebnis, dass ein Vitamin-D-Mangel sich ungünstig auf den Verlauf der Krankheit auswirken könnte. Das galt aber nur bei Probanden, die schon vor Beginn der Studie Krebs hatten. Studienteilnehmer, die erst im Laufe der Beobachtungszeit Krebs bekamen, hatten auch dann kein erhöhtes Sterblichkeitsrisiko, wenn ihr Vitamin-D-Spiegel niedrig war. Die Schlussfolgerung: Vitamin D-Mangel hat wahrscheinlich keinen Einfluss auf die Krebsentstehung, könnte sich aber ungünstig auf den Verlauf der Krebserkrankungen auswirken. Die Forscher mahnen jedoch zur Vorsicht. Denn es ist nicht eindeutig, was Ursache und was Wirkung ist. Ein aggressiver Krebs könnte zum Beispiel zu einem niedrigeren Vitamin-D-Spiegel führen als ein weniger aggressiver. Der niedrige Spiegel wäre dann die Konsequenz und nicht die Ursache für den ungünstigeren Krankheitsverlauf. Die Wissenschaftler empfehlen deshalb, nicht prophylaktisch Vitamin-D-Präparate einzunehmen, sondern lieber in der warmen Jahreszeit wohldosiert Sonne zu tanken.

Der Hintergrund: Wir nehmen Vitamin D normalerweise auf zwei Wegen auf: Zum einen ist das Vitamin essbar – allerdings nur zu einem geringen Anteil. Es steckt in wenigen Nahrungsmitteln wie fettem Seefisch, Hühnereiern, Käse, Champignons, Leber oder Butter. Zum anderen entsteht es unter dem Einfluss von UV-Strahlung. Damit können wir 90 Prozent des täglichen Bedarfs decken. Dabei stellt sich ein weiteres Problem in Bezug auf Vitamin D und Krebs: Zu viel Sonne begünstigt Hautkrebs. Um das zu verhindern, gleichzeitig aber eine ausreichende Vitamin-D-Versorgung zu gewährleisten, muss man die Dosis genau abwägen.

Eine Übersichtsarbeit des Bremer Instituts für Präventionsforschung und Sozialmedizin über die Bedeutung von Vitamin D in der Krebsprävention fasst den aktuellen Stand folgendermaßen zusammen: Setzen wir unseren Körper nur kurz (also weniger als 15 Minuten täglich) ungeschützt der Sonne aus, können wir die Sorge um die Haut vernachlässigen. Sich länger zu sonnen oder ins Solarium zu gehen, um den Vitamin-D-Spiegel zu erhöhen, ist unter Berücksichtigung des Hautkrebsrisikos nicht empfehlenswert. Die Alternative ist dann – insbesondere für Ältere, die wenig nach draußen kommen – die Einnahme von Vitamin D als Nahrungsergänzungsmittel. Das gilt insbesondere für den Knochenschutz. Inwiefern Vitamin D ansonsten vor Krebs schützt, ist auch dieser Arbeit zufolge noch nicht ausreichend erforscht. Die Studienlage spricht auch hier nicht dafür, als reine Krebsprophylaxe Nahrungsergänzungsmittel zu nehmen.

Wichtig zu wissen: Wenn es um die Versorgung mit Vitamin D geht, sollte man das fettlösliche Vitamin K2 nicht vernachlässigen. Denn Vitamin D organisiert die Synthese wichtiger Proteine und hat die Funktion, die Kalziumaufnahme in den Knochen zu steuern. Für beides braucht es einen Partner: nämlich Vitamin K2. Das wiederum sorgt dafür, dass das Kalzium richtig transportiert und verwertet wird. Außerdem aktiviert es Proteine, die dafür sorgen, dass sich kein Kalzium in den Gefäßen und Organen ablagert, sondern dass es in die Knochen eingebaut wird. Es stärkt also die Gefäße, reduziert das Risiko für Arterienverkalkung und beugt möglicherweise Osteoporose, Krebs und entzündlichen Erkrankungen vor. Deshalb wird empfohlen, bei der Einnahme von Vitamin D auch auf eine gesunde Vitamin-K2-Versorgung zu achten. Grünes Blattgemüse (Salat, Spinat), Kohlgemüse und Hülsenfrüchte sind gute Vitamin-K1-Lieferanten. Vitamin K2 steckt vor allem in fermentierten Lebensmitteln wie Sauerkraut und Joghurt.

20. Alkohol: Genuss ohne Reue?

Dass Alkohol kein Gesundheitstrunk ist, weiß wohl jeder. Doch was genau hat der Konsum mit Krebs zu tun? Ein Glas Wein (100 ml) zum Beispiel enthält etwa 10 bis 15 Gramm reinen Alkohol (Ethanol). Unabhängig von der Art des Getränks hat Ethanol eine krebserregende Wirkung, da es im Körper durch Oxidationsprozesse in Acetaldehyd umgewandelt wird, das die DNA schädigen und somit zu Krebs führen kann. Vermutlich trägt Alkohol auch dazu bei, dass andere Substanzen eine krebserregende Wirkung entfalten.

Eine im Jahr 2018 veröffentlichte Untersuchung zeigte: Je mehr man trinkt, desto größer ist das Risiko. Wer zum Beispiel 200 Gramm pro Woche aufnimmt, verkürzt seine Lebenserwartung um ein bis zwei Jahre, bei mehr als 350 Gramm steigt diese Zahl auf fünf Jahre. Belegt ist ein Zusammenhang mit Mundhöhlen-, Kehlkopf-, Speiseröhren-, Dickdarm- (bei Männern) und Brustkrebs (bei Frauen). Auch das Risiko für Leber- und Darmkrebs steigt wahrscheinlich mit dem Alkoholkonsum. Die Empfehlung ist naheliegend: Am besten wäre es, ganz auf Alkohol zu verzichten.

Wem diese Hürde zu hoch ist, der sollte unbedingt versuchen, Maß zu halten und mit möglichst wenig auszukommen. Ob totale Abstinenz oder moderater gelegentlicher Genuss (0,1 Liter Wein für die Frau und 0,2 Liter für den Mann, etwa zwei- bis dreimal in der Woche) – das muss jeder selbst für sich entscheiden. Bedenken Sie aber: Alkoholverzicht bedeutet Leberschutz. Das Entgiftungsorgan unseres Körpers wird ohnehin durch Medikamente erheblich strapaziert. Um der Leber etwas Gutes zu tun und sie zu stärken, hilft es, viel Wasser oder ungesüßte Kräutertees (mindestens zwei Liter täglich) zu trinken. Denn dann kann sie schneller entgiftet werden. Auch Bitterstoffe (zum Beispiel aus Artischocken, Endiviensalat, Radieschen, Chicorée, Löwenzahn oder Salbei) haben eine positive Wirkung auf die Leber, weil sie das Organ entlasten. Dunkle Schokolade mit hohem Kakaoanteil, in Maßen genossen, kann erhöhten Druck in den Gefäßen des Bauchraumes senken. Forschungen zeigten, dass Kaffee die Leber vor Entzündungen und Zellschäden schützt und auch der Entstehung von Leberkrebs entgegenwirkt.

21. Bio: Warum weniger Schadstoffe so gut sind.

Bio verleitet leider zu einem großen Missverständnis. Nach dem Motto »Da steht doch Bio drauf« landet oftmals alles im Einkaufswagen, was sonst als ungesund verpönt ist. Das kann der Milchreis mit Zucker ebenso sein wie die Würstchen im Glas, der Fertigkuchen aus der Plastikfolie oder die Tiefkühlpizza. Solche Bioprodukte sind vielleicht unter Nachhaltigkeits- oder Tierschutzaspekten besser, aber deshalb nicht automatisch gesund. Um von einer gesundheitsfördernden Wirkung zu profitieren, sollte man sich genauer ansehen, was drin- beziehungsweise nicht drinsteckt. Dabei geht es vor allem um Rückstände von Pflanzenschutz- und Düngemitteln oder um andere Schadstoffe, die wir über die Nahrung aufnehmen.

In Deutschland werden Lebensmittel insgesamt streng kontrolliert und regelmäßig auf Rückstände überprüft. Dabei zeigt sich, dass grundsätzlich niemand Angst vor Schadstoffen im Essen haben muss. Bei mehr als 97 Prozent der Lebensmittel, die in der

Europäischen Union auf dem Markt sind, liegt die Schadstoffbelastung unter den gesetzlichen Grenzwerten. Trotzdem ist noch Luft nach oben – und genau da setzen Biolebensmittel an. Sie sind in der Regel weniger mit Rückständen von Pflanzenschutzmitteln belastet. Eine Studie (die sogenannte NutriNet-Santé Prospective Cohort Study) aus Frankreich kam zu dem Ergebnis, dass Bioprodukte – zumindest dann, wenn man überwiegend diese isst – das Risiko für Brustkrebs und Tumore im Lymphgewebe verringern. Die Studienteilnehmer, die am meisten Bio aßen, hatten ein um 25 Prozent geringeres Krebsrisiko als diejenigen, die am wenigsten zu sich nahmen. Wie bei so vielen Studien gilt allerdings auch hier: Die Ergebnisse sind keine Beweise, sondern müssen lediglich als Hinweis auf mögliche Zusammenhänge gesehen werden.

22. Fasten: Hungerstreik – möglicherweise wirksam

Fasten gegen den Krebs? Ob und wie das funktioniert, ist ebenfalls noch umstritten. Denn fast alle Daten dazu stammen aus Zell- und Tierstudien. Es sprechen aber einige Fakten und auch erste Studien an Menschen dafür, dass diese Form der Krebsbekämpfung sehr wirksam sein könnte. Die Erkenntnisse sind noch recht neu. Deshalb fehlen auch Langzeitstudien. Der aus Italien stammende US-Altersforscher Valter Longo belegte im Jahr 2012 in Versuchen mit Mäusen, dass Kurzzeitfasten eine Chemotherapie effektiver und besser verträglich machen kann. Auch Patienten, die an entsprechenden Versuchen teilnahmen, berichteten, dass sie nach der Chemotherapie nicht mehr so müde sind, wenn sie in den Tagen davor nur wenig und ausgewählte Lebensmittel essen.

Für die Annahme, dass Fasten gegen Krebs wirkt, gibt es mehrere Gründe:

- Tumorzellen mögen keine Fastenzeiten. Sie können ihren Stoffwechsel nicht herunterfahren und nicht in den Sparmodus schalten, wenn weniger Energie aus dem Essen kommt. Also sind nur gesunde Zellen durch Verzicht auf Nahrung geschützt.

- Der Körper schüttet beim Fasten weniger Insulin aus. Dadurch werden weniger Substanzen transportiert, die das Wachstum von Krebszellen befeuern.
- Bestimmte Aminosäuren aus tierischem Eiweiß haben eine positive Wirkung auf Krebszellen. Wenn die Patienten darauf verzichten, weil sie fasten oder sich vegetarisch ernähren, reduzieren sich die Aminosäuren. Für eine abschließende Aussage zum Thema Fasten ist es allerdings noch zu früh.

23. Keto-Diät: Kann man den Krebs so aushungern?

Eine Studie der University of South Florida von Forschern um Angela Poff weckte große Hoffnungen: Mäuse mit metastasierenden Tumoren wurden dafür auf eine ketogene Diät gesetzt. Das heißt, sie fraßen fettreich und gleichzeitig kohlenhydratarm, so wie es das Keto-Prinzip vorsieht. Die Wirkung war verblüffend. »Die Keto-Diät allein senkte signifikant den Blutzuckerspiegel, verlangsamte das Tumorwachstum und erhöhte die mittlere Überlebenszeit um 56,7 Prozent«, heißt es in der Studie. Auch andere wissenschaftliche Untersuchungen bestätigten in Zell- und Tierexperimenten diese Forschungsergebnisse. So war es nicht verwunderlich, dass die ketogene Ernährungsweise sich vor ein paar Jahren schnell ihren Ruf als Wunderwaffe gegen den Krebs erwarb. Schließlich erscheint der Zusammenhang eindeutig: Tumorzellen brauchen Energie, um zu wachsen. Und dafür wiederum brauchen sie Kohlenhydrate. Werden die nun per Diät entzogen, fehlt die Ernährungsgrundlage, und das Wachstum wird gebremst, denn Fett und Eiweiß sind für Krebszellen nicht so nahrhaft wie Stärke.

Die naheliegende Frage lautet jedoch: Lässt sich das auf den Menschen übertragen? Kann man den Krebs per Keto-Diät tatsächlich aushungern?

Experten antworten heute überwiegend mit einem klaren Nein – zumindest solange es keine weiteren Erkenntnisse gibt. Das hat verschiedene Gründe. Die Deutsche Krebsgesellschaft rät davon ab. »Aufgrund der vorliegenden Datenbasis kann eine Anwendung einer kohlenhydratarmen oder ketogenen Diät nicht empfohlen werden«, heißt es dort. »Zum jetzigen Zeitpunkt liegen keine Humanstudien vor, die belegen, dass eine ketogene oder kohlenhydratarme Diät das Wachstum oder die Metastasierung eines Tumors beim Menschen verhindern beziehungsweise zurückdrängen kann oder die Wirksamkeit einer Chemo- und/oder einer Strahlentherapie verbessert.«

Die Deutsche Krebsgesellschaft weist darauf hin, dass einige Tierexperimente auch anders ausgingen. Während Tumorzellen am Anfang tatsächlich langsamer wuchsen, zeigte sich später, dass die ketogene Ernährungsweise sie dazu brachte, sogar schneller zu wachsen. Außerdem fiel auf, dass das Wachstum nur bei denjenigen Mäusen nachließ, die während der Diät auch an Gewicht verloren. Möglicherweise lag es also gar nicht am Verzicht auf Kohlenhydrate, sondern am Gewichtsverlust.

Eine Keto-Diät kann auch noch andere Konsequenzen haben, die zwar nicht krebserregend sind, aber den Verlauf der Krankheit beeinflussen können. Bereits ohne Diät sind etwa ein Drittel der Krebspatienten mangelernährt. In diesen Fällen kann die Ernährungsweise den Körper – und damit auch das Immunsystem – weiter schwächen, statt ihn für den Kampf gegen die Krankheit zu stärken.

24. Übergewicht und Krebs: Wie hängt beides zusammen?

Sie müssen keine Modelmaße haben, doch es lohnt sich, aufs Gewicht zu achten. Das lässt sich leicht kontrollieren. Ein Body-Mass-Index (Körpergewicht in Kilogramm geteilt durch Körpergröße in Metern zum Quadrat) zwischen 20 und 25 gilt als ideal. Wer sich nicht wiegen möchte, kontrolliert den Bauchumfang mit einem

Zentimetermaß. Das sagt häufig sogar mehr über die gesundheitlichen Risiken aus als das Gewicht, weil das Fett am Bauch das Risiko für Folgeerkrankungen wie Herzinfarkt, Schlaganfall, Diabetes und Krebs erhöht. Bei Männern sollte der Bauchumfang unter 102, bei Frauen unter 88 Zentimeter liegen.

Wer übergewichtig ist – das gilt insbesondere für den Bauchbereich –, verfügt über Hormone und Wachstumsfaktoren, deren Konzentration von der Norm abweicht. Diese können die Entwicklung von Krebszellen beschleunigen. Hinzu kommt, dass Fettleibigkeit häufig mit chronischen Entzündungen im Körper einhergeht. Dazu muss man wissen, dass Entzündungen normalerweise als Antwort auf Infektionen oder Verletzungen entstehen – in akuten Phasen sind sie also sehr sinnvoll. Doch wenn es chronisch wird, gelten andere Gesetzmäßigkeiten. Denn chronische Entzündungen können die DNA schädigen und Krebs begünstigen. Zu Recht gilt ein Normalgewicht, das man am besten ein Leben lang hält, zu den wichtigsten Maßnahmen zum Schutz vor Krebs. Bei Speiseröhren-, Bauchspeicheldrüsen-, Dickdarm-, Gebärmutterschleimhaut-, Nieren- und Brustkrebs bei Frauen nach der Menopause und wahrscheinlich bei Gallenblasenkrebs besteht erwiesenermaßen ein Zusammenhang mit Übergewicht. Nach Angaben des Deutschen Krebsforschungszentrums dürften 30000 Krebsfälle im Jahr auf zu hohes Körpergewicht zurückzuführen sein.

Allerdings sollte man nicht allzu streng nur auf den Body-Mass-Index schielen und zu radikal abnehmen. Crash-Diäten haben andere gesundheitliche Nachteile. Ein paar Reserven am Körper sind für viele Krebspatienten durchaus nützlich, da sie während der Therapie häufig eh schon Gewicht verlieren. Untergewicht aber kann den Körper schwächen, wenn er eigentlich viel Kraft braucht.

Krebs kann den Körper auszehren. Viele Patienten vertragen nicht mehr alles, leiden unter Appetitlosigkeit oder Übelkeit, die von Strahlen- und Chemotherapien herrührt. Auch Fieber, Durchfall, Mundtrockenheit, Geschmacksverlust oder Kau- und Schluckbeschwerden nehmen einem die Lust am Essen. Die Folge ist oft Mangelernährung mit entsprechendem Gewichtsverlust. Das schwächt den ganzen Körper, man wird weniger leistungsfähig. In einem Viertel aller Fälle ist Mangelernährung die Todesursache.

Wenn eine gesunde, ausgewogene Ernährung nicht mehr möglich ist, sollten Patienten sich nicht scheuen, die Hilfe eines professionellen Ernährungsberaters in Anspruch zu nehmen. Ein Arzt kann Nahrungsergänzungsmittel und eine nährstoffreiche Zusatznahrung empfehlen, damit keine wichtigen Nährstoffe fehlen. Beim Zusammenstellen der Mahlzeiten sollte man auf individuelle Abneigungen Rücksicht nehmen. Überhaupt gelten bei Gewichtsverlust andere Regeln als bei einem gesunden Gewicht. Die Patienten sollten immer dann essen, wenn sie sich wohl fühlen, und dabei nicht auf die Uhrzeit achten. Wenn sich nachts Appetit meldet, ist der Gang zum Kühlschrank das Beste, was die Betroffenen tun können.

Finden Sie heraus, was Ihnen bekommt. Essen Sie eher kleine Portionen. Starke Essensgerüche, fette Gerichte, blähende, heiße oder scharf gewürzte Speisen können die Freude am Essen verderben. Bevorzugen Sie bei Übelkeit kalte oder lauwarme Gerichte. Bei Schluckbeschwerden klappt das Essen mit dickflüssigen kühlen Speisen besser. Getränke mit Kohlensäure sollten Sie vermeiden.

1. Wie Sie beim Essen wertvollen Schutz erhalten

Gehen Sie schonend mit Ihren Lebensmitteln um. Das führt nicht nur zu mehr Achtsamkeit und Genuss beim Essen, sondern hat auch im Hinblick auf die Antikrebswirkung klare Vorteile. Erhitzen Sie nicht zu stark und nicht zu lange. Gemüse, das man nicht roh essen kann, dünsten Sie mit möglichst wenig Wasser. So bleiben wertvolle Schutzstoffe erhalten.

- Fertiggerichte und stark verarbeitete Lebensmittel sollten die Ausnahme bleiben. Wenn sie doch mal auf den Tisch kommen müssen, besteht immer noch die Möglichkeit, eine kleine Rettungsaktion zu starten: Kombinieren Sie Fertiges mit Frischem.
- Kaufen Sie Biolebensmittel aus der Region und möglich oft das, was gerade Saison hat. Obst und Gemüse, das auf dem Höhepunkt seiner Reife geerntet wird, enthält mehr Nährstoffe, die gegen Krebs wirken. Ob Salat, Kohl oder Äpfel – was aus ökologischem Bioanbau kommt, enthält in der Regel weniger Rückstände.
- Beschäftigen Sie sich ein bisschen mit dem Thema Warenkunde. Was lagert wo am besten? Was gehört ins Dunkle, was in den Keller und was in den Kühlschrank? Wie lange halten sich welche Lebensmittel? Der Grund: Je besser Sie Ihre Lebensmittel vor dem Verzehr pflegen, desto wertvoller bleiben sie.

2. Achtung: Gefahr durch Fäulnis, Schimmel und Acrylamid

Sie haben es bereits bemerkt: Viele Erkenntnisse sind umstritten. Die einen Studien sagen dies, die anderen das. Es gibt aber auch Erkenntnisse, an denen keine Zweifel bestehen. Dazu gehören die folgenden Punkte:

- **Nichts anbrennen lassen.** Ob beim Grillen, Backen oder Braten – achten Sie darauf, dass nichts verkohlt. Denn dabei entstehen in den Lebensmitteln und im aufsteigenden Rauch krebserregende Stoffe. Wenn es doch mal passiert, sollten Sie schwarze, verkohlte Stellen großzügig abschneiden. Auch wenn andere Lebensmittel bis zum Verkohlen erhitzt werden, bilden sich Verbindungen, die krebserregend wirken können.
- **Meiden Sie Schimmel.** Wenn Getreide, Nüsse oder Hülsenfrüchte nicht mehr frisch sind, weil sie zu lange, zu warm oder zu feucht gelagert wurden, bilden Schimmelpilze als Stoffwechselprodukte sogenannte Aflatoxine, die als Ursache für Leberkrebs gelten. Auch auf anderen zu alt gewordenen, abgestandenen Lebensmitteln findet sich das weißgräuliche Gewebe. Es reicht dann nicht, die entsprechenden Stellen wegzuschneiden. Denn der Schimmel befindet sich dann auch in anderen Bereichen, in denen er noch nicht sichtbar ist. Essen Sie deshalb nichts, was von Schimmel befallen ist.
- **Entfernen Sie faule Stellen.** Normalerweise schneidet man diese Stellen ohnehin raus, weil sie unappetitlich aussehen. Wer das nicht tut, setzt sich unnötigen Gefahren aus. Die krebserregende sogenannte Braunfäule an Tomaten und Kartoffeln ist an dunklen fauligen Stellen zu erkennen. Sie entsteht durch einen Pilz, der giftige Stoffwechselprodukte erzeugt, zu denen auch krebserregende Substanzen gehören. Auch sonst sollten Sie nichts Verfaultes essen.
- **Achten Sie auf Acrylamid.** Werden kohlenhydratreiche Lebensmittel wie Kartoffeln oder Getreide beim Braten, Rösten, Backen oder Frittieren auf mehr als 120 °C erhitzt, entsteht der Stoff Acrylamid als unerwünschtes Nebenprodukt. Je höher die Temperatur und je länger die Erhitzungsphase,

desto mehr Acrylamid bildet sich. Bei Versuchstieren zeigte sich, dass hoch dosiertes Acrylamid das Erbgut verändern und Tumore begünstigen kann. Studien mit Menschen kamen zwar zu unterschiedlichen Ergebnissen, doch die Sorge ist so groß, dass die Europäische Union im April 2018 eine neue Verordnung herausgab, mit der der Acrylamidgehalt in Lebensmitteln gesenkt werden soll. Gutachter der Europäischen Behörde für Lebensmittelsicherheit (EFSA) werteten Studien mit Menschen aus und kamen zu dem Schluss, dass »aufgrund der uneinheitlichen Datenlage ein Zusammenhang zwischen der Acrylamidaufnahme und einer Krebserkrankung beim Menschen weder angenommen noch ausgeschlossen werden kann«. Wer sichergehen will, sollte hochbelastete Produkte (Chips, Pommes) meiden und sein Essen lieber kochen, dünsten oder garen als braten. Gut zu wissen: Gleichgültig, wie es zubereitet wird, entsteht bei Fisch und Fleisch kein Acrylamid – außer beim Panieren, aber das ist ohnehin nicht zu empfehlen.

Mein persönliches Antikrebsrezept

Es ist eigentlich kein Kochrezept, eher eine handverlesene, individuelle Auswahl an vielversprechenden Ernährungsstrategien. Lebensmittel und Gerichte, die mir schmecken, meinen Körper unterstützen, schwer verträgliche Therapien und hohe Dosierungen ermöglichen und last but not least Nebenwirkungen reduzieren.

- Nachts bleibt bei mir der Kühlschrank zu! Ich halte mich zwischen Abendessen und der ersten Mahlzeit am Folgetag an eine 14-stündige Fastenphase, in der ich nichts esse und nur energiefreie Getränke (z. B. Wasser und ungesüßten Tee) trinke. Dadurch erhole ich mich besser, und ich habe wesentlich weniger Hitzewallungen und Stimmungsschwankungen.

- Vormittags trinke ich in der Regel einen doppelten Espresso. Der Shot hat weniger Säuren als gewöhnlicher Filterkaffee und bekommt mir dadurch wesentlich besser. Espresso versorgt mich mit gesunden Bitterstoffen, die meine Leber bei ihrer wichtigen Entgiftungsfunktion unterstützen. Durch die regelmäßigen Untersuchungen und die fortwährenden Therapien wird das Organ schwer beansprucht – es kann die Hilfe also gut gebrauchen. Alkohol und fettes Essen würden die Leber hingegen zusätzlich belasten und sie in ihrer Funktion beeinträchtigen.
- Meine erste Mahlzeit ist meistens Porridge mit einer großen Portion bunter Beeren wie Heidelbeeren, Himbeeren, Brombeeren oder Erdbeeren – am besten in ungespritzter Bioqualität. Sie enthalten im Vergleich zu anderen Obstsorten wenig Zucker, dafür aber reichlich sekundäre Pflanzenstoffe – zum Zellschutz und zur Unterstützung des Immunsystems. Je nach Laune streue ich mir obendrauf noch Kakao-Nibs – für die Extraportion Antioxidantien und weil sie so schön crunchy sind.
- Grundsätzlich »green«: Ich esse mindestens einmal am Tag eine große Portion gemischtes Gemüse oder Salat, möglichst frisch, möglichst Bio, möglichst bunt. Auf jeden Fall möglichst abwechslungsreich. Das war anfangs anders, da galt: Viel hilft viel. Aber das ist weder gesund noch gut gegen Krebs. Komplex ist besser als konzentriert.

- Sojamilch oder Sojaprodukte versuche ich wegen der enthaltenen Phytoöstrogene und meinem hormonabhängigen Krebs ganz und gar zu vermeiden.
- Kurze Kalorienpausen: Zwischen den Mahlzeiten gönne ich meinem Körper eine energiefreie Ruhezeit von mindestens drei Stunden – keine Snacks, keine Kalorien –, um ständige Insulinspitzen zu vermeiden und die Zellteilung in Schach zu halten.
- Aus den gleichen Gründen wie oben zaudere ich auch im Hinblick auf Zucker und esse nur sehr selten Süßes. Einzige Ausnahme: Auf veganes Erdnusseis kann und will ich einfach nicht verzichten.
- Zutaten-Minimalismus: Stark verarbeitete Lebensmittel mit mehr als fünf Inhaltsstoffen kommen bei uns eigentlich nicht auf den Tisch – wir essen lieber frisch als fertig.
- Alkohol trinke ich so gut wie nie – nur wenn es was zum Feiern gibt!
- Ich versuche nur in Ausnahmefällen tierische Produkte und Zutaten zu essen oder zu trinken – nur wenn es wirklich nichts anderes gibt. Beispielsweise haben Coffee-Shops nicht immer Hafer- oder Mandelmilch, dann darf es auch mal ganz ohne schlechtes Gewissen die Kuhmilch sein.
- Kurkuma ist sehr gesund, Ingwer ebenfalls, ich lasse sie aber nebst Grapefruit und den Gewürzen Beifuß, Thymian, Gewürznelke aufgrund der möglichen Interaktionen mit meinen Medikamenten und Therapien weg. Einen hemmenden Einfluss auf deren Wirkung können übrigens schwarzer Tee, Kamille, Kaffee, Cola-Getränke und Johanniskraut haben. Deshalb trinke ich zur Medikamenteneinnahme und auch sonst in der Regel einfach nur Mineralwasser.

Achtung: Wilde Wechselwirkungen bei Kurkuma und Co.!

Wenn Sie Medikamente zur Krebsbehandlung nehmen oder sich in einer Therapie befinden, kann es immer zu Wechselwirkungen mit bestimmten Lebensmitteln (zum Beispiel Grapefruit, Kurkuma, Cranberrysaft und Co.) oder mit anderen Medikamenten kommen. Beides kann die Wirkung enorm beeinflussen oder sogar aufheben. Auch bestimmte Ernährungsweisen wie beispielsweise eine stark pflanzliche Kost oder auch eine eiweißreiche Ernährung, wie sie zur Gewichtsreduktion empfohlen wird, führen zu Interaktionen mit bestimmten Medikamenten.

Leider werden Patienten bezüglich Wechselwirkungen zwischen Ernährung und Medizin oft nicht ausreichend informiert – das kann die Behandlung und den Therapieerfolg stark beeinträchtigen und sogar gefährden. Ich kann das aus eigener Erfahrung bestätigen. Hätten Achim und ich nicht selbst umfassend dazu recherchiert und im Anschluss Ärzte gezielt befragt, wüssten wir – außer bei Grapefruit – nichts über den enormen Einfluss und die wilden Wechselwirkungen bestimmter Lebensmittel.

Deshalb: Sprechen Sie mit Ihrem Arzt und berichten Sie ihm von Ihren Ernährungsgewohnheiten und nennen Sie ihm Nahrungsergänzungsmittel, homöopathische Mittel und alle weiteren Medikamente, die Sie einnehmen (dazu gehören auch freiverkäufliche und pflanzliche!). Im Beipackzettel finden Sie außerdem die wichtigsten Informationen zur Medikamenteneinnahme.

Auch Apotheker können Ihnen bei der Frage zu den grundsätzlichen Wechselwirkungen behilflich sein. Eine umfassende Einschätzung – zum Beispiel durch onkologisch geschulte Ernährungsberater oder Ernährungsmediziner – gewinnt zunehmend an Bedeutung, je komplexer die Therapie und die Medikamenteneinnahme werden. In solchen Fällen sollte im optimalen Fall auch ein Austausch zwischen der Ernährungsberatung und dem behandelnden Arzt stattfinden.

9

Bewegung ist Leben

Meine absolute Lieblingstherapie:
Mit Sport läuft alles leichter.

Sport kann letztlich niemanden vor dem Krebs bewahren. Allerdings hilft Bewegung enorm dabei, die Therapie zu meistern, Nebenwirkungen zu minimieren und den Krebs vielleicht sogar zu besiegen. Jede Übung ist besser als nichts, jede Treppe besser als der Fahrstuhl und eine Joggingrunde allemal empfehlenswert. Dass Sport nämlich auch bei Krebs gesund ist, gilt längst als erwiesen und ist heute Teil der modernen Onkologie.

Oft überlege ich, was der Sport mit mir gemacht hat. Was ich mit ihm gemacht habe und was er aus mir gemacht hat. Welchen Stellenwert hatte der Sport bisher in meinem Leben – und welchen besitzt er heute für mich? Hat sich da etwas verändert? Gibt es da vielleicht sogar einen gemeinsamen Nenner?

Der Krebs, generell eine Situation, in der das Leben nicht mehr so ganz selbstverständlich ist, hat persönliche Konsequenzen: Die Fragen werden eine Idee größer, die Blickwinkel um ein paar Grad weiter.

Dass ich als Fitnesstrainerin ziemlich fit bin, liegt in der Natur der Sache. Und das ist nichts Besonderes – weil es nun mal mein Job ist. Dennoch fragen viele immer wieder: »Wie fit bist du denn jetzt wirklich?« Ich sage dann, dass ich fünfzig Liegestütze in zwei Minuten schaffe. Dass ich zwei Stunden auf dem Spinning-Bike sitze und gern auch mal ein paar schwere Hanteln stemme.

Doch dann sage ich auch immer: »Leute, darum geht es doch gar nicht!« Ich könnte nämlich genauso gut auf dem Sofa liegen, ein Buch lesen und dabei nur zweimal kurz die Beine heben (es würde wahrscheinlich automatisch geschehen). Und vom Prinzip her ist es völlig egal, ob ich nur zweimal kurz meine Beine hebe oder einen Marathon laufe.

Denn der wesentliche Unterschied liegt in etwas völlig anderem. Um mir diesen Unterschied bewusst zu machen, könnte ich auch eine 85 Jahre alte Dame sein – und selbst in diesem Alter das Wesen dieser ganzen Angelegenheit nicht nur ebenso gut begreifen, sondern das Motto, um das es eigentlich geht, auch in gleichem Maße beherzigen.

Die Leistung spielt dabei überhaupt keine Rolle. Nicht das Alter. Nicht die Fitness. Nicht der Ruhepuls. Nicht die Atemfrequenz. Auch spielt es keine Rolle, ob ich eine Zehn-Kilo-Hantel stemmen kann oder nur ein halbes Pfund Butter. Ebenfalls ist es in keinster Weise entscheidend, ob ich krank bin oder nicht.

Der Kern der Sache hat mit alldem absolut nichts zu tun.

Ich habe oft darüber nachgedacht. Was bedeutet es eigentlich, sich zu bewegen? Ein paar Stufen hochzugehen? Eine Einkaufstasche anzuheben und sie bis zum Auto zu tragen? Oder: eine Runde zu joggen, zehn Minuten zu schwimmen, durch den Park zu walken. Oder auch nur mal eben einen kleinen Sprint einzulegen, um den Bus noch zu erwischen.

Ein Physiotherapeut sagte einmal zu mir, dass wir ja alle gar nicht mehr wüssten, wie schön es eigentlich ist, eine Treppe hochzugehen. Wie gut es sich anfühlt, nur ein paar Meter über eine Wiese zu rennen. Er sagte, dass wir uns gar nicht mehr vergegenwärtigen würden, was geschieht, wenn wir nur vom Stuhl aufstehen, aus dem Bett hüpfen, uns einmal der Länge nach strecken. Oder für einen Moment auf einem Bein balancieren.

Der Physiotherapeut wusste allein schon von Berufs wegen,

worum es dabei wirklich geht. Nämlich darum, uns überhaupt erst einmal bewusst zu sein, was für Bewegungsapparate wir eigentlich alle sind. Was für Bewegungswunder. Dehnkünstler. Aufstehmännchen. Flaschen-hin-und-her-Trager. Ein-Bein-vor-das-andere-Setzer.

»Nimm einen Roboter«, hatte der Physiotherapeut gesagt. »Und dann bring dem mal bei, sich nur von dieser Liege zu rollen und galant wie ein Mensch zum Stehen zu kommen – die Konstrukteure und Programmierer des Roboters verzweifeln daran.«

Der Physiotherapeut, der die Menschen jeden Tag durchknetet, war sich sehr gewahr, dass selbst bei kleinsten Bewegungen jedes Mal wahre Mirakel in uns geschehen. Dutzende Muskeln sind an jedem Schritt beteiligt, an jedem Beugen, Drehen und Strecken. Die Bänder spielen mit, die Gelenke, die Knochen, die Knorpel. Hinzu kommen die Nerven, der Wille, der Geist. Jede kleinste Bewegung gleicht einem nahezu perfekt orchestrierten Wunder.

»Gegen einen Roboter ist jeder Hundertjährige ein Bewegungskünstler«, ergänzte der Physiotherapeut noch. »Und gegen jeden Hundertjährigen ist jeder Roboter eben nur: ein Roboter.«

Mir kamen diese Worte jetzt wieder in den Sinn. Sie sprachen Bände, denn sie brachten den wahren Kern zutage. Sie brachten zum Vorschein, worum es wirklich geht: keinesfalls um Bestleistungen. Nicht um schneller, weiter, höher – sondern darum, sich überhaupt zu bewegen. Und sich dessen bewusst zu sein.

Am Ende ist es fast eine philosophische Angelegenheit. Die Bewegung ordnet sich ein in die Reihe der menschlichen Grundfunktionen. Denken. Trinken. Essen. Schlafen. Doch spätestens jetzt, wenn nicht schon früher, kommt sie ins Spiel: die Bewegung. Sie ist eine zutiefst archaische Veranlagung. Sie ist Teil von uns. Ist sozusagen ein genetisches Urmotiv, seit die Evolution die ersten Kreaturen hervorgebracht hat. Ohne Bewegung wird nichts, geht nichts, läuft nichts. Ohne Bewegung lebt nichts. Ohne Bewegung sind wir alle Fische auf dem Trockenen.

Und in der Regel dann bald tot.

Heute, nach fast dreißig Jahren mehr oder weniger intensivem Sport, habe ich es begriffen. Der wesentliche Unterschied, um den es geht, liegt keineswegs zwischen dem Marathon und der kleinen Dehnübung auf dem Sofa. Er liegt vielmehr darin, ob man sich überhaupt bewusst bewegt – oder am Ende gar nicht mehr.

Wem dieser eklatante Unterschied nicht gleich klar ist, der absolviere nur eine einzige Übung. Der stelle sich in seine Küche, sein Bad, sein Schlafzimmer oder neben sein Krankenbett – und mache dort eine Kniebeuge.

Eine einzige, das reicht schon.

Genau darin liegt der Unterschied.

Bei mir begann alles mit der schönsten, spielerischsten und einfachsten Form der Bewegung: nämlich der kindlichen. Nachdem ich am 27. Dezember 1982 in Kaltenkirchen geboren war, dauerte es wahrscheinlich nicht lange, bis ich das erste Mal über den Teppich krabbelte. Bis ich sehr bald das erste Mal über einen Rasen wackelte, mich kurz darauf das erste Mal auf ein Fahrrad setzte und irgendwann auch das erste Mal in meinem Leben so richtig loslief und auf Touren kam.

In der Schule entdeckte ich schnell eine deutlich gezieltere, raffiniertere und ausgebufftere Form der Bewegung: den Sport. Mit 14 nahmen mich meine Eltern das erste Mal mit in ein Studio. Es war die Zeit, als dieser von tollen englischen Begriffen, knappen Shorts und hübschen Vorturnerinnen umschwirrte Trend aus den USA zu uns herüberschwappte. Diese riesige Welle namens »Fitness«. Und schon bald bekam diese Modeerscheinung Kinder: Aerobic, Spinning, Jogging, Body Toning, Pumping und Kicking.

Mit 15 Jahren gab ich meine ersten Kurse, machte Bauch-Beine-Po und turnte vornweg: beim Steppen, beim Dance-Aerobic, beim Hot Iron. Das Metier boomte. Die Menschen trainierten auf einmal in Scharen, rannten, liefen, hoben und stemmten sich gegen die immer mehr um sich greifende Bürokrankheit: Sitzen, Hocken, Starren. Nichtstun. Ich erwarb die Aerobic-B-Lizenz, wurde Coach und landete sogar in der *Elmshorner Zeitung* – als jüngste Fitnesstrainerin Norddeutschlands.

Dann schloss ich die Schule ab, lernte Sport- und Fitnesskauffrau, und im Studio boten sie mir danach prompt an, mich anzustellen. Ich sagte zu. Und wurde immer fitter. Bewegung und Sport, das war nun mein täglich Brot. Und ich hatte einen Heidenspaß daran. Dies war genau mein Ding. Und ich war fest entschlossen, damit weiterhin mein Geld zu verdienen.

Noch immer jung, schaute ich mich um, denn ich wollte eine Zeit im Ausland verbringen. Und die Chancen standen gut. Für einen Monat ging ich in die Schweiz, arbeitete als Fitnesstrainerin im Robinson Club. Aber das Getöse und die Animation gefielen mir nicht besonders. Bald machte ich mich selbstständig, arbeitete als Trainerin in verschiedenen Studios, gab mal hier, mal dort Kurse. Noch immer von der Reiselust gepackt, bewarb ich mich als Trainerin auf einem großen Kreuzfahrtschiff – und ging 2008 tatsächlich an Bord. Personal Trainings, Push-ups und Spinning-Einheiten auf hoher See – längst war auch das im internationalen Ferienprogramm verankert, und so verbrachte ich fast fünf Monate auf schwankendem Boden. Karibik, Mittelmeer, Türkei, Kreta, Griechenland. Ich wollte ein wenig von der Welt sehen, und hier bot sich eine gute Gelegenheit.

Doch die Nachteile lagen auf der Hand. Kein Zuhause, null Privatleben. Auf dem bunten Kreuzfahrtdampfer konnte man sich kaum zurückziehen und schon gar nicht mal eben ausbüxen, um etwas anderes zu machen. Am Sport hatte ich aber nach wie vor meinen Spaß. Die Lust an der Bewegung mit anderen teilen, sich austoben und gut fühlen – das war es, worum es mir schon damals ging. Ich schielte nie gezielt auf Leistung, und Worte wie »Wettkampf« oder »Rekorde« kamen in meinem Vokabular gar nicht vor.

Der Sport wurde für mich eher zu einer Art Lebenseinstellung. Einer Haltung. Gesund leben. Mich rundum pudelwohl fühlen. Dafür disziplinierte ich mich von ganz allein und musste auch nie einen großen Schweinehund überwinden. Es war vielmehr die blanke Freude an der Bewegung, die mich antrieb.

Zurück an Land, arbeitete ich erneut in verschiedenen Fitnessstudios, wurde in Hamburg als Personal Coach gebucht. Und in dieser Zeit entdeckte ich »Functional Fitness«. Meine neue Leidenschaft. Man trainiert dabei in Kleingruppen mit zehn bis zwölf Leuten. Gewichte heben, sprinten, bücken, aufstehen. Es geht um multifunktionale Übungen und Bewegungen, die den ganzen Körper trainieren. Du sitzt nicht nur an der Maschine – du bist quasi die Maschine. Du bewegst ein Gewicht durch den Raum und dabei eben auch dich selbst. Ich liebte diese Art des Trainings sofort. Es war vielfältig und abwechslungsreich. Wie das echte Leben.

Und dabei bedeutet »Functional Fitness« keinesfalls seichtes Sporteln. Zunächst geht es hier vor allem um Technik und korrekte Ausführung, dann aber auch um das Heben heftiger Gewichte. Man muss die Bewegungsabläufe verstehen und gezielt trainieren. Kreuzheben kombiniert mit Seilspringen. Oder: Liegestütze, Kniebeugen, Klimmzüge. Alles im Wechsel, alles hintereinanderweg. Dann läufst du los, dann trittst du, dann ziehst du. Es kommen akrobatische Elemente hinzu. Tanz. Spiel. Die ganze Palette der Bewegung.

Ich liebte das. Denn dies war alles andere als stupides Mucki-Training oder Pogewackel. Hier konnte man wirklich spüren, zu was der menschliche Körper in der Lage ist – was ihm in der modernen Welt jedoch nie mehr abverlangt wird. Ich fühlte mich manchmal wie eine Jägerin der Steinzeit. Als müsste ich mich die

Bäume hochziehen, über Wurzeln springen, Steine stemmen und Holz hacken. Dann plötzlich galt es, im Affenzahn vor einem Büffel davonzurennen, nur um eine Minute später durch einen Bach zu sprinten, einen Gipfel zu erklimmen und anschließend an einer Liane durch den Dschungel zu fliegen.

Das ist »Functional Fitness«. Am besten findet es seinen Ausdruck in der Virtuosität der Sprache. Man nehme sämtliche Verben, die wir für verschiedenste Formen der Bewegung kennen – laufen, rennen, rasen, pesen; klettern, kraxeln, steigen, klimmen; drehen, wenden, kehren, kreisen; heben, stemmen, wuchten, hieven, drücken, stoßen – ja, man nehme all diese Aktivitäten und verquirle sie am laufenden Meter.

Dann machst du gerade »Functional Fitness«.

Doch ich wollte noch etwas anderes auf die Beine stellen als nur mich selbst. Und so setzte ich alles dran, um aus einer Laune meines Bruders Realität und einen echten Traum zu machen. Er liebäugelte mit einer eigenen Box. Die Fitnesswelle schwappte gerade erneut aus den USA zu uns rüber, und ihm gefiel der Gedanke, hierzulande daraus ein eigenes Geschäft zu machen. Aber er hatte keine Verbindung zur Fitnessszene und brauchte deshalb meine Hilfe. Und so gründete er das Business, und ich gab alles andere für unsere Box. Ich konnte die vier Wände schnell mit Leben füllen, die Mitglieder kamen, blieben und wuchsen mir ans Herz. Die Box wurde mein Hort der Begegnung und Bewegung. Und für mich fühlte es sich an wie geballtes Glück. Eine schöne Nebenwirkung: Ich wurde fitter und fitter, obwohl ich inzwischen ja schon Anfang dreißig war.

Was ist in der Zwischenzeit passiert? Ja, was geschieht mit einer Frau im besten Alter, die Sport und gesundes Leben als Berufung versteht und beidem nach Herzenslust nachgeht – und die dann plötzlich aus heiterem Himmel die Diagnose Krebs zu hören bekommt?

An meiner Grundeinstellung, an meiner prinzipiellen Bejahung eines aktiven Lebens hat sich überhaupt nichts geändert. Und doch haben sich Schwerpunkte und Gewichtungen leicht verschoben, hat sich das Thema Sport und Bewegung auf eine bestimmte Weise konzentriert. Es ist ein bisschen so, als würde ich mein sportliches Leben heute durch ein Brennglas betrachten, auf sein wertvollstes Destillat herunterkochen – und nun noch deutlicher erkennen, worum es wirklich geht.

»Wer sich nicht bewegt, spürt seine Fesseln nicht« – so wird es Rosa Luxemburg zugeschrieben. Der Satz mag beim ersten Lesen die Reglosigkeit als Mittel der Linderung preisen. Auf den zweiten Blick aber entblößt das Zitat das Stillhalten als einen Zustand des Ertragens, des Erduldens. Man könnte den Satz darum erweitern, und so würde ich ihm auch stärker zustimmen: »Wer sich bewegt, sprengt seine Fesseln.«

Sicher, das ist leicht gesagt, wenn man so fit ist wie ich. Selbst wenn man Krebs hat. Ich weiß, dass es schwer ist, sich aufzuraffen. Und ich kann nur versuchen, mir vorzustellen, wie es sich anfühlt, wenn die Chemotherapie dich müde und mutlos gemacht, wenn eine Operation dich ans Bett gefesselt hat – und dass der Ruf nach Bewegung oder gar Sport sich in so einer Situation wie ein absurder, ein beinahe höhnischer Appell anhören muss. Und was ist mit jenen Krebspatienten, deren Chancen immer mehr schwinden? Deren Leben unter der Krankheit am Ende dünner und dünner wird?

Wahrscheinlich hört sich in so einer Situation jeder Aufruf zur Bewegung nach zusätzlichem Stress an, kommt jegliche Aktivität einem Ding der Unmöglichkeit gleich. Auch im hohen Alter mag eine Aufforderung zum Sport sich wie Geschwafel anhören, könnte geradezu unverschämt klingen. Und selbstverständlich ist es mehr als begreiflich, ist es menschlich und nur allzu normal, wenn ein Mensch jetzt nur noch seine Ruhe haben will und diese auch einfordert.

Und doch glaube ich sagen zu dürfen, dass es fast jedem hilft, sich in irgendeiner Form zu bewegen. Solange es geht, solange es einem nicht wirklich widerstrebt. Und ich scheine mit meinem Instinkt gar nicht so falschzuliegen. Denn inzwischen ist es sogar erwiesen, dass es auch über 90-jährigen Patienten, deren Krebs bereits in die Knochen gestreut hat, guttut, sich zu bewegen – wenn auch in kleinsten Maßen, in geringstem Format. Gezeigt hat sich ebenfalls, dass Bewegung das Immunsystem stärkt, dass Bewegung die Nebenwirkungen fast aller Therapien reduziert und die Chancen auf ein längeres Leben erhöht (siehe Kapitel 9, Seite 226 ff.).

Sport, Bewegung und eine aktive Gestaltung des Alltags werden darum auch mehr und mehr zu einem Teil der modernen Onkologie. Dies – selbstverständlich – in angemessenem Rahmen. Bewegung in einer Form, die verträglich ist und Spaß macht. Aktivität, die nicht überfordert, sondern fördert. Die zu jedem passt, die guttut.

Vielleicht erst mit der Krankheit vollzog sich in mir jedoch ein weiterer Sinneswandel, was die Ertüchtigung generell betrifft. Man könnte sagen, dass sich Sport und Bewegung bei mir heute weniger äußerlich, sondern vielmehr im Inneren abspielen. Anders ausgedrückt: Die Bedeutung von Aktivität hat sich Bahn gebrochen auf einer anderen Ebene. Das Wort »Sport« trifft den Kern der Sache darum auch nicht mehr richtig, und auch der Begriff »Bewegung« schafft dies nur noch bedingt.

Mich zu bewegen kommt heute mehr einer Art des Versinkens gleich. Einer Rückkehr, einer Einkehr zu und in mir selbst. Ich atme. Ich setze einen Fuß vor den nächsten. Ich greife ein Gewicht und hebe es an. Es muss nicht schwer sein. Es ist völlig egal, wie schwer dieses Gewicht ist. Mein Körper, meine Muskeln und meine Fasern: Sie funktionieren noch immer. Ich spüre sie. Ich verfolge sie im Geiste und werde ruhig. Und vielleicht schaffe ich es dabei erst heute, das zu tun, wovon der Physiotherapeut damals sprach.

Nämlich das Wunder der Bewegung zu würdigen. Mich darauf zu besinnen, dass ich ein Wesen bin und am Leben. Es funktioniert übrigens auf allerkleinster Stufe. Es genügt dafür ein Spaziergang um den Block, es genügen dafür ein, zwei Yoga-Übungen. Es genügt eine einzige Kniebeuge. Der Rest geschieht im Kopf, im Geist. Denn dort spielt der wahre Sport. Dort sind jene Schalter verborgen, die du bewegen kannst, eben wenn du dich bewegst. Ich habe inzwischen sogar eine Formel, eine Art Waagschale der Verhältnismäßigkeiten, die es ganz gut zum Ausdruck bringt. Und sie gilt vielleicht sogar für das ganze Leben: Zehn Prozent sind das, was passiert – neunzig Prozent das, was du daraus machst.

Und es ist gar nicht so schwer, diese Gewichtung, diese Einstellung zu erreichen und zu bewahren. Doch ich muss mich dafür bewegen. Wenn ich mich nicht mehr bewege, dann nivelliert sich alles. Dann kommt die Null. Dann sterbe ich.

Sport ist heute meine tägliche Meditation. Wenn das Gewicht schwer wird, wenn meine Beine an ihre Grenzen kommen – dann rutsche ich wie in eine Trance und fokussiere mich völlig auf die Sache, auf diese eine Bewegung. Auf genau diesen Moment. Und dann sind alle anderen Gedanken und Sorgen nicht mehr präsent. Sie verschwinden. Ich bin voll bei der Sache und ganz bei mir.

Allein: Eine Selbstverständlichkeit war dies keineswegs. Denn als ich die Diagnose bekam, habe ich mich regelrecht erschrocken über das, was viele ab jetzt immer wieder zu mir sagten. Nämlich: Du und dein Körper brauchen jetzt Ruhe und Kraft. Sie sagten: Schone dich. Sogar viele Ärzte sagten etwas in dieser Art: Bewegen Sie sich durchaus – aber bitte in Maßen. Also keinen heftigen Sport, keine Work-outs mehr. »Sie brauchen jetzt Ihre Reserven.«

Wie aus einem Instinkt heraus hielt ich mich nicht daran. Noch am Tag der Diagnose ging ich in die Box, um eine Einheit zu absolvieren. Ich ging laufen, machte weiter meine »Burpees«, bei denen du dich aus dem Liegen aufrichtest, aufspringst und dich in eine gerade und aufrechte Position bringst. Dann gehst du wieder runter, legst dich flach hin und küsst den Boden, dann schnellst du wieder hoch. Immer hin und her. Hoch, runter. Und das alles wird am Ende zu einer fließenden Bewegung. Es ist anstrengend. Nach zwei Minuten wird es extrem anstrengend. Nach fünf Minuten glüht jede einzelne Fibrille wie ein Lötkolben.

Ich hörte nicht auf die Ärzte. Ich machte weiter meinen Sport – allerdings jetzt mit angezogener Handbremse im Kopf. Hatten die Ärzte am Ende vielleicht doch recht, wenn sie sagten, dass zu viel Sport und Aktivität der Therapie schaden würden? Dass ich meine Energie dabei verpulvern und dem Krebs womöglich nur noch unter die Arme greifen würde? Würde also Sport, vor allem zu viel Sport, mich in meiner Krankheitssituation am Ende nur noch kränker machen?

Achim und ich waren anfangs beide irritiert. Denn genau das hatten die Ärzte und viele andere aus unserem Umfeld erreicht: Sie hatten uns mit ihrer eigenen Unsicherheit verunsichert, als sie in Dutzenden Varianten immer wieder meinten: Oje, jetzt fahr lieber mal runter! Mit der Krankheit kann Ruhe bestimmt nicht schaden. Nun tritt lieber mal ein bisschen langsamer!

Am Ende wurde es zu einem richtigen Dilemma: Ich wollte unbedingt weiter meinen Sport machen und mich bewegen – aber die Mehrheit riet mir davon ab.

»Doch nicht, wenn du Krebs hast, Verena!«

Heute weiß ich, dass all die Mahnungen zum Stillhalten nur gut gemeinte Ratschläge waren. Eher nicht mal das. Sie waren nichts als landläufige Meinungen. Automatisierte Unkenrufe der Menge. Unsinn.

Mich jedenfalls brachten die allgemeinen Aufrufe zur Drosselung meiner Bewegungslust keinesfalls voran, sie behinderten mich.

Im Kopf, in meiner Einstellung. Mit anderen Worten: Sie waren total kontraproduktiv!

Und wie froh war ich, als ich das erste Mal das NCT in Heidelberg betrat. Als ich dort die Sportgruppen sah. Sportgruppen jeden Alters. Und ja – es waren allesamt Krebspatienten, die sich dort aufmachten, um sich gezielt zu bewegen. Um zu laufen. Zu walken. Um Gymnastik zu machen. Denn hier stand der Sport nicht gegen die Heilung von Krebs. Hier waren Sport und Bewegung als Mittel erkannt worden, als Weg und sogar veritables Medikament, um genau das Gegenteil zu schaffen: nämlich um besser mit der Krankheit umzugehen! Um den Kampf gegen die Tumore, Wucherungen und Metastasen zu unterstützen. Um die Nebenwirkungen zu reduzieren und den Körper zu aktivieren, damit Therapien und Medikamente besser anschlagen.

Heute steht es längst fest: Sport und Bewegung sind nicht schlecht bei Krebs. Sie sind gut. Sie können enorm helfen!

Ich erinnere mich, als Achim und ich in Kalifornien waren und ich nach oben auf diesen hohen Berg namens El Capitan gelaufen war. Nach der Diagnose war inzwischen fast ein Jahr vergangen, und noch immer war ich mir nicht ganz sicher, ob solche körperlichen Anstrengungen nicht vielleicht doch eine Nummer zu groß waren. Waren sie nicht. Und mich bekräftigte nur diese eine Nachricht von Professor Jäger, mit dem wir uns wegen einiger Untersuchungsergebnisse kurz austauschten. Als ich ihm per Handy Grüße vom El Capitan schickte, war er keineswegs erschrocken oder mahnte zur Mäßigung. Er schrieb, da würde er auch gern mal hoch. Schrieb, ich solle doch bitte so weitermachen – nur bitte nicht auch noch mit dem Freeclimbing anfangen!

Das tat gut. Es bestätigte mich. Das befreite mich richtig. Und zeigte mir, dass es genau richtig war, auf meine Intuition, auf meinen inneren Kompass zu hören.

Also lief ich weiter. Den Berg hoch. Den Berg wieder runter. Lief am Strand entlang, schnappte mir ein Fahrrad, und Achim und ich gingen später auch noch öfter ins »Gold's Gym« in Los Angeles. Da saßen Bodybuilder und die, die es gerne wären, vor ihren Monsterhanteln, spannten sich die Schenkel und Adern unter den schweren Gewichten. Ich ging zum Aufwärmen ein paar Minuten auf das Laufband und machte dann in einer Ecke leise meine Übungen. Zwischendurch suchten meine Blicke nach Achim, er stand nachdenklich zwischen all den Kraftmaschinen. Unsere Blicke trafen sich, er kam zu mir rüber und sagte still: »Du bist ein Wunder – vermutlich bist du hier der fitteste und kränkste Mensch zugleich.«

Ich wusste derweil, was der Sport in meiner neuen Situation tatsächlich bewirkte. Er milderte die Nebenwirkungen der Antihormontherapie – und zwar erheblich! Nach der Spritze mit dem Implantat sind die Auswirkungen des radikalen Östrogenentzugs in der Regel zwei bis drei Tage lang am heftigsten zu spüren. Und auch ich merkte sie. Müdigkeit, Kopfschmerzen, Schlafstörungen. Aber das alles fiel überhaupt nicht so schlimm aus. Wenn ich nicht gewusst hätte, dass die Spritze diese kurzen Schübe verursachte – ich hätte es für eine leichte Unstimmigkeit gehalten, für einen kurzen Grippeanflug. Mehr nicht.

Und kaum setzte ich mal mit dem Sport aus, fielen die Nebenwirkungen der Medikamente deutlich krasser aus. Ich konnte schlechter schlafen, fühlte mich matter, mir war übel, und meiner Laune ging es auch nicht besser. Kurzum, und das gilt bis heute: Sobald ich den Sport weglasse, geht es mir deutlich schlechter. Für meine Kurve der Lebensqualität gilt: Ohne Bewegung geht sie steil nach unten.

Auch die Impfungen der Immuntherapie haben mir bisher eher wenig zu schaffen gemacht. Als ich mich auf die Ergometer und Messmaschinen im NCT setzte und losstrampelte, haben sie gemessen, wie fit ich bin – und dies in einen direkten Bezug zu den geringen Nebenwirkungen gebracht. Der Sport hat offenbar mein Immunsystem gestärkt und tut dies weiterhin. Ich verkrafte die Therapien offenbar aus genau diesem Grund so gut und weiß nicht einmal, ob die Behandlungen in dieser Form überhaupt möglich wären, wenn ich durch den Sport nicht so fit wäre.

Mit Sport aktivieren wir schließlich unser Immunsystem, setzen Reize, damit es auf der Höhe bleibt. Und ich denke, es ist wichtig, diese Reize auch zu variieren. Mal weniger, mal mehr Bewegung. Mal ein paar Gewichte heben. Mal Mountainbike fahren durch den nahen Wald, mal aufs Laufband im Keller, mal auf die Yogamatte im Wohnzimmer. Was immer eben geht. Die Art der Stimulierung zu ändern kann sicher nicht schaden – und hier dürfte es sich wie im echten Leben verhalten. Immer dasselbe, stets die gleichen Muster: Das führt am Ende zu Gewohnheit, zu Routine. Und dann schnell zu Lustlosigkeit und Stagnation. Das wird auch dem Immunsystem nicht gut bekommen. Es braucht die Abwechslung, will von verschiedenen Impulsen angeregt werden – die es früher auch sicher bekommen hat, als wir noch mehr draußen lebten, uns mehr bewegten, mehr mit eigenen Händen anpackten und uns viele Tätigkeiten noch nicht abnehmen ließen durch Fahrstühle, Rolltreppen, Autos, Motorräder und heute natürlich durch Computer und Konsorten.

Doch was geschieht, wenn wir uns gar nicht mehr bewegen? Wenn wir uns von der Krankheit und den betroffen dreinschauenden Mitmenschen sagen lassen, dass Schonung bestimmt besser ist? Dass Sport und Bewegung uns jetzt nur noch schaden?

Ich kann und will keinesfalls für alle Krebskranken sprechen. Will schon gar nicht als Missionarin in Sachen Sport auftreten. Wohl aber kann ich für mich sprechen – und darüber hinaus alle anspornen, die sich anspornen lassen wollen.

Die Zauberformel geht ganz einfach: Sport tut einfach wirklich gut – und selbst die allerkleinste Dosis ist meilenweit besser als nichts.

Tatsächlich war auch ich nach der Diagnose Krebs erst einmal tief verunsichert, womöglich mehr als Verena – denn sie spürt sich, weiß, wie ihr zumute ist, weiß, was in ihr steckt. Und obwohl ich mich als ehemaliger Radsportler recht gut auskenne mit dem Thema Sport, wusste ich nicht: Würde Verenas Bewegungspensum ihr bei der Krankheit helfen – oder vielleicht doch schaden?

Auch ich hatte immer wieder aufgeschnappt: Lieber nicht zu sehr anstrengen. Besser den Ball flach halten und die Kräfte sparen. Und sogar das war mir im Gefasel der Panikmacher zu Ohren gekommen. Einige sagten doch glatt: »Na, wenn der viele Sport den Krebs am Ende nicht sogar verursacht hat!«

Anfangs gab ich den Menetekeln noch nach. Und sagte einmal gar selbst zu Verena: »Vielleicht bleibst du heute doch besser mal auf der Couch liegen.«

Irgendwann aber konnte ich es nicht mehr hören. Und heute kann ich es schon gar nicht mehr hören, wenn die anderen einen einlullen wollen. Doch ich schieße nicht zurück. Ich argumentiere – denn die meisten wissen einfach nicht, was sie sagen.

Ich habe inzwischen mit einigen Wissenschaftlern gesprochen und die wichtigsten Studien gelesen, die sich in jüngster Zeit mit diesem Thema gezielt beschäftigt haben. In welchem Verhältnis stehen Sport und Krebs eigentlich? Was bewirkt Bewegung, wenn wir einen Tumor haben? Wie sehen die direkten Wechselwirkungen aus? Und was mag ein aktives Leben darüber hinaus auch indirekt bewirken?

Heute weiß ich viel mehr. Bei Verena zum Beispiel hätte es sehr konkrete Auswirkungen gehabt, wenn sie mit dem Sport, genauer gesagt: mit den Kraftübungen und Gewichten aufgehört hätte. Und zwar: negative Auswirkungen! Durch den Hormonentzug während der Therapie nämlich hätte sie schnell Osteoporose bekommen können – eine der weiteren Konsequenzen der Behandlung. Mit anderen Worten: Die Therapie könnte ihr schnell auf die Knochen gehen. Doch ohne den Sport würde dies nur noch schneller einsetzen und sich gegenseitig beschleunigen. Weniger Östrogene, mehr Osteoporose. Weniger Sport, noch mehr Osteoporose. Ein Teufelskreis. Bei Verena aber ist alles in Ordnung. Ihre Knochen haben noch immer eine Stabilität und Dichte, von der ich und viele andere nur träumen können. Und zwar: *weil* sie Sport macht. Und gerade weil sie auch *viel* Kraftsport macht.

Regelmäßiges Krafttraining mit Kniebeugen und Gewichtheben nämlich reguliert über Botenstoffe die Aktivität von Knochenzellen. Dies fördert den Knochenaufbau – und in Verenas Fall den Erhalt.

Doch bei ihr beginnt das alles schon im Kleinen. Im Alltag, im Kopf, im Bauch. In ihren Zehenspitzen. Bei Verena ist die Bewegung quasi schon von Geburt an einprogrammiert, so wie es natürlicherweise sein sollte. Wenn wir an Flughäfen oder Bahnhöfen sind oder durch eine Einkaufspassage bummeln, stehe ich meist auf der Rolltreppe, während sie die Stufen hochfedert. Im Supermarkt trägt sie die Tüten, zu Hause steht sie als Erstes auf und holt die Liege aus dem Garten. Und genau da geht es eben schon los: mit der Einstellung. Bist du vom Betriebssystem her eher ökonomisch veranlagt – oder vielmehr auf Aktivität getrimmt?

Wie schnell ertappe ich mich dabei, eine Ausrede parat zu haben? Auch und vor allem in der Situation mit dem Krebs! Denn dann ist ein vermeintlich triftiges Argument besonders schnell zur Hand: »Sorry, aber ich habe momentan wirklich andere Sorgen im Kopf, als Sport zu treiben!«

Das könnte gerade Verena natürlich auch sagen. Aber sie hat eben genau das im Kopf: den Krebs – und den Sport, der eines der entscheidenden Hilfsmittel ist, um besser, um so gut wie nur möglich mit der Krankheit zu leben.

Ihr intuitiver Bewegungsdrang hat nämlich einen direkten und positiven Einfluss auch auf den Stoffwechsel und die Blutwerte. Und das wiederum wirkt sich wohltuend auf den Verlauf der Krankheit aus. Das wurde immer wieder gemessen. Und die Nebenwirkungen fallen wirklich drastisch geringer aus – auch das haben uns die Ärzte bestätigt. Sie sehen das sehr genau in den Werten und Kurven. Und sie sind selbst immer wieder erstaunt, wie fit Verena noch immer ist. Wie sie die Krankheit durch ihren Sport psychisch und physisch besser wegsteckt.

Dies sind die einen Effekte, für die der Sport zu einem nicht unerheblichen Teil verantwortlich ist. Doch es geht weit darüber hinaus. Denn sich zu bewegen bedeutet eben auch Lebensqualität. Verena geht nicht nur zum Sport. Sie geht einkaufen, trifft sich mit Freunden, fährt allein nach München zu einem Workshop. Sie nimmt am Leben teil – und kapselt sich nicht auf dem Sofa und in ihrer Krankheit ab. Das kann man nicht messen. Aber ich würde mein Hab und Gut darauf verwetten, dass auch hier der Sport eine entscheidende Kraftquelle ist. Der Körper greift sich selbst unter die Arme – aber er macht es ihr sicher auch im Kopf einfacher, in der Seele.

Und dieser Geist springt oft sogar über. Wenn wir mal wieder ins Hamburger Krankenhaus gehen, zur dortigen Therapie, zu einer Untersuchung, dann kommen uns die bekannten Gesichter entgegen, die Schwestern, die Ärzte, andere Patienten. Und dann stellen sie Verena irgendwann stets diese eine Frage. Betreten, leise, vorsichtig und milde: »Hallo, Frau Ziemann, na, wie geht es Ihnen denn heute?«

Verena schaut die Leute dann direkt an und sagt, ziemlich sportlich und fröhlich: »Och, danke! Mir geht es eigentlich ziemlich gut! Ich hoffe, Ihnen auch.«

Mit einem Schlag läuft dann auf dem Krankenhausflur ein anderer Film ab. Kein Schwarz-weiß mehr, sondern Farbe. Dann weht plötzlich ein anderer Wind, der auch die Ärzte und Krankenschwestern erfasst. Und ihnen diese Botschaft zuweht: Auch von einem Krebspatienten kann eine Menge positiver Energie ausgehen. Der kommt nicht aus dem Fahrstuhl geschlichen. Der kommt per pedes die Treppe hoch! Und sagt doch tatsächlich, dass es ihm ja eigentlich recht ordentlich geht.

Genau dabei werden Schalter umgelegt.

Auch ich kann mir lediglich vorstellen, wie ungeheuer schwierig es sein muss, sich so eine Energie zu bewahren. Sich so zu geben und so zu sein: positiv und nach vorn schauend und dabei auch noch die anderen ansteckend. Und ja, ich kann auf der anderen Seite auch jeden Patienten sehr, sehr gut verstehen, der die Schultern hängen lässt. Der müde im Warteraum sitzt und nicht mehr kann. Es ist mehr als verständlich. Es ist zutiefst menschlich.

Und doch bin auch ich mir sicher, dass der Sport viel bewirken kann. Nicht nur in den Zellen, im Blut, in den befallenen wie nicht befallenen Organen, sondern eben und vor allem auch im Kopf. Wer sich nur ein bisschen bewegt, wer den Mut und die Kraft aufbringt zu tun, was in seiner Macht steht – der bewegt sich auch hinaus aus der Opferrolle. Der definiert sich nicht nur über die Krankheit, über das Schwere, das ihr anlastet. Der macht was. Der signalisiert sich und den anderen etwas. Der ist nicht passiv, sondern aktiv. Und gerade Sport und Bewegung gehören ja zu den wenigen Dingen, die man bei der Therapie selbst gestalten kann.

Die Medikamente, Spritzen, Bestrahlungen – man muss sie entgegennehmen, erdulden, ertragen. Beim Thema Sport aber kann ein jeder fast jederzeit und überall selbst entscheiden: Mache ich jetzt die eine Übung – oder keine? Mache ich vielleicht noch eine zweite, eine dritte, eine vierte?

Packe ich es also an? Oder mache ich das, was in der Regel alle Kurven nur noch weiter sinken lässt – nichts?

Ich weiß, ich habe gut reden. Als Ko-Betroffener. Als einer, dem die Geschwulst nicht in der Brust sitzt. Nicht in der Lunge, nicht in der Leber, nicht im Magen, nicht im Darm, nicht in der Bauchspeicheldrüse, nicht in den Knochen.

Und doch weiß ich durch meine Gespräche, Recherchen und Erlebnisse, dass in der modernen Onkologie auch hier ein Umdenken stattfindet. Früher wurden die Patienten mit dem Krankenwagen zur Chemo gefahren. Heute sagt man ihnen: »Wenn Sie es schaffen, laufen Sie am besten zum Behandlungszimmer und dann auch wieder raus. Und wer kann, fährt am besten mit dem Fahrrad zur Klinik.«

Ich kann es mir am Ende auch so erklären, auf ganz einfache und volksweise Art: Was hilft am besten, wenn du mit Verspannungen im Büro sitzt? Was hilft am besten, wenn du einen steifen Rücken hast? Was hilft wirklich und ebenfalls am besten, wenn du einen Kater hast? Und was bringt dich wieder auf die Beine, wenn du nach einer Operation zwei Wochen im Krankenhaus lagst?

Nun, sagen wir es so: Mit ein bisschen Bewegung an der frischen Luft sieht die Welt immer schon wieder ganz anders aus.

Was kann ich Ihnen als Trainerin nun konkret sagen und empfehlen? Außer dass allein schon ein bisschen Bewegung wirklich dabei hilft, durch diese Zeiten der Krankheit zu gehen? Außer dass ein wenig Sport ebenfalls wirklich dabei hilft, nach harten Befundgesprächen einen klaren Kopf zu bekommen? Außer dass er ein gutes Ventil in dunklen Stunden ist – und darüber hinaus nicht nur für Körper, Nerven und Psyche wie Balsam wirkt, sondern in so einer Situation auch jeder Beziehung bestimmt nicht schadet?

An einer wahren Liebe vermag der Krebs nicht zu kratzen. Doch er kann Freundschaften ins Wanken bringen, Freunde in die Flucht schlagen und auch jenes feine Geflecht zwischen dem Lebenspartner und einem selbst schon mal empfindlich berühren. Es ist oft nicht leicht. Und so treu und stark, so unerschütterlich und unermüdlich mir Achim zur Seite steht und sosehr ich ihn liebe, manchmal liegen die Nerven einfach blank. Bei beiden. Dass man sich manchmal auch anfährt. Dass der eine den anderen irgendwann auch mal ankeift: »Jetzt reicht's aber! Jetzt hör doch mal auf!« Es ist ganz normal. Aber genau dann wirken diese beiden wunderbaren und meist sogar kostenlosen Mittelchen eben auch Wunder – der Sport und die Bewegung.

Ich gehe meist erst mal eine Runde laufen, falls die Luft mal dicker werden sollte. Das besänftigt und chillt ungemein. Doch meist gehe ich gar nicht erst an die Decke – eben weil ich gerade ein bisschen laufen war. Bewegung senkt nun mal am Ende den Puls, macht gelassener. Und ja, Bewegung kann sogar die Liebe kitten, wenn der dämliche Krebs manchmal nur noch tierisch nervt.

Aber, bitte: Lassen Sie sich von meinem leisen Aufruf zu ein bisschen Bewegung nicht unter Druck setzen. Bloß nicht! Druck ist nicht gut. Versuchen Sie lieber, die Bewegung als Freund zu betrachten. Als Weggefährten.

Schauen Sie, woher Sie kommen. Überlegen Sie, wie viel Sport Sie in Ihrem Leben getrieben haben. Bedenken Sie Ihr Alter, Ihre allgemeine Fitness. Und suchen Sie sich dann ein passendes Pensum aus. Probieren Sie es. Langsam. Gemächlich. Dann ein wenig steigern. Ein ganz klein bisschen – wer mag.

Wer etwas machen will, aber unsicher ist, dem hilft es ganz sicher, sich Rat zu holen. Bei einem Fitnesstrainer, in einem Bewegungsprogramm. Sie werden heutzutage immer mehr angeboten, eben auch in den Krankenhäusern.

Denken Sie nicht leistungsorientiert. Das ist Quatsch. Es geht nicht darum, die fünf Kilometer zu schaffen. Es geht nicht darum, die drei Kilo mehr zu wuchten, die zwei Kilo abzunehmen oder wieder auf die Rippen zu bekommen. Es geht auch nicht darum, anderen oder sich selbst etwas zu beweisen. All das zählt nicht. Es zählt nur eines: dass Sie sich besser fühlen. Nehmen Sie die Bewegung darum wie eine gute Pille. Sie kommt ganz ohne Chemie aus. Ohne Überweisung, ohne Wartezimmer. Ohne den Geruch der Krankheit. Und vor allem: ohne Nebenwirkungen.

Was noch?

Machen Sie nur, was Ihnen Spaß macht. Wer keinen Spaß an der Art und Weise der Bewegung hat, wird auch nicht dabeibleiben. Denken Sie daran, dass man Liegestütze auch in der Hocke oder an der Wand machen kann. Sie sind dann halb so schwer, aber tun genauso gut. Denken Sie auch daran, dass jede einzelne Bewegung im Grunde schon Sport ist. Jede Stufe, die Sie nehmen. Jeder Teich, den Sie umrunden. Jede Einkaufstasche, die Sie tragen.

Sie brauchen dafür nur Ihren Körper. Und nur den einen Satz, der so einfach wie wahr ist: Use it or lose it.

Auch ich habe mich von jeder Form, von jedem Streben nach Leistung inzwischen ganz verabschiedet. Der Waschbrettbauch ist mir egal, der noch besser definierte Muskel mir völlig schnuppe. Und so haben wir es schon bei den Work-outs immer gemacht. Nicht der Härteste, Durchtrainierteste und Fitteste bekam von der Gruppe den Applaus – sondern der, der eigentlich nicht mehr konnte, aber eben doch noch einmal den Medizinball anhob. Der noch eine ganz kleine letzte Runde packte.

Der, der die eine Kniebeuge mehr machte.

Auch muss ich mich nicht mehr jeden Tag so heftig bewegen und bis an meine Grenzen gehen. Ich setze auch mal einen Tag aus. Oder gehe spazieren. Es geht um die Balance.

Vor Kurzem wurde meine Therapie in Hamburg umgestellt, wurde die Medikation verschärft. Ich trug noch das Pflaster der Injektion auf dem Bauch, als ich mich am selben Abend auf das Laufband stellte, das inzwischen bei Achim und mir im Keller steht. Dann schaltete ich es an und begann zu laufen. Das Implantat und das genau in diesem Moment in meinen Körper und meine Zellen ausströmende Medikament verrichteten ihren Dienst, verrichteten diesen hoffentlich sehr gut und mit Wucht gegen den Krebs – und es war, als würde ich diesen Prozess beim Laufen nur unterstützen. Erst dachte ich noch daran. Dachte daran, wie die Hormonblocker dem Krebs den Saft abdrehen würden. Dachte daran, was der Arzt am Nachmittag noch gesagt hatte. Dachte an Achim, der nach Berlin musste. Dachte an die Katzen.

Doch dann dachte ich irgendwann an nichts mehr. Lief nur noch und ließ es laufen. Und dann fühlte es sich, nach einiger Zeit, beinahe so an, als würde ich schweben. Da war kein Gewicht mehr, keine Last. Kein Denken und kein Grübeln. Es geschah mühelos wie ein absolut natürliches, Millionen Jahre altes Manöver. Ich lief und fühlte mich gut. Lief und atmete und war völlig und ohne Zweifel in höchstem Maße lebendig.

Manchmal mache ich heute nur eine halbe Stunde Yoga am Tag. Dann, vielleicht zwei Tage später, gehe ich wieder an meine Grenzen. Und manchmal auch ein wenig darüber hinaus. Wenn ich will, wenn ich mich gerade danach fühle. Dann hebe ich auch mal die ganz schweren Hanteln und bringe meinen Kopf und meinen Körper dazu, über sich hinauszuwachsen.

Ich denke, dass es meinem Immunsystem nicht schaden kann, ab und zu auch solche Reize zu bekommen. Hey, wach auf! Wir haben noch was zu tun! Los jetzt, wir machen Goliath zusammen klein! Ja, wir kriegen ihn erst klein, dann noch kleiner und dann kaputt!

Aber dann will ich mich ausruhen. Und genau so mache ich es jetzt. Aus dem Instinkt heraus, wie es mir gefällt. Nicht mehr, nicht weniger. Und ich denke, dass darin am Ende die Kunst jeder Form der Bewegung liegt. In der Dosierung. Sie liegt in der Natürlichkeit, mit der wir sie ausführen. Sie liegt nicht in der Schwere, sondern in der Lust und Leichtigkeit, mit der wir sie erleben. Und womöglich habe ich ein halbes Sportleben gebraucht, um an diesen Punkt zu kommen.

Manchmal muss ich an Picasso denken. Der hat ja mal gesagt, dass er ein ganzes Leben dafür gebraucht hat, um wieder so zu malen wie die Kinder. Und vielleicht ist es genau das, was der Physiotherapeut damals meinte. Nämlich die Kunst zu beherrschen, sich an der puren Bewegung zu erfreuen und ihr nachzugehen wie die Kinder.

Die stehen zu viert im Sommer auf einer Wiese, spielen ein bisschen rum, palavern und sehen am Ufer des Sees plötzlich einen Baum. Und dann schreit irgendwann eines der Kinder:

»Wer Erster ist!«

Und nun springen sie auf und rennen los. Alle vier. Wie aus heiterem Himmel. Wetzen, pesen, rasen über die Wiese, stolpern, stehen auf, jagen sich weiter. Sie lachen dabei, sie kreischen und prusten. Und dann kommen sie, völlig aus der Puste, am Seeufer an, am Baum.

Natürlich spielt es keine Rolle, wer der Erste ist. Es spielt überhaupt keine Rolle. Sie sind gelaufen, sind gerannt, aus der blanken Freude heraus, am Leben zu sein. Alles andere zählt nicht. Alles andere ufert im Leistungssport aus. In der Gier nach Sieg, in der Drangsalierung zur Steigerung.

Darum aber geht es nicht. Es ging nie darum, und es wird nie wirklich darum gehen. Es ist ein bisschen schnöde. Ein wenig poesielos.

Die Kinder sind da schlauer. Sie rennen des Laufens wegen. Sie rennen des Lebens wegen. Und dabei sind sie unsterblich.

So will ich es auch halten. Genau so.

10

Plädoyer für mehr Sport bei Krebs

Die einzige Therapie ohne Nebenwirkungen

Von Joachim Wiskemann

Privatdozent Dr. Joachim Wiskemann ist Sportwissenschaftler und Leiter der Arbeitsgruppe Onkologische Sport- und Bewegungstherapie am Nationalen Centrum für Tumorerkrankungen (NCT) in Heidelberg. Hier schreibt er über Bewegung als Therapie bei der Krebsbehandlung und Sport in einer Architektur mit Aktivitätscharakter.

Sport mit Krebskranken – da stehen wir vor verschiedenen Herausforderungen. Grundsätzlich gilt Folgendes bei Krebspatienten unter Therapie genauso wie im Alltag von Gesunden: Wir bewegen uns heute viel zu wenig. Das liegt daran, dass Bewegung im eigentlichen Sinne nicht mehr lebensnotwendig ist. Wir haben uns für alles Hilfsmittel geschaffen. Wir fahren mit dem Auto, statt zu laufen. Wir müssen unsere Muskeln nicht mehr nutzen, um etwas Essbares zu bekommen.

Darüber haben wir allerdings vergessen, wie motorisch außergewöhnlich und großartig der Mensch angelegt ist und was er alles kann. Das Bewusstsein dafür muss in der Gesamtbevölkerung wieder geweckt werden. Ob jemand krebskrank ist oder nicht – erst einmal geht es darum, die Wichtigkeit der Bewegung wiederzuerkennen und anschließend Bewegung in den Alltag zu integrieren, sprich den eigenen Schweinehund zu überwinden.

Natürlich weiß heute jeder, dass Bewegung und Sport gesund

sind. Aber dass Bewegung auch ein höchst wirkungsvoller Bestandteil der Krebstherapie ist, das wissen oft nicht einmal Fachleute. Wir haben über die Universität viel Kontakt zu Ärzten in der Ausbildung. Da erfahre ich einiges über den aktuellen Wissensstand. Etwa die Hälfte der jungen Ärzte weiß das noch nicht. Wir hören auch immer wieder noch von Patienten, die zu uns ins NCT kommen, dass ihr behandelnder Onkologe ihnen nach der Diagnose als Erstes Schonung verordnet hat. Das ist aus wissenschaftlicher Sicht wirklich nur eines: fahrlässig.

Wir müssen deshalb erst einmal aufklären, wie wichtig Bewegung während der Therapie ist. (siehe Kapitel 11, Seite 254 ff.) Dann helfen wir mit einem gezielten individuellen Programm, das ein fester Bestandteil des Behandlungskonzepts ist. Das A und O ist jedoch erst einmal die Aktivierung. Also die Frage, wie schaffen wir es, dass die Patienten überhaupt aktiv werden.

Keine unerwünschten Nebenwirkungen

Aus meiner Sicht hat Bewegung als Therapie in der Onkologie inzwischen Platz zwei erreicht. Die Nummer eins bleibt selbstverständlich die schulmedizinische Grundversorgung. Daran besteht kein Zweifel. Doch körperliche Aktivitäten haben so viele unglaublich positive Effekte, dass man sie nicht einfach ignorieren darf – und das ohne irgendwelche gravierenden Nebenwirkungen. Es gibt jedoch Situationen, in denen die Bewegung deutlich an die aktuelle Krankheitssituation angepasst werden muss. Zum Beispiel wenn die Krebserkrankung in die Knochen gestreut hat. Auch in sehr hohem Alter kann es Einschränkungen geben. Aber dann sehen wir sehr genau hin und kontrollieren das Bewegungspensum so, dass die Patienten so gut wie kein Risiko eingehen. Und auch hier gilt: Leider ist es ein gängiges Vorurteil, dass man sich im Alter oder bei Vorhandensein von Knochenmetastasen schonen muss.

Wir haben hier manchmal über 90-Jährige, die vor allem mit Muskelaufbau unheimlich viel erreichen. Ansonsten hat Bewegung allein den »Nachteil«, dass es sie weder als Tablette noch als Infusion gibt. Das wird auch zukünftig nicht gelingen. Und das wollen wir auch gar nicht – denn Sport bringt ganz viel soziales Miteinander mit sich. Darum: Jeder muss selber etwas tun.

Aufklärung als Motivationshilfe

Ob die Patienten dazu bereit sind, körperlich aktiv zu sein, hängt meistens von den Erfahrungen ab, die sie in ihrem Leben mit Bewegung gemacht haben. Wir kennen drei verschiedene Reaktionen. Wer schon vor der Erkrankung körperlich aktiv war, ist meist gut zu motivieren. Das trifft etwa auf ein Drittel zu. Dann gibt es ein weiteres Drittel: Hier sagen die Betroffenen, dass ich ihnen mit Bewegung und Sport gar nicht erst kommen soll. Sie messen dem Thema trotz des Wissens, das darüber existiert, keine Bedeutung zu. Und diese Patienten lasse ich dann auch in Ruhe. Die wichtigste und herausforderndste Gruppe sind die Unentschiedenen. Für sie ist die Krebsdiagnose ein Schuss vor den Bug. Sie wissen, dass sie ihr Leben künftig ändern müssen. Und darüber sind sie zu motivieren.

Damit das gelingt, klären wir sie über die Zusammenhänge auf. Denn Bewegung und Sport haben nicht nur körperlich, sondern auch psychologisch positive Effekte. Sobald die Patienten das merken, kommt die Motivation von selbst. Sportler kennen das, Nichtsportler können es lernen. Eine gut dosierte Trainingseinheit reicht!

Ich habe das selbst in einer schwierigen Phase meines Lebens erfahren. Ich war als Kind im Fußballverein, später habe ich Volleyball bis auf nationaler Ebene gespielt. Als ich 14 war, trennten sich meine Eltern. Ich habe in dieser Zeit sehr gelitten und fand Halt im Sport. So etwas prägt. Was mir der Sport und die Bewegung gegeben haben, möchte ich meinen Patienten im täglichen Umgang vermitteln und motoviert mich zu dieser Arbeit.

Bald eine Standardbehandlung bei Krebs

Bewegung wird wahrscheinlich bald zur Standardbehandlung bei Krebs gehören. Wir sind kurz davor. Die Deutsche Krebsgesellschaft hat uns gerade die Rückmeldung gegeben, dass wir eine Leitlinie für Bewegungstherapie in der Onkologie schreiben dürfen. Damit ist eine erste Hürde genommen, um auch vermehrt und routinemäßig in andere ärztliche Leitlinien aufgenommen zu werden.

Die wissenschaftlichen Erkenntnisse sind dabei unbestritten. Ein wichtiger Grund für die Legitimation. Bis es so weit ist, müssen wir allerdings noch ein mehrstufiges Verfahren durchlaufen. Aber ich bin sehr optimistisch. In drei Jahren könnte es so weit sein.

Wir forschen in dieser Zeit natürlich weiter. Die neueste Entwicklung besteht darin, dass wir Knochen gezielt mit Bewegung stärken. Das hat einen Hintergrund: Damit die Knochen bei Metastasen oder während einer Antihormonbehandlung stark bleiben, müssen sie beispielsweise vermehrt Kalzium einlagern und muskuläre Stabilität erhalten. Durch Bewegung können wir dazu beitragen. Schon mikroskopisch kleine Biegungen der Knochen führen dazu, dass der Knochen mehr Stabilität durch Anpassungsprozesse aufbaut. Genau das wollen wir uns zunutze machen. Zusammen mit Kollegen der Radiologie haben wir ein spezielles Trainingsprogramm entwickelt, das dies bewerkstelligen soll. Die Effekte sind enorm. Die Patienten werden davon natürlich nicht gesund – das muss die onkologische Therapie schaffen –, aber sie haben weniger Schmerzen und fühlen sich viel besser.

Da ist Bewegung drin

Das Sich-besser-Fühlen hat im NCT einen großen Stellenwert. Wie auch Verena und Achim es gleich bemerkten: Schon der Baustil des Gebäudes setzt Prioritäten. Im Zentrum der Empfangshalle befindet sich eine große, offene Treppe. Es gibt keine Rolltreppen. Fahrstühle sind zwar vorhanden, verleiten aber nicht gleich auf den ersten Blick zum Treppenvermeiden.

Wir wollen sprichwörtlich Bewegung im Haus haben. Unsere Therapiegruppen laufen regelmäßig über die Treppen – rauf und runter. Man soll sich hier treffen, sich grüßen und aufeinander zugehen. Bewegung ist nicht nur körperliches Training. Bewegung ist das Leben. Professoren und Patienten gehen sich nicht aus dem Weg. Und so ist dieses Haus gemeint: eine Architektur mit Aktivitätscharakter.

11

Bewegung

Warum selbst kleinste Übungen Großes bewirken

Dass Sport auch bei Krebs hilft – Hand aufs Herz, es stimmt! Auf den folgenden Seiten wollen wir Sie, zusammen mit Privatdozent Dr. Joachim Wiskemann, darüber genauer informieren und Sie mit den wichtigsten Fakten vertraut machen. Was bewirkt Bewegung bei Krebs im Körper? Was ist bei welcher Erkrankung am besten? Wie können Sie ein persönliches Pensum an Aktivität in Ihr Leben bringen? Picken Sie sich das Passende heraus. Und erfahren Sie, warum Sport sogar Ihre Gene motivieren kann, Gutes zu tun.

Sport bei Krebs: Wie die große Mobilmachung der Zellen den Körper stärkt und schützt

Es ist noch gar nicht lange her, da galt für Menschen mit der Diagnose Krebs das Motto: Hauptsache Ruhe. »Schonen Sie sich«, hieß es. Die Angst war groß, dass jegliche körperliche Aktivität den ohnehin geschwächten Organismus noch schwächer machen könnte. Also bloß kein Risiko eingehen. Sich hinlegen und warten, bis der Körper sich bestenfalls von allein erholt. Mit Nichtstun, so die Überlegungen, war man zumindest auf der sicheren Seite. Das lernten und glaubten Generationen von Ärzten noch bis in die 80er- und 90er-Jahre des letzten Jahrtausends hinein. Doch das änderte sich bald. Es fand ein regelrechter Paradigmenwechsel statt, nachdem immer mehr Studien zeigten, dass genau das Gegenteil der Fall ist.

Moderate Bewegung wirkt so umfassend auf den ganzen Körper, wie es kein einzelnes Medikament vermag – und das komplett ohne Risiken und Nebenwirkungen. Krebspatienten gehören heute nicht mehr ins Bett, sondern möglichst schnell in Sportschuhe. Angemessen dosierte Bewegung und Sport trösten, heben die Stimmung, stärken die Zellen, lindern Schlafstörungen, Komplikationen und Nebenwirkungen von Chemo- oder Strahlentherapien und helfen auch gegen die quälende Müdigkeit. In vielen Fällen kann die Mobilmachung der Zellen durch körperliche Aktivitäten das Leben sogar verlängern. Hinzu kommt ein wichtiger psychologischer Aspekt: Bewegung macht Mut für die Zeit während der Erkrankung und danach.

Warum Bewegung während der ganzen Behandlung wichtig ist

Am Nationalen Tumorzentrum (NCT) in Heidelberg beruft man sich auf mehr als 700 Studien, welche die Effekte von Sport und Bewegungstherapie an mehr als 50 000 Krebspatienten vor, während und nach einer onkologischen Behandlung untersucht haben. Die Daten zeigen, dass sich bei zahlreichen Krankheitsbildern krankheits- und therapiebedingte Belastungen durch regelmäßige Bewegung deutlich reduzieren oder sogar verhindern lassen.

Mehr Menschen als je zuvor überleben heute ihre Krebserkrankung – und es werden wahrscheinlich auch weiterhin mehr. Denn riesige Fortschritte im Bereich der Forschung, der Früherkennung, der Diagnose, der Therapien und der Nachsorge haben die Chancen für Krebspatienten in den letzten 40 bis 50 Jahren so weit verbessert, dass mehr als die Hälfte aller Betroffenen damit rechnen darf, dauerhaft geheilt zu werden. Und: Von der Diagnose über den Verlauf bis zum Rückfallrisiko – Bewegung spielt während des gesamten Prozesses eine entscheidende Rolle.

Um diese Frage zu beantworten, stützt sich die Forschung bei Brust-, Darm- und Prostatakrebs auf große Beobachtungsstudien, wie der NCT-Ratgeber *Sport, Bewegung und Krebs* berichtet. So zeigte demnach zum Beispiel eine Übersichtsarbeit zu Daten von mehr als 12 000 Brustkrebspatientinnen, deren Krebs keine Metastasen gebildet hatte, dass Bewegung die »krebsspezifische Sterblichkeit«, also die Wahrscheinlichkeit, an der Erkrankung zu sterben, um 34 Prozent reduziert. Dafür sind nicht mehr als drei Stunden zügiges Walken – oder eine andere Bewegungsform, die im gleichen Umfang Energieverbraucht – pro Woche nötig.

Beim Darmkrebs kann das Risiko, daran zu sterben, um 61 Prozent gesenkt werden, wie Vergleiche von Patienten, die am meisten Sport machten, mit solchen, die am wenigsten aktiv sind, zeigten. Um das zu erreichen, müssen Darmkrebspatienten etwa sechs Stunden pro Woche zügig walken.

Erste Studien bei Patienten mit Prostatakarzinom bewiesen ebenfalls die positive Wirkung des Sports auf die Erkrankung. Männer, die sich mehr als drei Stunden pro Woche körperlich anstrengen, kamen dem Ratgeber zufolge auf eine um 61 Prozent niedrigere krebsspezifische Sterblichkeitsrate. Am besten schnitten diejenigen ab, die sich sowohl vor der Diagnose als auch danach während der Therapie viel bewegt haben.

Wer sein Leben lang auf gesunde Weise Sport getrieben hat, ist besser geschützt. Doch das ist kein Grund, im höheren Alter nicht damit anzufangen. Denn auch bei Späteinsteigern verringert sich das Risiko im Vergleich zu Gleichaltrigen, die nicht körperlich aktiv sind. Selbst bei Patienten, die ihr Leben lang überhaupt keinen Sport getrieben haben, kann der Einstieg in leichte Bewegungsprogramme Tumore schwächen, die Rückfallgefahr reduzieren und die Chancen auf eine dauerhafte Heilung erhöhen.

Die Devise »Je mehr Sport, desto besser der Effekt« darf allerdings nicht dazu führen, dass man sich überfordert. Was für Menschen gilt, die ihr Leben lang viel Sport getrieben haben, lässt sich nicht unbedingt auf Anfänger übertragen. Jedes Programm muss daher an die individuellen Fähigkeiten des einzelnen Patienten angepasst werden. Kommen Elemente von Kraft-, Ausdauer-, Flexibilitäts- und Koordinationstraining zusammen, hat sich das als besonders vorteilhaft erwiesen. Eine optimale Unterstützung dazu ist auch eine gesunde Ernährung (siehe auch das Kapitel über Ernährung, Seite 151 ff.).

Wie gut Bewegung im Einzelnen wirkt

Ausdauertraining: Nach zwei bis vier Wochen werden selbst Anfänger belastbarer. Das zeigt sich an der seelischen Verfassung, im Hormon-, Nerven-, Herz-Kreislauf- und Atmungssystem. Gut geeignet sind Walken, Schwimmen und Radfahren. Das individuell angemessene Maß für leichte körperliche Aktivität gibt die Regel »Laufen ohne Schnaufen« vor. Das heißt, dass jemand sich beim Training noch gut mit jemand anderem unterhalten kann, ohne dass ihm die Puste ausgeht. Klappt das nicht mehr so locker, ist der Übergang zum moderaten Training geschafft. Von einer anstrengenden Aktivität spricht man, wenn Reden nebenbei unmöglich ist. Zum Einstieg sind ein paar Minuten am Stück ein gutes Ziel. Mit kleinen Pausen sollte man dann mit der Zeit auf 30 bis 60 Minuten kommen.

Onko-Walking als Teil des Ausdauertrainings: Ob einzeln oder in der Gruppe – Onko-Walking als Sportart wurde auf der Basis neuer Studien und Erfahrungen aus der Praxis speziell für Krebspatienten entwickelt. Dabei handelt es sich um sportliches Spazierengehen, das auch für Patienten geeignet ist, die in ihrer Leistungsfähigkeit stark eingeschränkt sind. Sie gewinnen durch diese Form des Walkens neue Lebensqualität. Da alle anderen Trainingsformen in der Regel drinnen gemacht werden und nicht in erster Linie die

Ausdauer fördern, ist Onko-Walking eine gute Ergänzung zu allen anderen Bewegungsformen. Es wird in vielen Krankenhäusern, Vereinen und Selbsthilfegruppen angeboten. Mehr Informationen finden Sie unter www.netzwerk-onkoaktiv.de.

Krafttraining: Eine Krebstherapie kostet Kraft. Viele Patienten sind krankheitsbedingt so müde, dass sie sich kaum noch bewegen können und Muskelmasse verlieren. Muskelaufbau hilft nicht nur, den Alltag wieder zu schaffen, sondern – insbesondere bei Prostata- und Brustkrebs – die Nebenwirkungen der Medikamente zu mindern. Erste Effekte zeigen sich meist schnell. Der Haupteffekt besteht am Anfang darin, die intra- und die intermuskuläre Koordination zu verbessern. Die Muskelfasern vergrößern sich schon nach ein paar Wochen. Das Vertrauen in den Körper wird wiederhergestellt. Eine starke Muskulatur schützt und stärkt Knochen und Bänder und senkt das Osteoporose-Risiko. Doch auch hier ist Vorsicht geboten. Während der Therapie ist es für Maximalkrafttraining noch zu früh. Das kann erst in der Nachsorgephase Wirkung zeigen. Beim Krafttraining ist es wichtig, immer eine Phase der Regeneration einzuplanen.

Koordinationstraining als Sturzprophylaxe und Symptomreduktion sowie bei Problemen mit der sogenannten CIPN (Chemotherapie-induzierten peripheren Polyneuropathie): Es lässt sich einfach und ohne Verletzungsrisiko umsetzen – das gilt auch in der akuten Phase, in der man sonst vorsichtig sein sollte. Bereits am ersten Tag nach der Operation lassen sich das Gleichgewicht und die Koordinationsfähigkeit zwischen einzelnen Muskeln trainieren, indem die Patienten gezielt Alltagsbewegungen machen, wie sie zum Beispiel beim Gehen erforderlich sind – und zwar langsam in aller Ruhe. Je abwechslungsreicher das Programm, desto größer die Wirkung.

Beweglichkeitstraining: Ob Schmerzen, Muskelverkürzungen oder schlechte Durchblutung – solche Symptome verbessern sich, wenn der Körper wieder beweglich wird. Spezielle Übungen werden unter Anleitung entweder allein oder mit einem Partner gemacht.

Andere Sportarten: Wer immer Sport getrieben hat, sollte es ruhig weitermachen – wenn der Gesundheitszustand dies zulässt. Welches Training im Einzelnen wann für wen am besten ist, lässt sich nicht pauschal sagen. Es hängt vom individuellen Fitness- und Krankheitszustand ab, der bei jedem Patienten unterschiedlich ist. Sportler haben in der Regel ein sehr gutes Gefühl für ihren Körper. Sie wissen, was sie ihm wann zumuten können. Dann spricht auch nichts gegen Tennis, Tanzen, Turnen, Fußball, Rudern oder andere Sportarten.

Für alle Sportarten und Bewegungsformen gilt: Krebspatienten sollten sich von Experten per Test genau einstufen und beraten lassen, um das für sie optimale Maß zu finden. Über das Netzwerk OnkoAktiv sowie das Heidelberger NCT finden Patienten Tumorzentren sowie Trainings- und Therapieinstitutionen, die die Qualitätsstandards für eine professionelle Betreuung erfüllen (www.netzwerk-onkoaktiv.de und www.nct-heidelberg.de/bewegung).

Ich und Sport? Das sagen Patienten.

Was bringt Sport Betroffenen im täglichen Leben? Wie wirkt sich mehr Aktivität konkret aus? Das NCT hat Krebskranke gefragt, die während ihrer Therapie unter professioneller Anleitung an Sport- und Bewegungsprogrammen teilgenommen haben. Lesen Sie selbst, was diese Menschen zu sagen haben.

Razieh, 72, Brustkrebs: »Meine Schmerzen haben sich gebessert.«

»Ich habe immer viel Sport gemacht und nach der Behandlung mit sanftem Stretching und Entspannung langsam wieder angefangen. Ich fand das sehr gut – vor allem die Hinwendung der Therapeuten. Obwohl ich mich früher lange gegen Krafttraining gewehrt habe und Fitnessstudios ganz furchtbar fand, wurde ich so sanft dahingeführt, dass ich jetzt schon ein halbes Jahr dabei bin. Wer nur zwei oder drei Sitzungen mitmacht, wird mitgerissen. Die Betreuung ist hier fantastisch. Meine Schmerzen in den Knochenbereichen haben sich tatsächlich gebessert.«

Marion, 52, Brustkrebs: »Lachen, Gespräche, weniger Nebenwirkungen«

»Diagnose Krebs, Chemo, Operation, Bestrahlung – das war so viel, dass ich unbedingt etwas tun musste, damit es mir besser geht. Ich habe mich dann fürs Bewegungsprogramm eingeschrieben. Das war noch viel mehr als Sport. Es war lustig – mit viel Lachen und Gesprächen nicht nur über die Krankheit. Da ich vorher nie Sport getrieben habe, musste ich mir in den Hintern treten, um mich aufzuraffen. Doch auch wenn es schwerfällt – man bekommt alles zurück. Ich hatte weniger Nebenwirkungen und fühlte mich viel fitter. Man tut sich mit Bewegung wirklich etwas Gutes.«

Renate, 65, Brustkrebs: »Nicht nur auf Medikamente vertrauen«

»Meine Prognose war nicht gut, aber der Sport hat mir geholfen. Ob Yoga, Krafttraining, Rudern, Stretching oder Dehnen – ich kann mir hier selbst heraussuchen, was ich mag, und hatte bisher immer positive Rückkopplungen. Das Beste ist für mich: Ich kann selber etwas tun und muss nicht nur auf die Medikamente vertrauen.«

Ilse, 67, Darmkrebs: »Gestärkt zurück ins Leben«

»Nach meinem Krankenhausaufenthalt hatte ich stark abgebaut und stecke jetzt mitten in der Chemo. Je mehr Zyklen ich bekomme, desto schlimmer wurde es. Inzwischen komme ich aber langsam wieder zu Kräften. Sport und Bewegung helfen mir dabei. Mein Ziel: Ich möchte wieder Fahrrad fahren und Muskeln aufbauen, um in mein ganz normales Leben zurückkehren zu können.«

Annekathrin, 60, Bauchspeicheldrüsenkrebs: »Wieder Mensch sein, nicht mehr Opfer«

»Ich hatte nach der Krebsdiagnose zwei Operationen, intensive Chemotherapien und war in der Rehaklinik. Mein Körper war so geschwächt und sensibel, dass ich gar nicht mehr gehofft hatte, überhaupt wieder zu Kräften zu kommen. Es ging für mich erst einmal darum, wieder stark genug für den Alltag zu werden. Sport war für mich die beste Entscheidung, die ich treffen konnte. Es tat unheimlich gut zu spüren, dass der Körper mehr ist als die Krankheit. Dass ich mich endlich wieder als Mensch und nicht mehr als Opfer fühlen konnte. Das macht Mut und hilft ungemein, um in den Alltag zurückzukommen.«

Klaus, 59, Darmkrebs: »Sport zeigt, dass es weitergeht.«

»Mein Sport ist für mich ein Schritt zurück ins Leben, der mir zeigt, dass die Krankheit überwunden ist. Dass es weitergeht. Krebs bedeutet für mich nicht mehr Tod, sondern Leben. Krebs ist kein Todesurteil, es ist eine Krankheit. Ja, das ist etwas hinderlich, aber Krebs ist nicht der Tod. Ich komme beim Training mit anderen Menschen zusammen. Das macht Spaß. Man trifft sich zwei- bis dreimal die Woche und tauscht sich aus. Ich bin unheimlich gerne hier. Die Trainer sind eng verzahnt mit dem NCT. Das macht Sinn. Wenn mal etwas ist, finde ich hier im Haus alles, was ich brauche. Ich bin dankbar, in einem Land zu leben, in dem die Krebstherapie bezahlt wird. Aufgeben ist keine Option.«

Gotthard, 81, Magenkrebs: »Ich habe wieder laufen gelernt.«

»Nach meiner Krebserkrankung war ich so geschwächt, dass ich kaum noch gehen konnte. Ich brauchte einen Rollator und humpelte mühsam herum. Das Sport- und Bewegungsprogramm tut mir bis heute gut. Ich habe damit sprichwörtlich wieder laufen gelernt. Selbst Treppensteigen wird immer besser. Das Spektrum der Übungen ist weit gefächert. Da ist für jeden etwas Passendes dabei. Ich kann es nur empfehlen.«

Rainer, 66, Multiples Myelom: »Große Fortschritte in kurzer Zeit«

»Nach einer aufwendigen Operation bin ich jetzt seit eineinhalb Monaten hier und mache zweimal in der Woche ein individuelles Trainingsprogramm. Ich kann schon jetzt sagen, dass ich große Fortschritte gemacht habe. Mein Ziel ist es, wieder mobil zu werden und meine Lebensqualität zu verbessern. Der Sport hier ist eine tolle Sache. Ich finde das klasse.«

Christiane, 62, Brustkrebs: »Vertrauen in den Körper kehrt zurück.«

»Ich war schon vor meiner Krankheit sehr sportlich und konnte nach Operation und Bestrahlung schnell wieder aktiv werden. Der Sport hat mir geholfen, die Therapien ohne Nebenwirkungen zu überstehen. Wie gut man sich fühlt, wenn es gelingt, die eigene Leistung zu steigern, weiß ich aus meiner früheren Erfahrung mit Sport. Daran konnte ich während der Behandlung anknüpfen. Jede Leistungssteigerung tut mir auch heute gut. Das Vertrauen in den eigenen Körper kehrt zurück. Ich fühle mich leistungsfähiger und werde hier in angenehmer Atmosphäre sehr gut begleitet.«

Sandra Otto: Mit Sport zurück ins Leben

Niemand weiß, wie lange das Leben noch weitergeht – doch das ist kein Grund, sich nicht mehr zu bewegen. Viele Spitzen- und Freizeitsportler haben eindrucksvoll gezeigt, wie sie durch ihren Sport zurück ins Leben gelangten. So bekannte die Hobbyläuferin, Wissenschaftlerin und Buchautorin Sandra Otto: »Ohne Laufen wäre ich heute vermutlich tot.« Mit 34 Jahren erhielt sie die niederschmetternde Diagnose Brustkrebs. Sie fiel in ein tiefes Loch, bis sie erkannte, dass das nicht weiterhilft. Aber wie kommt man in einer solchen Situation wieder auf die Beine? Sandra Otto besann sich auf ihre Leidenschaft fürs Laufen. Nach der ersten Chemotherapie ging fast gar nichts. Trotzdem wagte sie sich an kurze Spaziergänge, aus denen dann erst einmal langsame Walkingtouren und danach erste Laufversuche wurden, die später in einem Halbmarathon endeten.

»Ich stellte mir vor, mit jedem Schritt an der frischen Luft meinem Leben noch eine Minute auf Erden zu schenken«, erzählt Sandra Otto in ihrem Buch *Mein Lauf ins Leben*. »Das Laufen stabilisierte meine Psyche und mein Immunsystem. Mein Genesungsprozess schritt voran.« Trotz Schmerzen, Rückschlägen und einem Rückfall wurde die promovierte Betriebswirtin gesund. Ob privat, sportlich oder beruflich – sie fühlt sich heute zäher, gelassener und zielstrebiger als vor der Erkrankung. »Das Laufen gab mir innere Zufriedenheit zurück.«

Tim Lobinger: Aktiv trotz geringer Hoffnungen

Bei Tim Lobinger bestand zwischendurch kaum noch Hoffnung. Der ehemalige Welt- und Europameister im Stabhochsprung erfuhr im März 2017, dass er an Leukämie erkrankt ist. Zu dem Zeitpunkt war er 44 Jahre alt. Nachdem die Behandlungen zuerst gut angeschlagen hatten, kehrte der Krebs ein Jahr später in einer mutierten Form zurück. Die Hoffnung auf Heilung wurde zunehmend geringer. Doch der frühere Weltklassesportler zog sich nicht zurück, obwohl Ärzte ihm nur noch ein bis zwei Jahre Lebenszeit gaben. Er trieb weiterhin Sport und arbeitete als Personal Trainer. Wiederum ein Jahr später – nach fünf Chemotherapien, einer Stammzellentransplantation und Bestrahlungen – war er krebsfrei. »Ich gehe jetzt davon aus, dass ich die nächsten 10 bis 15 Jahre munter weiterplanen kann«, sagte er in einem Interview mit dem Bayerischen Rundfunk.

Lance Armstrong: Zurück an die Weltspitze

Man mag von ihm halten, was man will, doch Kampfgeist wird ihm wohl niemand absprechen. Der wohl berühmteste ehemalige Radrennfahrer der Welt, der ursprünglich siebenfache Tour-de-France-Gewinner Lance Armstrong (dem die Tour-Siege allerdings nachträglich wegen Dopings aberkannt wurden), kehrte nach einer Krebserkrankung an die Weltspitze zurück und zeigte damit, was auch nach einem schweren Verlauf wieder möglich ist. Mit 25 Jahren diagnostizierten Ärzte bei ihm im Herbst 1996 einen weit fortgeschrittenen Hodenkrebs mit Metastasen im Bauch, in der Lunge und im Gehirn. Nach Operationen und Chemotherapien nahm Armstrong das Training wieder auf. Anderthalb Jahre später feierte er im Frühjahr 1998 sein Comeback, bevor er seine bis dahin glanzvolle Karriere 2011 glanzlos beenden musste, weil er als Dopingsünder überführt wurde.

»Das Beispiel von Lance Armstrong zeigt, dass heute eine Krebsheilung auch möglich ist ohne Langzeitschäden. Er hat seine Kraft wiedergewonnen, und seine Leistungsfähigkeit gleicht der von früher. Er hat keine Schwerhörigkeit, keinen Schwindel, keine Gangstörungen, keine Niereninsuffizienz und keine Blutarmut«, schrieb Professor Dr. Lothar Weißbach 1999, damals Präsident der Deutschen Krebsgesellschaft. Das war zu einem Zeitpunkt, als noch nicht bekannt war, dass der US-Amerikaner mit Doping betrogen hatte.

Gut zu wissen

Die Teilnahme an einer Rehasportgruppe (18 Monate) wird von den Krankenkassen unterstützt. Kassenpatienten stehen 50 Trainingsstunden à 45 Minuten zu. Geht es um Krankengymnastik am Gerät oder physiotherapeutische Therapien, bekommt nicht jeder Krebskranke eine Verordnung. Die gibt es nur bei Lymphödemen, bestimmten Operationsnarben, orthopädischen Erkrankungen oder Bewegungseinschränkungen. Wer nach der Krebstherapie an Präventionsangeboten teilnimmt, bekommt die Kosten anteilig von der Krankenkasse erstattet; der Eigenanteil liegt in der Regel bei 20 Prozent.

Bewegung gegen den Tumor

Bei manchen Tumorarten wirkt Bewegung ähnlich effektiv wie eine Chemo- oder Antihormontherapie. Das gilt vor allem für Brustkrebs. Eine Studie aus den USA mit Brustkrebspatientinnen, über die die Deutsche Krebsgesellschaft auf ihrem Onko-Internetportal berichtet, zeigte eindrucksvoll, dass Walken und Joggen die Überlebensrate beeinflusst. Vor allem Joggen verringert das Sterberisiko. Kanadische Wissenschaftler wiesen im Rahmen einer anderen Untersuchung nach, dass sportliches Training bei Frauen mit Brustkrebs auch die Nebenwirkungen der Chemotherapie senken kann. Ein halbstündiges Bewegungsprogramm vor der Therapie verbesserte den Ruhepuls, den Blutdruck, die Stimmung und linderte Rückenschmerzen.

Wie Sport und Bewegung aus biologischer Sicht bis ins Detail genau zusammenwirken, ist noch nicht ausreichend geklärt. Doch es gibt naheliegende Zusammenhänge:

- … verbessert die Durchblutung im ganzen Körper und auch im Ausbreitungsgebiet des Tumors. So gelangen die Chemotherapeutika einfacher zum Tumor, was den Krebszellen das Überleben erschwert. Auch die Effektivität einer Strahlentherapie kann dadurch möglicherweise verbessert werden.
- … führt dazu, dass mehr Glukose abgebaut wird. So könnte den Krebszellen eine Grundlage entzogen werden.
- … senkt den Östrogenspiegel in Blut und Gewebe. Davon profitieren Frauen mit hormonabhängig wachsendem Brustkrebs.
- … verbessert das Gespür für den eigenen Körper. Sportler spüren Veränderungen früher und können dann auch eher behandelt werden.
- … versorgt den Körper besser mit Sauerstoff. Das ist vor allem deshalb wichtig, weil Krebspatienten häufig schlecht Sauerstoff aufnehmen und dadurch Nebenwirkungen entstehen, die behandelt werden müssen.
- … lindert auch Nebenwirkungen von Medikamenten. Dazu gehören Verdauungsstörungen, Verstopfung, Appetitlosigkeit, Polyneuropathien, Fatigue, Niedergeschlagenheit.

Mobilmachung gegen die große Müdigkeit

Müde, antriebslos, schwach? Das Erschöpfungssyndrom Fatigue (ein Begriff aus dem Französischen für Müdigkeit und Erschöpfung) ist eine typische Begleiterscheinung bei Krebs. Etwa 80 Prozent aller Erkrankten leiden darunter. Eine tumorbedingte Fatigue macht sich bei 40 Prozent der Betroffenen auch noch Jahre nach der Therapie bemerkbar. Sie betrifft den ganzen Körper und kann die Patienten regelrecht lahmlegen. Und zwar so heftig, dass die Betroffenen häufig tagelang kaum noch ein anderes Bedürfnis haben, als auf dem Sofa zu liegen. Bei Krebs kann eine akute Fatigue durch den Tumor oder durch die Tumorbehandlung ausgelöst werden. Umgekehrt ist unerklärliche Erschöpfung manchmal auch Anzeichen für eine Tumorerkrankung.

Die große Müdigkeit tritt nicht nur bei Krebs auf, auch chronische Krankheiten können sie auslösen. Ein gravierendes Problem dabei: Das Prinzip »Erholung durch Ausruhen« funktioniert nicht. Auch Schlaf hilft nicht. Eine eindeutige Ursache konnte bisher nicht entschlüsselt werden. Wahrscheinlich kommen mehrere Faktoren zusammen, sodass Ärzte von einem »multifaktoriellen oder multikausalen Geschehen« sprechen.

Da die Tumortherapie nicht nur Krebszellen bekämpft, sondern auch gesunde angreift, kommt es dabei unter anderem zu Symptomen wie einem geschwächten Immunsystem, Haarausfall und Übelkeit. Zu den wesentlichen Ursachen des Erschöpfungssyndroms dürfte Blutarmut (Anämie, Mangel an roten Blutkörperchen) gehören, denn der Prozess der Blutbildung wird durch Chemo- und Strahlentherapie ebenso beeinträchtigt wie durch Tumore. Mangelt es an roten Blutkörperchen, werden die Organe schlechter mit Sauerstoff versorgt, denn die roten Blutkörperchen sind für den Sauerstofftransport verantwortlich. Schlecht versorgte Organe wiederum ermüden schneller. Sauerstoffmangel schwächt den gesamten Körper.

In der Medizin wird zwischen akuter und Langzeit- beziehungsweise chronischer Fatigue unterschieden. Ob akut oder chronisch – Bewegung kann sehr viel dazu beitragen, die Symptome der Müdigkeit zu verbessern. Auch wenn es auf den ersten Blick paradox klingt: Angemessener Ausdauersport und überwachtes Krafttraining machen zwar müde, gelten aber gleichzeitig als effektives Mittel zur Bekämpfung der großen Müdigkeit. Allerdings müssen die Trainingsprogramme sehr gut auf den Fitnessstand jedes Einzelnen abgestimmt werden. Denn Überanstrengung kann negative Auswirkungen haben. Trotzdem gilt: Wer möglichst schon während der Therapie in Schwung kommt, profitiert unter anderem hinsichtlich folgender Punkte:

- Blutbildungsstörungen verringern sich.
- Das Immunsystem wird gestärkt.
- Blutbestandteile, die eine abtötende Wirkung auf Krebszellen haben, werden aktiviert.
- Nebenwirkungen von Chemo- und Strahlentherapien verringern sich.
- Die Müdigkeit lässt nach, da der Körper besser mit Sauerstoff versorgt wird.
- Bewegung macht Spaß und hebt die Stimmung.
- Der Stresshormonspiegel sinkt.
- Der Schlaf und damit die Erholung verbessern sich.

So ermutigend all diese Erkenntnisse einerseits sind, so muss man andererseits auch klarstellen, dass die erhobenen Daten Befunde und keine Beweise sind. Turnen gegen den Tumor, dem Krebs davonradeln – das funktioniert nicht automatisch. Aber es bieten sich gute Chancen dazu.

Fitness trotz Fatigue
Geeignete Übungen enthält die Broschüre mit DVD »Fitness trotz Fatigue«, die die Deutsche Fatigue Gesellschaft zusammen mit der Deutschen Sporthochschule entwickelt hat (zum Herunterladen unter www.deutsche-fatigue-gesellschaft.de).

Einfluss auf die Gene

Die Gene steuern uns zwar – aber wir können sie auch beeinflussen. Nicht nur Bewegung prägt demnach das Erbgut. Auch soziale Faktoren können eine Rolle spielen. Gene sind wandelbar. Die sogenannte Epigenetik (griechisch *epi*: dazu, außerdem) zeigt, dass die Menschen durchaus Macht über ihre Gene haben. Epigenetik verbindet also Umwelteinflüsse mit Genen. Wann wird ein bestimmtes Gen aktiviert? Wann bleibt es stumm? Das lässt sich in gewissem Maße regulieren. Seit einigen Jahren ist bekannt, dass der Lebensstil einen großen Einfluss auf die Gene hat. So können eine gute Ernährung und ausreichend Bewegung zum Beispiel bestimmte Gene aktivieren und andere unterdrücken. Der Abschnitt der Gene, der mit Krebs in Verbindung steht, wird durch Bewegung möglicherweise positiv beeinflusst.

Wie stark Bewegung auf unsere Gene wirken kann, machte eine Studie des Stockholmer Karolinska-Institut von Maléne Lindholm und ihrem Team auf verblüffende Weise deutlich. Zwar gab es auch davor schon Untersuchungen, die zeigten, dass Training das Muster der epigenetisch wichtigen sogenannten Methylierung (einer chemischen Änderung an Grundbausteinen der Erbsubstanz einer Zelle) an der DNA der Muskelzellen beeinflusst, doch die Stockholmer Untersuchung machte das anschaulicher als andere Studien.

Dazu ließen die Wissenschaftler Probanden drei Monate lang regelmäßig viermal pro Woche jeweils 45 Minuten ihre Beinmuskeln stärken – und zwar an nur einem Bein. Dafür wurde ein spezielles Ein-Bein-Ergometer entwickelt. Das zweite Bein blieb untätig. Die Forscher entnahmen Gewebeproben und analysierten die epigenetischen Schalter der Muskelzellen. Es stellte sich heraus, dass die Muskeln sich durch das Training nicht nur äußerlich veränderten, sondern auch im Zellstoffwechsel. An knapp 5000 Stellen im Erbgut gab es Veränderungen, mehr als 800 waren besonders markant. Die Vermutung liegt nahe, dass die Gene der intensiv genutzten Zellen für die positiven verstärkenden Veränderungen verantwortlich waren. Das zweite Bein blieb unverändert. Auf diese Weise ließen sich der Trainingseffekt und seine Wirkung auf die Gene optimal vergleichen.

Auch die Muskeln und ihre Bedeutung für den Krebs sind zunehmend im Visier der Wissenschaftler. Denn vor ein paar Jahren wurde entdeckt, dass die Muskulatur körpereigene Botenstoffe produziert, die möglicherweise in der Krebsbehandlung und in der Prävention eine bisher ungeahnte Rolle spielen. Das sind die sogenannten Myokine, auch »körpereigene Apotheke« genannt. Sie werden ausgeschüttet, wenn man die Muskeln intensiv beansprucht (also zum Beispiel, wenn man beim Krafttraining richtig ins Schwitzen kommt). Sie beeinflussen Entzündungen positiv und stärken die Immunabwehr. Außerdem gelten sie als natürliche Anti-Aging-Mittel, weil sie neben dem Stoffwechsel auch das Hormonsystem beeinflussen. Myokine wirken wie Entzündungshemmer und entziehen vielen Krankheiten eine Grundlage. Dazu gehören Diabetes, Arteriosklerose, Alzheimer, Demenz – und Krebs.

Therapie im Hamsterrad

Auch bei Mäusen wirkt Bewegung im Kampf gegen Krebszellen – und zwar denkbar einfach. Dänische Forscher stellten Tieren mit einem Tumor ein Hamsterrad in den Käfig und ließen sie laufen, während andere Artgenossen untätig blieben. Das Ergebnis: Bei den Mäusen, die ihr »Rennrad« regelmäßig nutzten, schrumpften die Tumore im Vergleich zu denen bei den Mäusen ohne Training um etwa die Hälfte.

Die Ursache liegt demnach im Adrenalin, das bei intensiver Bewegung freigesetzt wird und die Immunzellen stärkt, die den Krebs bekämpfen. Außerdem, so die Erkenntnis, gelangen die guten natürlichen Killerzellen (NK-Zellen genannt) dadurch übers Blut an die Stellen im Körper, an denen der Tumor sitzt. Bei den Mäusen, die wochenlang im

Hamsterrad trainiert hatten, zeigte sich, dass sich in ihrem Tumor deutlich mehr NK-Zellen befanden als bei den untätigen Mäusen.

Tumor, Metastasen und Blutgefäße

Auch bei Menschen gibt es in Bezug auf das Tumorwachstum bereits Erkenntnisse, die in eine ähnliche Richtung deuten wie die Experimente mit Mäusen. Demnach hängen das Tumorwachstum und die Bildung von Metastasen davon ab, wie sich neue Blutgefäße bilden. Während gesundes Gewebe festen Strukturen folgt, entstehen und wachsen Krebszellen ungeordnet; die Gefäße sind zum Teil nicht richtig ausgereift, undicht oder zu dünn und verhindern, dass sich sauerstoffreiches Blut im Tumorgewebe verteilen kann. Die Folge: Das Blut fließt ab, es kommt zu Sauerstoffmangel, und das Gewebe übersäuert. Das hat den Effekt, dass sich in diesem Milieu neue tumoreigene Gefäße bilden, die den Krebs aggressiver machen.

Bewegung greift in diesen Prozess regulierend ein, denn körperliches Training verbessert die Durchblutung und Versorgung mit Sauerstoff, was den Wachstumsfaktor VEGF (englisch: *vascular endothelial growth factor*) erhöht und damit die Gefäßstrukturen im Tumor verbessert. Ein Zusatzeffekt besteht darin, dass Bestrahlungen wirksamer werden, weil das Gewebe weniger unter oxidativem Stress steht, und Chemotherapeutika sich im Tumor besser verteilen. Das lässt sich anhand von Zahlen belegen. Typische Biomarker für oxidativen Stress nahmen durch gezieltes Training um das Dreifache ab, die sogenannte antioxidative Kapazität (der Gegenspieler zum oxidativen Stress) stieg um 41 Prozent. Gleichzeitig verbesserten sich typische Fatigue-Symptome (siehe Seite 266 ff.).

»Die Evidenz zu den positiven Effekten sportlicher Aktivität gilt heute als so stark – besonders bezüglich Fatigue und Lebensqualität, aber zunehmend auch hinsichtlich des Ansprechens von Chemo- und Strahlentherapien, einer Rückfallprophylaxe und des Überlebens –, dass wir als Fachgesellschaft allen Bestrahlungspatienten/innen sportliche Aktivität empfehlen.«

Professor Dr. Wilfried Budach, Düsseldorf,
Präsident der Deutschen Gesellschaft für Radioonkologie (DEGRO).

Achtung: Ausnahme

Es gibt nicht viele solche Situationen, aber sie kommen vor: Zeiten, in denen Krebskranke, die sonst im Alltag aktiv sind, unbedingt mit dem Training aussetzen sollten. Das gilt bei Infekten mit Fieber, wenn man anderweitig plötzlich krank wird, wenn akute Schübe einer chronischen Krankheit auftreten oder bisher ungekannte Schmerzen sich bemerkbar machen. Ebenfalls wichtig: Im Falle einer Thrombozytopenie, also wenn die Zahl der Thrombozyten, der Blutplättchen, die für die Blutstillung und die Blutgerinnung verantwortlich sind, extrem niedrig ist, sollte man ebenfalls pausieren. Außerdem müssen bei bestimmten Sportarten und Erkrankungen gewisse Dinge beachtet werden, um das Verletzungsrisiko gering zu halten. Darüber informieren spezialisierte Ärzte, Sportwissenschaftler und Physiotherapeuten.

Hausärzte, Kardiologen und Internisten mit der Zusatzbezeichnung »Sportmedizin« führen Sporttauglichkeitsprüfungen durch, um jedes Risiko auszuschließen.

Ansprechpartner und Kontakte finden Sie unter www.netzwerk-onkoaktiv.de.

Und was ist mit den Narben?

Nach einer Operation heißt es heute: Werden Sie so schnell wie möglich wieder mobil. Im Krankenhaus beginnen Pfleger und Physiotherapeuten bereits mit der sogenannten Frühmobilisation. Wie intensiv das gemacht wird, hängt von verschiedenen Faktoren ab. Welches Organ wurde mit welcher Methode operiert? Wie fit ist der Patient? Wie gesund oder ungesund lebt er? Patienten reagieren häufig überrascht, wenn sie erfahren, wie schnell sie wieder belastbar sind. »Und was ist mit den Narben?«, fragen sie dann. Auch die sind nicht so empfindlich wie befürchtet. Zwar gibt es nach Bauchoperationen Einschränkungen beim Heben und Tragen, doch kleinere Narben sind nach sechs bis acht Wochen wieder belastbar – sofern keine Wundheilungsstörung auftritt. Bei größeren Narben dauert es etwas länger.

Bewegung kann den Prozess verbessern, indem die Narben »mobilisiert« werden, wie es im Fachjargon heißt. Das verhindert, dass die Narben sich verhärten, unbeweglich werden oder dass es während der Wundheilung zu Komplikationen kommt. An dieser Stelle kommen Ergotherapeuten zum Einsatz. Sie arbeiten mit Maßnahmen wie Narbenmassagen, Lymph-Tapes, Silikonauflagen, Schallwellengeräten oder Kompressionsdruck und regen eventuell betroffene Gelenke zur Bewegung an. Das verbessert die Durchblutung und hält die Haut elastisch.

Training gegen Inkontinenz

Nach Operationen im Becken (dazu zählen Prostata, Blase und Enddarm) kann es zu Inkontinenz kommen, weil die Schließmechanismen von Blase, Darmausgang oder Beckenboden nicht mehr richtig funktionieren oder die Versorgung der Nerven gestört ist. Auch hier kann gezielte Bewegung kleine Wunder bewirken. Ein spezielles Beckenbodentraining wirkt auf mehreren Ebenen: Es stärkt die Muskeln, verbessert die Ausdauer, fördert die Entspannungsfähigkeit und löst Blockaden und Verklebungen. Im optimalen Fall führt das systematische Training dazu, dass die Patienten Wasser und Stuhl wieder halten können und keine weiteren Eingriffe nötig sind.

Sport mit Stoma

Ein Stoma ist eine künstliche Verbindung zwischen einem Organ und der Oberfläche des Körpers. Dazu gehören künstliche Darm- oder Blasenausgänge oder sogenannte Magenstomata, wenn eine künstliche Ernährung nötig ist. Je nach Erkrankung wird ein Stoma nach einiger Zeit wieder entfernt, oder es bleibt dauerhaft notwendig. Das schließt Sport keineswegs aus, wie viele Patienten befürchten. Einfache Sportarten, die Alltagsbewegungen ähneln, kann man normalerweise mit selbsthaftenden Beuteln oder Kappen machen. Damit Bewegung Spaß macht und die Patienten nicht verunsichert werden, lässt sich die Sicherheit mit einfachen Hilfsmitteln wie individuell angepassten Bandagen noch verbessern. Selbst Wassersport ist mit speziellen Wasserschutzgürteln möglich. Welche Belastungen zu welchem Zeitpunkt möglich sind, hängt von der individuellen Konstitution ab. Im Rahmen einer Reha kann sich jeder von Experten beraten lassen. Ansonsten sollte man in den ersten Wochen und Monaten schweres Heben und Pressen vermeiden beziehungsweise vorbeugend eine Bandage tragen. Auch bei Erkältungen mit Husten oder Niesen ist Vorsicht geboten, denn beides übt von innen Druck auf die Bauchdecke aus.

Bewegung bei Polyneuropathie

Ist die Chemotherapie überstanden, kommt es etwa bei der Hälfte der Patienten zu weiteren Problemen. Sie leiden unter einer Nebenwirkung namens periphere Polyneuropathie (PNP). Dabei handelt es sich um Nervenschäden, die ein unangenehmes Kribbeln, Taubheitsgefühle, Muskelschwächen, Brennen oder Schmerzen in Händen und Füßen auslösen. Die Ursache sind Medikamente zur Krebsbehandlung, die die Nervenzellen, die Nervenenden oder die isolierende Hülle der Nerven zerstören, sodass der Austausch zwischen Zellen und Gewebe blockiert ist. Auch ein Tumor kann die Nerven schädigen. Manchmal tritt die Neuropathie nur vorübergehend, manchmal aber auch länger auf. Zum Schutz der Nerven gibt es noch keine Medizin. Bisher kommen Medikamente gegen Schmerzen, Depressionen oder Krampfanfälle zum Einsatz. Bewegung gilt als beste Therapie, denn dabei wird das Gewebe unterschiedlichen Reizen ausgesetzt. Dazu gehören Balanceübungen, Koordinations-, Feinmotorik- und Vibrationstraining, das dafür sorgt, dass sich die Nervenfunktion in den Gliedern erholen kann.

Krafttraining für die Knochen

Greifen Krebsmetastasen die Knochen der Wirbelsäule an, kann Bewegung ebenfalls unterstützend zu anderen Therapien sehr gut gegensteuern – allerdings nur unter der Voraussetzung, dass die Wirbelsäule dafür noch stabil genug ist. Krafttraining für die Rückenmuskulatur ist bei Metastasen nicht nur möglich, sondern auch wichtig, was die Beweglichkeit, die Belastung durch Schmerzen und die Lebensqualität angeht, wie eine aktuelle klinische Studie aus Heidelberg zeigt, über die der NCT-Ratgeber *Sport, Bewegung und Krebs* berichtet. Dazu sollten Patienten sich gut beraten lassen. Voraussetzung sind Untersuchungen mit bildgebenden Verfahren und eine spezielle Betreuung.

Muskelbewegungen bei Lymphödemen

Lymphödeme gelten als Krankheit nach dem Krebs. Sie treten häufig auf, wenn das Schlimmste gerade überstanden ist und die Krebstherapie beendet wurde. Die Ursache können Strahlentherapien und Operationen sein, bei denen angrenzendes Gewebe und Lymphknoten entfernt wurden. Dabei staut sich im Gewebe Lymphflüssigkeit, die nicht mehr richtig abfließen kann. Nach Brustkrebs bilden sich Lymphödeme an den Armen, nach Unterleibsoperationen an den Beinen. Schmerzen, Brennen, Spannungsgefühle und Schweregefühl sind typische Symptome. Werden Lymphödeme nicht behandelt, kann es zu schweren Komplikationen kommen. Für die Bewegungstherapie gibt es spezielle Trainingsformen, mit denen die Betroffenen bereits im Krankenbett beginnen. Muskelbewegungen stärken das Ventilklappensystem der Lymphbahnen und verbessern den Lymphabfluss. Auch sogenannte Wassertherapien können hilfreich sein. Vom richtigen Liegen bis zum Sport – was in welchem Stadium sinnvoll ist, zeigt die Broschüre *Sport, Bewegung und Krebs* vom NCT. Sie kann im Internet unter www.nct-heidelberg.de mit den Suchbegriffen »Broschüre, Sport, Bewegung und Krebs« gefunden und heruntergeladen werden.

Körperlich aktiv gegen Tumorkachexie

Krebskranke Menschen verlieren häufig viel Gewicht, ohne dass sie es wollen. Dafür gibt es verschiedene Gründe, die jeweils von den Krebsarten abhängen. So kann zum Beispiel die Chemotherapie den Appetit verderben. Werden Teile des Magens oder des Darms entfernt, funktioniert die Nährstoffaufnahme nicht mehr richtig. Sind die Schleimhäute der Speiseröhre beschädigt, kann Essen sehr schmerzhaft sein. In vielen Fällen lässt sich die Gewichtsabnahme mit einer Ernährungstherapie stoppen; manchmal wird aber auch eine gefährliche sogenannte Tumorkachexie daraus (Kachexie kommt aus dem Altgriechischen und steht für schlechten Zustand). Das ist die Bezeichnung für eine Stoffwechselstörung, bei der die Betroffenen regelrecht abmagern und dabei ausgezehrt werden. Insbesondere bei bösartigen Tumoren im Verdauungstrakt ist die Tumorkachexie eine typische Komplikation. Bei der Therapie steht die Grunderkrankung im Mittelpunkt eines multimodalen Behandlungskonzeptes.

Wie die Seele von Bewegung profitiert

Neben körperlichen Auswirkungen hat Bewegung bei Krebs aber auch noch eine ganz andere Dimension. Sport gibt nicht nur physisch Halt, sondern kann auch für die Seele die beste Medizin sein. Diagnose Krebs – das bedeutet in der Regel Verzweiflung, Hilflosigkeit, Heulattacken, häufig Hoffnung, aber auch Rückschläge und die ständige Angst davor, dass alles wieder von vorn losgeht. All das löst dramatische Achterbahnfahrten der Gefühle aus. Sportler wissen sehr genau, dass Bewegung sie aus vielen Tiefs herausholen kann, und gehen deshalb meist sehr motiviert ins Training. Für diejenigen, die noch nie erfahren haben, wie gut Bewegung tut, sind die Hürden in der Regel höher.

Wenn Sie Einsteiger sind, erwarten Sie nicht sofort, dass Sie sich nach dem Sport automatisch besser fühlen. Das kann frustrieren, wenn sich die großen Glücksgefühle nicht sofort einstellen. Seien Sie lieber realistisch. Es reicht zum Beispiel am Anfang, wenn Sie sich weniger schlecht fühlen und sich im wörtlichen Sinn aus der Hilflosigkeit herausbewegen. Oft heißt es bei Krebs: »Da kannst du sowieso nichts machen. Du musst eben warten, ob und wie die Medikamente wirken. Jetzt liegt alles in der Hand der Ärzte.« Wer sich darauf einlässt, verurteilt sich selbst zur Untätigkeit.

Das ist sehr schade, denn Bewegung kann dem Leben eine positive Wende geben und den Alltag wohltuend strukturieren. Wer körperlich aktiv wird, kommt raus aus der Passivität und dem Gefühl der Hilflosigkeit. Es geht darum, sich zu spüren, dem eigenen Körper wieder zu trauen und festzustellen: »Ich habe selbst etwas in der Hand, das mir hilft.« Etwas, das mich herausfordert, mir Freude macht und mir bestätigt: Da geht noch was.

In vielen Bereichen der Krebstherapie ist es tatsächlich unmöglich für Patienten, selbst aktiv zu werden. Warten gehört dazu – und das ist zermürbend. Doch körperliche Aktivitäten können helfen, die belastende Wartezeit mitzugestalten. Dadurch entsteht das gute Gefühl der Selbstwirksamkeit. Denn Bewegung macht tatsächlich glücklich. Dieses Glück lässt sich allerdings nicht messen, sondern nur fühlen. Wahrscheinlich hängt es damit zusammen, dass körperliche Aktivität Wachstumsfaktoren und Botenstoffe im Gehirn freisetzt. Bewegung kann Ängste und Depressionen lindern, die Lebensqualität verbessern und den Patienten ihr Selbstvertrauen zurückgeben.

Kampf gegen den inneren Schweinehund

Bis es so weit ist, steht allerdings erst einmal noch ein weiterer Kampf auf dem Programm: der gegen den inneren Schweinehund. Fällt es gesunden Menschen schon schwer, sich aufzuraffen, so wird es im Krankheitsfall noch mühsamer. Ein resigniertes »Ich kann nicht mehr. Das hat doch sowieso alles keinen Zweck mehr« ist schneller ausgesprochen als bei Gesunden. Das hat verschiedene Gründe. Eine Anämie, die als Folge der Chemo- oder Strahlentherapie entsteht, macht müde und schwächt den Körper. Bestimmte Krebsmedikamente verringern die Leistungsfähigkeit von Herz und Lunge. Motorik und Koordination sind oftmals beeinträchtigt. Schon bei geringer Belastung kann das Gefühl der Überforderung entstehen. Dazu kommt die Frage: Darf ich mich überhaupt körperlich belasten?

In den meisten Fällen lautet die Antwort: ja, und zwar so viel wie möglich. Ärzte verordnen nur unmittelbar nach Operationen, bei Krankheiten mit Fieber, akuten Infektionen oder großer Schwäche heute noch Bettruhe. Bei Krebs kann es Behandlungsabschnitte geben, in denen man genau abwägen muss, ob und, wenn ja, wie viel Bewegung sinnvoll ist. Statt des Rückzugs ins Bett oder aufs Sofa sollte es aber ansonsten ein individuell dosiertes Training geben, das Spaß macht. Bewegungstherapien für Krebspatienten müssen maßgeschneidert sein. Es gibt dafür keine pauschalen Empfehlungen.

Erst wenn die Kraft und die Ausdauer langsam zurückkehren, beginnt auch die Unsicherheit bezüglich der Frage, ob der ganze Aufwand überhaupt lohnt, allmählich zu schwinden. Bis dahin stehen Krebskranke genauso wie Gesunde vor der schwierigen Aufgabe, den inneren Schweinehund zu bändigen. Schon ein Blick in die Statistik zeigt, wie schwierig das für die Betroffenen ist. 30 bis 50 Prozent aller Krebspatienten bewegen sich ein Jahr nach der medizinischen Therapie weniger als vorher. Sie ziehen sich zurück, machen gar nichts mehr und versinken in depressiven Verstimmungen.

Um die Motivation zur Bewegung zu fördern, sollte sich jeder ein klares Ziel setzen. Natürlich hat Sport in Anbetracht Ihres Schicksals nicht die höchste Priorität. Häufig empfinden Patienten die Aufforderung als kurios oder halten sie sogar für einen Witz. Vielleicht haben Sie früher keinen Sport getrieben, weil Sie sich keine Zeit dafür genommen, keinen Sinn darin gesehen und den Einstieg immer wieder auf später (»wenn ich mal …«) verschoben haben. Diese Hürden fallen jetzt weg. Möglicherweise haben Sie mehr Zeit als je zuvor. Eventuell vermissen Sie sogar feste Aufgaben, Tage mit klaren Strukturen und dem Gefühl, etwas geschafft zu haben. Auch da kann Bewegung unterstützen.

Warten Sie nicht auf den Zeitpunkt, an dem die Lust auf Sport von alleine kommt. Das kann nämlich sehr lange dauern. Geben Sie sich lieber einen Ruck, und legen Sie los, sobald Ihr Gesundheitszustand dies erlaubt. Machen Sie sich einen Trainingsplan mit festen Zeiten, in dem Sie für jede Woche aufschreiben, was wann gemacht wird. Halten Sie sich daran. Wenn Sie das alleine nicht schaffen, suchen Sie sich Gleichgesinnte. Das macht die »Drückebergerei« schwieriger. Oder Sie schließen sich Gruppen an. Betriebe, Volkshochschulen, Sportvereine und Sportstudios bieten für jede Leistungsstufe Kurse an. Das hilft ebenfalls dranzubleiben.

Gute Vorsätze sind meist schnell gefasst. Doch sobald die ersten Hürden sich vor einem aufbauen, werden sie genauso schnell wieder verworfen. Eine erfolgreiche Strategie aus der Motivationsforschung sind in solchen Fällen sogenannte Wenn-dann-Pläne. Das heißt: Nehmen Sie in Gedanken vorweg, woran Sie wahrscheinlich scheitern werden, und erstellen Sie einen Plan, wie Sie darauf reagieren, bevor es so weit ist. Wenn Sie sich zum Beispiel vornehmen: »Ich möchte jeden zweiten Tag eine halbe Stunde walken«, machen Sie vielleicht nach ein paar Tagen die Erfahrung, dass Sie zweimal in der Woche mit dem Argument »Keine Zeit« abgesagt haben. Variieren Sie Ihren Plan dann folgendermaßen: »Wenn ich walken will, dann stehe ich eine halbe Stunde früher auf.«

Manchmal fehlt auch einfach die Lust. In diesem Fall können Wenn-dann-Strategien ebenfalls hilfreich sein. Zum Beispiel: Wenn ich merke, dass ich keine Lust habe, dann verdränge ich diesen Gedanken und stelle mir vor, wie gut ich mich danach fühlen werde. Solche Wenn-dann-Pläne gelten als sehr wirkungsvoll, wie eine Zusammenfassung von mehr als 200 Studien ergab, die Wissenschaftler der Universität Konstanz um den Psychologen Frank Wieber erstellt haben. Die Pläne helfen dabei, in kritischen Situationen schneller zu erkennen, wann die Motivation kippt, sich dann an die guten Vorsätze zu erinnern und sofort zu handeln, statt länger zu hadern.

Das NCT Heidelberg hat für eine Patientenbroschüre einen Motivationsplan mit dem sogenannten P-Check entwickelt, den wir hier mit freundlicher Genehmigung abdrucken:

Ein Plan muss in der Lage sein, folgende vier W-Fragen zu beantworten: Was genau werde ich machen? Wo werde ich es machen? Wann werde ich es machen? Mit wem werde ich das machen? Mit dem sogenannten P-Check kann man überprüfen, ob der Plan wirklich geeignet ist: Ist der Plan präzise formuliert? Ist er passend für mich? Und ist er praktikabel?

Tipp: Schwankt Ihre Verfassung während Ihrer Krebstherapie sehr? Dann empfehlen wir, einen Sportplan für bessere Tage und einen Sportplan für Tage, an denen es Ihnen nicht so gut geht, aufzustellen.

Ihr persönlicher Sportplan:

Was wollen Sie machen?

....

....

....

....

Wann wollen Sie das machen?

....

....

....

....

Wo wollen Sie das machen?

....

....

....

....

Überprüfen Sie noch einmal Ihren Plan.

Ist er … ☐

Passend? ☐

Praktikabel? ☐

Präzise? ☐

Am .... geht's los!

Barrieren erkennen – Gegenstrategien finden

Der Plan ist erstellt, er ist gut durchdacht, präzise, passend für Sie und praktikabel. Doch leider kommt häufig etwas dazwischen. Es gibt innere und äußere Hinderungsgründe, die einen davon abhalten können, den eigenen Plan zu verwirklichen. Erkennen Sie Ihre individuellen Barrieren und finden Sie für sich passende Gegenstrategien. Diese Strategien können auf unterschiedlichen Ebenen ansetzen: im Verhalten, im Kopf oder am Umfeld. Wichtig: Überlegen Sie sich im Vorhinein ganz konkret Ihre Gegenstrategien (siehe vorige Seite), dann können Sie die Barrieren besser überbrücken. Beispiel: Wenn ich mich am Montagmorgen sehr schlapp fühle, mache ich einen 10-minütigen ruhigen Spaziergang, anstatt – wie geplant – 30 Minuten strammes Gehen.

Körperliche Aktivität im (Behandlungs-)Alltag

Zu einem körperlich aktiven Lebensstil gehört neben der sportlichen auch die Alltagsaktivität. Der Alltag der meisten Krebspatienten ist häufig von Arztterminen, Fahrten ins Krankenhaus und Therapiemaßnahmen geprägt. Nutzen Sie die Wartezeit beim Arzt für einen kleinen Rundgang. Gehen Sie das letzte Wegstück zur Behandlung zu Fuß. Nehmen Sie regelmäßig die Treppe. Lassen Sie sich nicht zu viel abnehmen. Das hält fit. Auch ganz kleine Bewegungen sind besser als nichts, selbst im Bett können leichte Übungen durchgeführt werden.

12

Unterschätzte Kräfte

Die große Kraft der Natur nutzen

Neben den klassischen Therapien kann eine holistische Betrachtung und Behandlung der Krankheit kleine und große Wunder bewirken. Die Naturheilkunde nutzt dafür Akupunktur, Energiefelder und Kräutercocktails. Doch auch Gespräche mit Heilpraktikern und die Kunst, der inneren Stimme zu folgen, weisen den Weg. Die Komplementärmedizin hält längst Einzug in die Onkologie, denn sie wirkt im besten Sinne des Wortes: ergänzend und bereichernd.

Was mache ich, wenn ich von Wundern höre? Von Mirakeln, die mit unserer eigenen Geschichte zu tun haben, die sogar in uns selbst stattfinden und ja doch den Anschein erwecken, mit einem größeren Ganzen zu tun zu haben? Ja, was mache ich, wenn ich zum Beispiel die Geschichte der deutschen Grafikerin und Autorin Silke Gugenberger höre, die an metastasiertem, vermeintlich hoffnungslosem Lymphdrüsenkrebs leidet? Oder besser besagt: litt. Denn sechs Monate nach der Diagnose schickte ihre Ärztin sie nach Hause mit den Worten: »Sie können wieder heimgehen, Frau Gugenberger, so einen Fall haben wir überhaupt noch nie gehabt.«

Die Ärztin und das versammelte Tumorboard hatten mehrfach auf die letzten Untersuchungsergebnisse gestarrt und waren nicht nur ratlos und fassungslos, sondern auch hoch erfreut: Denn nach sechs Monaten waren die Tumore von Frau Gugenberger nicht mehr auffindbar. Ihr Krebs war weg.

Ein Wunder?

Und was soll ich hiervon halten? Wenn die junge Amerikanerin Bailey O'Brien aus Putnam, New York, von ihrer Geschichte berichtet. Wenn sie schreibt und erzählt, dass sie ein bösartiges Melanom im fortgeschrittenen Stadium überlebt hat? Dass ihr Krebs sich trotz Standardbehandlung in den US-Krankenhäusern verschlimmerte, bis O'Brien den Entschluss fasste, ihre Ernährung radikal umzustellen und nach Mexiko zu reisen, um alternative Methoden auszuprobieren. Bis schließlich auch ihr Krebs nach zwei Monaten komplett aus ihrem Körper verschwunden war. Und sie heute auf Sätze wie jenen von Hippokrates schwört. Der gestandene Grieche, bekanntester Arzt des Altertums, sagte um 400 v. Chr.: »Lass Nahrung deine Medizin sein und Medizin deine Nahrung.«

Ich weiß nicht, wie viel Hoffnung ich aus solchen Fällen schöpfen soll. Sie klingen gut, klingen fantastisch. Und: Solche unerklärlichen Spontanremissionen gibt es wirklich. Aber ein bisschen klingen sie auch nach Lottosechser, reiner Glückssache. Mein innerer Hoffnungspegelanzeiger jedenfalls schlägt dann immer aus, pendelt hin und her zwischen Verstand und Glauben, zwischen Ratio und Wunschdenken.

Aber ich frage mich, ob das Pendel wirklich irgendwo stehen bleiben muss. Ob es sich unbedingt für das eine und gegen das andere entscheiden muss? Ein Pendel ist nun mal ein Pendel. Und so denke ich heute, dass es ruhig pendeln soll – und auf das Beste aus *allen* Welten zeigen soll.

Da ist die Schulmedizin auf der einen Seite, die Alternativmedizin auf der anderen. Doch wird sie ja längst nicht mehr als »alternativ« bezeichnet, sondern als »komplementär«. Eben: ergänzend, hinzukommend, bereichernd.

Woraus aber bestehen jene Bereiche, die eine Behandlung, die am Ende unser ganzes Leben bereichern sollen? Die es besser, gesünder und vielleicht auch umsichtiger gestalten? Ich glaube, es sind viele Bereiche. Es sind *alle* Bereiche. Denn eben darum geht es: das »ganze« Leben mit all seinen Möglichkeiten und auch all seinen Geheimnissen. Die Existenz aus holistischer Betrachtungs- und auch Herangehensweise.

Viele Menschen sehen das heute so. Sie denken und fühlen, dass sich die klassische Medizin viel zu sehr auf die rein physiologischen Funktionen unseres Organismus konzentriert. Dass die Gesundheit auf die Ergebnisse der Computertomografie reduziert wird, auf die Bilder der Szintigrafie, auf Blutuntersuchungen, Zell- und Gewebeproben. Doch welche Rolle spielen der Geist, das Herz? Welche Rolle unser Gemüt, unser Verstand, unser Glaube, unser Bauch? Welche Rolle spielt vielleicht sogar meine Katze, das wundervolle Musikstück, das mich ja auch – berührt! Oder: Was macht eine freundliche Geste mit mir und meinen Mitmenschen, was bewirken das Meer, der Schnee, der Regen und die Bäume, wenn ich sie nicht nur sehe und registriere, sondern sie sehe, wahrnehme und auf mich wirken lasse?

Niemand weiß es. All das entzieht sich den Wissenschaften zu großen Teilen, es mag nicht das Faktische und Belegbare. Andere Bereiche hingegen, die ebenfalls nicht zur klassischen Medizin zählen, haben sich längst als durchaus heilsam herausgestellt. Inzwischen nämlich belegen seriöse Studien die Wirksamkeit auch von komplementärmedizinischen Therapien.

Doch was gehört letztlich alles dazu? Was kann helfen? Was hilft mir?

Wie ich schon geschrieben habe: Ich bin nicht das, was manche als Esoterikerin bezeichnen würden. Ich stehe nicht im Garten und singe. Ich tanze nicht ums Feuer. Und doch war mir schnell klar, dass eine Krankheit wie der Krebs »komplex« ist. Und damit im Sinne dieses Worts: verknüpfend, umschließend, umfassend. Es muss ja schon damit begonnen haben, dass mein Immunsystem aus irgendeinem Grund abgelenkt war, dass es nicht hin-, sondern weggeschaut hat. Niemand weiß, woran das liegen mag. Es kann zehn Millionen Gründe haben, weshalb sich die Zellen auf einmal selbstständig machten und auf eigene Faust zu wachsen begannen. Und dabei geht es weniger um die Frage, *warum* dies geschehen ist, sondern darum, *was* meinen Organismus dazu veranlasst hat.

Diese Antwort zu finden betrachte ich als meine Aufgabe.

Und ich bin sicher, dass dies nicht allein durch Medizin oder Sport gelingen kann, nicht durch die eine Ernährungsformel oder die eine Therapie. Und eben auch nicht durch das eine Wunder. Vielmehr glaube ich, dass es um eine Erweiterung des eigenen Universums geht. Wie im echten da oben: Viele Planeten erst ergeben ein Sonnensystem. Auch hier verhält es sich nicht anders: Allein wäre die Erde verloren. Sie braucht die Sonne, die Sonne braucht die Milchstraße, die Milchstraße andere Galaxien, und diese wiederum andere Bezugssysteme.

Schon klar, dass man es nicht direkt vergleichen kann. Aber ein bisschen vielleicht schon. Auch ich will mir sozusagen viele Planeten in meine Umlaufbahn holen, damit das große Ganze funktioniert. Damit die Kräfte sich ergänzen, ausgleichen, damit alles ein stimmiges Bild und einen Sinn ergibt.

Zu Beginn der Krankheit besuchte ich des Öfteren einen Psychologen. Und diese Entscheidung war richtig und gut. Es ging in den Gesprächen, in dem, was ich erzählte und sagte – vielleicht mehr zu mir selbst als zu dem Psychologen –, gar nicht so sehr um den Krebs. Es fielen keine Worte zur Struktur des Tumors, zu den Details der Behandlung oder Ähnlichem. Es ging mehr darum, mich selbst zu ordnen, zu strukturieren. Mich selbst auszuloten, das eine oder andere an die Oberfläche steigen zu lassen und zu begreifen. Die Worte folgten dabei eher einer Logik, einer kausalen Form des

Argumentierens. Einen Gedanken an den anderen fügen, bis sich ein guter, vollständiger, erklärlicher, verständlicher und somit auch versöhnlicher Satz ergibt.

Ein Satz, der stimmt. Ein Satz, der mein Leben erfasst.

Diese Gespräche halfen enorm. Sie fühlten sich an, als würde ich im verstreuten Vokabular meines Innenlebens plötzlich eine Grammatik erkennen. Eine gute und ordnende Syntax, die keine schwammigen Formulierungen mehr zuließ, sondern zu einfachen, klaren und starken Sätzen führte. Subjekt. Prädikat. Objekt.

Es ergaben sich mehr Sätze, ein erster Absatz, eine erste Seite. Und dort, in dem nunmehr Formulierten, stand nichts als die klare Wahrheit.

Das alles fühlte sich gut und klärend an. Wie mal alles ausschütteln. Wie mal alles raus aus den Schubladen und dann wieder rein – ausgedünnt, sortiert und sauber.

Doch irgendwann fehlte selbst dieser neuen Grammatik, wie man sie nennen könnte, etwas. Der Satzbau stimmte zwar, die Folge der Silben, Worte und Verben. Aber wo war die Poesie? Wo steckte der große Ausblick, die Musik?

Und so ließ ich mich ein wenig auch auf das Nichterklärbare ein, auf das Nichtbeweisbare. Warum empfindet man so etwas wie Zufriedenheit und Glück, wenn man einen Baum umarmt? Warum hat man das Gefühl, unsterblich zu sein, wenn der Blick auf den weiten Pazifik fällt? Warum strahlen manche Menschen ungeheure Energie aus und erzeugen Emotionen – während andere einem nach kurzer Zeit die Akkus aussaugen?

Es ging hier um ein Bauchgefühl, um unsere intuitive Intelligenz, die wir zweifelsohne besitzen, der wir in der Regel jedoch viel weniger Zeit und Aufmerksamkeit schenken als allen faktischen, konkreten und klar belegbaren Phänomenen. Nennen Sie es eine gewisse Spiritualität. Nennen Sie es ein verborgenes inneres Wissen, das in uns allen steckt. Nennen Sie es den Versuch, auch einmal all die Störgeräusche der Umwelt und des Umfelds wahrzunehmen – und sie anschließend auszublenden.

Am Ende geht es um eine zentrale Frage: Inwieweit bin ich ein Produkt meiner Umwelt mit all ihren endlosen Einflüssen, Menschen, Faktoren – und woraus besteht in diesem ganzen wirren Kaleidoskop eigentlich das, worum es mir jetzt mal in erster Linie gehen muss: *ich selbst?*

Anders gesagt: Es war an der Zeit, dass die Zwiebelschichten abgeschält werden und der Kern zum Vorschein kommt. Denn darin, denke ich, besteht schlussendlich die eigentliche Therapie. Ihr Zweck liegt in der Frage nach tieferen Ursachen, in der Frage nach größeren Zusammenhängen. Sich solche Gedanken zu machen, solche Perspektiven zuzulassen, kann sicher nie schaden. Es hilft mir als Mensch, als Person, als Teil meines Umfelds. Als ein Teilchen der Welt. Und dabei hoffe, denke, glaube und bin ich darüber hinaus fest überzeugt davon, dass in einer solch umfassenden Betrachtungsweise auch ein Schlüssel zur Heilung liegt.

Vielleicht lässt es sich am besten so ausdrücken. Ich will nicht nur mit dem Kopf denken, sondern mit meinem ganzen Körper. Und am besten mit noch weitaus mehr. Wie sagte schon Laotse? Die Summe der Teile ist noch lange nicht das Ganze.

Eines Tages hatte ich genug mit meinem Psychologen gesprochen. Die Sätze standen. Ich besuchte fortan einen Spezialisten anderer Art. Einen Facharzt für Allgemeinmedizin, der auch Homöopath und Arzt für Naturheilverfahren ist. Unsere Freundin Lea hatte ihn mir empfohlen. Er praktiziert Akupunktur, wendet Methoden aus der Traditionellen Chinesischen Medizin an. Ich nenne ihn meinen Doctor Strange, weil er auf mich wirkt wie ein wundersames, menschgewordenes Therapeutikum.

Immer fühlt er zuerst meine Hand, den Puls. Das genügt ihm, um zu wissen, wie es mir geht. Um in mein Inneres hineinzufühlen.

Für Doctor Strange ist mein Puls wie ein Echolot, das ihm mitteilt, wo sich bei mir akute Probleme verbergen. So spürte er zum Beispiel, dass ich vorsichtig sein sollte mit schweren Gewichten. Er spürte auch, dass ich schon vor meinem Besuch bei ihm Probleme mit meinem unteren Rücken hatte. Er konnte das eigentlich nicht wissen – doch er lag damit genau richtig.

Mein Puls lässt ihn in mir lesen, und ich höre ihm zu. Manchmal beschreibt er meinen gegenwärtigen Zustand – und sagt dabei immer wieder Dinge, die mich verblüffen und erstaunen. Er weiß, wenn ich in den letzten Nächten nicht so gut geschlafen habe, weiß, dass ich vielleicht leichte Hitzewallungen hatte in den letzten Tagen. Wie kann er das wissen? Was erzählt ihm mein Puls alles, der Blick auf meine Zunge?

Ich selbst drehe dabei meinem Verstand den Ton ab. Höre Doctor Strange zu, meinem Puls und somit auch: meinem Inneren. Und dort ist seit einiger Zeit eine tiefe Stimme zu hören, eine Art innere Logik. Ich spüre inzwischen tatsächlich selbst besser, was mir fehlt, was ich brauche, was mir guttut, was mir nicht guttut. Und dies bedarf gar keiner großen Weisheit, es entstammt auch nicht irgendeiner mystischen Schamanenlehre. Der Volksmund, verdichtendes Sprachrohr von Jahrhunderten an Menschenerfahrungen, weiß es schon lange. Hör auf deinen Bauch.

Das hört sich erst mal so einfach an, aber das ist es nicht wirklich. Viel zu sehr war ich anfangs noch abgelenkt von äußeren Einflüssen, geprägt von Gewohnheiten und den Bequemlichkeiten der modernen Konsumwelt. Im Supermarkt schauen einen die schnell greifbaren Produkte an, locken bunte Packungen, warten die üblichen Angebote. Das wollte und musste ich zu großen Teilen abstellen. Ein Umdenken, gesteuert vornehmlich von dem, was mein Zustand und mein Körper mir sagten – wenn ich denn zuhörte. Man muss dafür ein wenig lernen, bei sich zu sein, muss den Draht zur eigenen Intuition herstellen und ihr Vertrauen schenken. Und mich erstaunte selbst, was ich bald von ganz allein wahrnahm und tat.

Damit betrat ich das Reich der Naturheilkunde. Doctor Strange ist von Haus aus Facharzt, er kennt meine Befunde und weiß um meine Therapien. Das ist mir wichtig. Dazu hat er aber auch eine komplexe komplementäre Ausbildung. Er führt das Beste aus allen Verfahren zusammen und erstellt für mich einmal im Monat ein Spezialrezept aus verschiedensten Pflanzen und Kräutern. Dieses ist exakt auf meine Bedürfnisse zugeschnitten und berücksichtigt die Wechselwirkungen mit der klassisch-medizinischen Therapie. Das Rezept schicke ich zu einer Apotheke in Berlin, die das Pulver eigens für mich anmischt. Ein persönlicher Kräuter-Cocktail, der meine natürlichen Kräfte unterstützt. Kosten? Kein Vermögen: Es sind nicht mal 50 Euro pro Monat.

Aber die Ernährung ist nur ein Teil dieser ganzen Art, in jeder Hinsicht natürlicher zu leben und die Natur als die »beste Apotheke der Welt« zu betrachten, wie es schon Sebastian Kneipp sagte. Okay, sicher ist die Natur nicht die einzige Schatztruhe, in die wir greifen sollten, um vor allem Krankheiten zu bekämpfen – denn natürlich weiß ich, wie wichtig und hilfreich viele andere Medikamente und Präparate sind, die mir in der Therapie verabreicht werden. Aber doch ist die Natur eben eine entscheidende »komplementierende« Quelle. Und auch dies möchte ich unbedingt umfassend betrachten, holistisch, wie man so schön sagt.

Neben der Ernährung spielt dabei auch die Reduzierung von Stress eine wichtige Rolle, die Atmung, die Bewegung. Doch vor allem besuche ich Doctor Strange, um mich akupunktieren zu lassen. Seither schlafe ich besser und spüre bis heute kaum Nebenwirkungen der Therapie. Weshalb diese – zum Glück – in voller Dosis gefahren werden kann. Und ich bin sicher, dass die heilsame und stabilisierende Wirkung der Komplementärmedizin hier eine entscheidende Rolle spielt.

Und wer hier eine verklärte Neigung zu Träumerei und esoterischem Hokuspokus vermutet, der hat es einfach noch nicht begriffen: nämlich dass die alternativen Methoden, Verfahren und Mittel enorme Erfolge bringen – und die sogenannte evidenzbasierte Medizin in erstaunlichem Maße bereichern.

Oft frage ich mich heute, warum ich nicht schon viel früher damit begonnen habe, so zu leben, so zu denken. Ohne Frage habe ich mich schon immer gesund ernährt, habe gesund gelebt. Aber eben doch eher programmatisch als intuitiv, eher von außen getrieben als von innen gesteuert. Warum ist das heute anders? Vermutlich liegt es an einer schlichten Tatsache: Weil der Wille, gesund zu werden, nun einmal stärker ist als der Wille, gesund zu bleiben.

Und mit diesem Willen ist noch ein weiterer Teil von uns selbst sehr eng verwoben, wie ich glaube. Und das ist das, was schon vom Wort her wesentlich ist. Eben: unser Wesen. Was macht es überhaupt aus? Was genau hat es geformt? Worin liegen seine ureigenen und unantastbaren Merkmale – und worin seine Verzerrungen, seine durch Anpassung verformten, verfremdeten und verbauten Seiten? Auch diese Frage gehört unweigerlich zu einer Vorstellung von Ganzheit, zu einer umfassenden Betrachtung dessen, was ein gesundes Leben und letztlich einen gesunden Menschen ausmacht. Wobei ich das Wort »gesund« in einem weiteren und tieferen Sinn verstehe. Es berührt weit mehr als nur unsere Organe, unsere Zellen, unsere DNA.

Ja, woraus bestehen wohl unsere allerinnersten Flüsse und Ströme, die unsichtbaren Quellen und Geheimnisse unseres Wesens, die sich am Ende im Kleinen mit dem Großen vermählen? Hier spätestens hört der Verstand irgendwann auf, und hier hat alles Wissenschaftliche nichts mehr zu suchen und zu finden. Und das ist auch gut so. Denn jenseits der Welt von Definitionen und Beweisen gibt es eben doch noch ein Koordinatensystem, das keine Koordinaten mehr kennt. Keine Worte, keine Zahlen, keine faktischen

Bezugssysteme, auf die sich besonders der moderne Mensch so gern stützt.

Wer weiß schon, ob die Bäume eine Seele haben? Wer weiß, ob der Wurm nicht doch mit einem Bewusstsein durch den Erdboden kriecht, ob es nicht doch einen höheren Sinn hat, dass die Erde um die Sonne kreist?

Ob das alles irgendwie zusammenhängt?

Man kann dies nicht ausloten und begreifen – man kann nur versuchen, seinem inneren Kompass zu folgen. Und ich bin froh, dass ich dieses verschüttete Nagivationsinstrument entdeckt habe. Diesen intuitiven Sextanten, diesen sechsten oder siebten Sinn, den auch wir Menschen vielleicht doch noch besitzen. Und ich würde mich heute ärmer fühlen, könnte ich mich nicht doch ein wenig auch auf diese Fähigkeiten berufen. Sie gänzlich auszuschließen, sie zu ignorieren – es wäre, als würde ich eine uralte und geheimnisvolle Quelle gar nicht weiter erforschen wollen.

So pendle ich ganz bewusst zwischen kühlem Verstand und, ja, nennen wir es ruhig so: einer gewissen Spiritualität. Die Agnostiker halten es mit der Glaubensfrage ähnlich, und sie scheinen mir einen guten Weg gewählt zu haben. Sie halten nicht dogmatisch an der Existenz einer höheren Macht fest, lehnen den Glauben an ein großes Ganzes – nur weil wir es nicht beweisen können – aber auch nicht ab. Sie gehen sozusagen den nüchternen und rationalen Weg, verschließen sich aber nicht den inneren Stimmen, den Wundern, den Engeln.

Über diese Sichtweise spreche ich heute auch oft mit meiner Heilpraktikerin, ein weiterer Planet in meinem Kosmos. Ich mag ihren Beruf schon vom Wort her: Sie praktiziert das Heilen. Und damit ist ein weiterer Planet in meiner Umlaufbahn. Während Dr. Strange seine Nadeln setzt, setzt sie zur Behandlung ihre Hände ein, bringt meine Energien wieder in ihre Bahnen und zum Fließen.

Ich habe durch sie aber noch anderes gelernt, als meiner inneren Stimme zuzuhören und alternativen Wegen zu folgen. Ich habe mich verändert. Ich bin nicht mehr so getrieben wie früher, habe das Streben abgelegt, immer die Starke zu sein, immer auf Knopfdruck funktionieren zu müssen. Ich trete den Kräften und Zwängen, die an mir zerren, gelassener entgegen. Die Kunst des Neinsagens gehört dazu, die Kunst, im Leben auch mal auf Pause drücken zu können. Kuchenbacken gehört dazu, den Katzen lauschen, den Menschen, den Wolken. Meiner Seele tut das gut, denn sie leistet jetzt Widerstand, indem sie mehr bei sich selbst ist.

Da sind alte Wunden. Das ganze Geflecht an verinnerlichten Mustern und Funktionsweisen – und es befreit und stärkt ungemein, diese Last einmal aus dem Keller zu räumen und zu entsorgen. Es lässt sich auch anders sagen, anschaulicher: Ich trage nicht mehr so viel Schwarz wie früher. Ich trage jetzt gern auch mal Bunt.

Durch all diese Dinge, durch die Naturheilkunde, das Ablegen bestimmter Krusten und die Hinwendung zu neuen Wegen ist letztlich jedoch noch etwas anderes Wesentliches geschehen. Etwas, das ich weder geplant noch geahnt und auch nicht bewusst angestrebt habe – sondern etwas, das sich auf ebendiese Weise völlig von allein ergeben hat.

Ich befolge damit – sagen wir ruhig einmal: wie aus heiterem Himmel heraus – exakt jene neun Punkte, welche die Krebsforscherin Kelly A. Turner als die wahrscheinlich wichtigsten ausgemacht hat, um eine Heilung zu ermöglichen (siehe Seite 381 f.). Eine Heilung, die den Krebs betrifft, sicher. Eine Heilung aber auch, die womöglich viel weiter greift und wahrscheinlich mehr mit dem Leben zu tun hat, als wir es für möglich halten.

Die Ernährung gehört dazu. Die Entscheidung, mehr Kontrolle über die eigene Gesundheit und den eigenen Lebensstil zu übernehmen. Die Stimme der Intuition gehört dazu. Die Fähigkeit, negative Emotionen zu verbannen, positive zu begrüßen. Andere Menschen gehören unbedingt dazu. Die guten, die hellen. Nicht die dunklen und die stumpfen. Es gehören die Wolken dazu, das Meer, die Sonne, der Regen. Hinzu kommt all das, was wir nicht begreifen können und auch gar nicht begreifen sollten. Sprechen wir von mir aus von den Sternen. Von denen auf der Erde und denen da oben. Und glauben wir vor allem an die starken und wundervollen Gründe, am Leben zu sein. Hier und jetzt.

Und dann sind da noch die »Wunder«. Auch jene, die Kelly A. Turner besucht hat. Was bei ihnen allen offenbar wesentlich mithalf, dass sie geheilt wurden, fasste Turner nach ihren Interviews übrigens so zusammen: »Es waren Ernährungsumstellung und Naturheilmittel, doch die anderen sieben Faktoren betreffen die Psyche und unsere Emotionen, und das hat sogar mich als Psychotherapeutin überrascht.«

Überraschen lassen will auch ich mich. Überraschen lassen von all dem, an das auch ich inzwischen ganz fest glaube.

13

Komplementärmedizin

Nebenwirkungen reduzieren, Lebensqualität erhöhen

Viele ergänzende Heilmethoden kommen aus der Natur, entstammen Traditionen und altem Wissen. Sie bewusst und informiert einzusetzen kann das Leben mit dem Krebs deutlich erleichtern. Gemeinsam mit dem Naturheilkunde-Experten Professor Dr. Andreas Michalsen geben wir einen Überblick: von den fünf Säulen der Integrativen Medizin über die Misteltherapie bis hin zu Yoga, Meditation und der heilenden Wirkung von Wärme.

Die schockierende Diagnose, der Alltag mit Krebs, Operationen, Chemotherapien, Bestrahlungen, Antihormonbehandlungen, Ängste, Verzweiflung – wie stehe ich das alles durch? Was macht mich stark genug dafür? Und wie kann ich mich aktiv an der Therapie beteiligen? Naturheilkundliche Behandlungen in der Krebsmedizin galten für viele lange als »Kräutermedizin« ohne Wirkung oder sogar als Scharlatanerie. Das hat sich in den letzten Jahren geändert. Es gibt eine ganze Reihe von naturheilkundlichen Begleittherapien, die darauf abzielen, dass es den Patienten deutlich besser geht – zum Beispiel bei der Bekämpfung von Nebenwirkungen konventioneller Chemo- und Strahlentherapien oder von Antihormonbehandlungen. Aber auch Ängste, Schmerzen und Stress lassen sich oft mit naturheilkundlichen Mitteln lindern.

Schätzungen zufolge haben mehr als die Hälfte aller Betroffenen das Bedürfnis, etwas für sich zu tun, das über die notwendige schulmedizinische Behandlung hinausgeht. Nicht weil sie die Hoffnung haben, durch Akupunktur oder durch eine Misteltherapie geheilt zu werden, sondern weil sie ihre Lebensqualität verbessern, Widerstandskräfte stärken und das Rückfallrisiko verringern möchten.

Ob alternativ, komplementär oder naturheilkundlich – für medizinische Laien klingt alles ähnlich. Und auch Achim und ich gingen anfangs noch viel zu pauschal mit diesen Begriffen um. Denn es gibt hier wichtige Unterschiede: **Komplementär** (abgeleitet aus dem lateinischen *complementum*) heißt ergänzend. Gemeint sind damit Maßnahmen, die auf naturheilkundlicher Basis zusätzlich zur klassischen Krebsmedizin eingesetzt werden. Als **alternative Medizin** hingegen wird ein Gegenentwurf zur Schulmedizin bezeichnet, der diese ersetzen soll. Und das kann sehr gefährlich sein, besonders wenn sie selbst ernannte Experten auf den Plan ruft. Die **ärztliche Naturheilkunde** versteht sich aber nicht als Alternative, sondern als Ergänzung zur Schulmedizin. Das kommt in der Bezeichnung der »Integrativen Medizin« zum Ausdruck, also der sinnvollen Kombination aus Schulmedizin und Naturheilkunde.

Warum gewinnt die Naturheilkunde auch bei der Krebstherapie zunehmend an Bedeutung? Wahrscheinlich war es nicht die Wissenschaft, die die Initiative ergriff, sondern die Patienten. Vielfach nahmen Betroffene die Hilfe der Naturheilkunde heimlich in Anspruch, ohne das mit ihrem Onkologen abzusprechen. Sie hatten schlichtweg Angst, als Spinner abgetan zu werden. Denn in der Tat winkt so mancher Krebsspezialist noch heute ab, wenn es um komplementärmedizinische Methoden geht. Häufig liegt dieser Reaktion jedoch nur ein Missverständnis zugrunde: nämlich dass die eine Disziplin die andere ersetzen will – anstatt sie vielmehr zu ergänzen oder zu verstärken. Ideologische Grabenkämpfe zwischen Hightech- und Pflanzenmedizin verhindern in diesem Fall allerdings wertvolle Unterstützung, die den Krebspatienten guttut und die schulmedizinische Behandlung nicht stört. Wir halten deshalb nur jene komplementäre Krebstherapien für sinnvoll, deren Wirksamkeit belegt ist und die keine schädlichen Nebenwirkungen haben.

Geholfen hat uns hier besonders Professor Dr. Andreas Michalsen. Er ist Chefarzt der Abteilung Naturheilkunde am Immanuel Krankenhaus Berlin sowie Professor für Klinische Naturheilkunde der Charité Berlin. Seine Schwerpunkte liegen im Bereich der Ernährungsmedizin, des Heilfastens und der Mind-Body-Medizin. Mit ihm haben wir uns immer wieder ausgetauscht. Was bedeutet Naturheilkunde in der modernen Krebstherapie? Welche Methoden helfen konkret? Was ist zu beachten? Im folgenden Kapitel wollen wir unseren besten Rat zu diesen Fragen geben: Welche natürlichen Mittel und Wege haben mir bis heute tatsächlich geholfen? Wie helfen kleine Nadeln, was bewirken Mantras – und welche Methoden gibt es darüber hinaus?

So erkenne ich unseriöse Methoden

Achten Sie bei Anbietern von komplementären, naturheilkundlichen und alternativen Heilverfahren immer darauf, wer sie anbietet – und vor allem wie. Bei folgenden Hinweisen sollten Sie vorsichtig sein.

1. »Das hilft garantiert« – »Damit werden Sie sofort gesund« – »Wirkt gegen jede Form von Krebs«. Solche Werbeslogans wecken leider falsche Hoffnungen. Ein seriöser Arzt oder Therapeut würde niemals solche Versprechen geben.
2. Der Anbieter verlangt, sofort alle angeblich schädlichen schulmedizinischen Behandlungen abzubrechen und nur noch auf die von ihm angebotene Behandlung zu setzen –

und das schlimmstenfalls mit einem langfristigen privaten Behandlungsvertrag. Finger weg davon!

3. Wenn eine Methode ganz sanft, frei von Nebenwirkungen und gleichzeitig höchst effektiv sein soll, kann etwas nicht stimmen.
4. Ein Angebot wird mit angeblichen Heilungen von »Todgeweihten«, Dankesschreiben und Referenzen untermauert, die als Beleg dienen sollen. Wer Zweifelt äußert, wird als Opfer einer Verschwörung schulmedizinischer Ärzte bezeichnet. Auch bei solchen Verlautbarungen gilt: Sofort weiterblättern!

Integrative Medizin bei Krebs: die fünf Säulen für den Erfolg

Heute zeigen Forschungsergebnisse, dass die Naturheilkunde hochaktuell ist. Das Grundprinzip der Naturheilkunde – wie das aller traditioneller Heilverfahren – ist das Zusammenspiel von Reiz und Reaktion, mit dem Ziel, die Selbstheilungskräfte des Körpers maximal zu unterstützen und die Lebensqualität während und nach der Krebstherapie zu verbessern. Hier kommen vor allem die fünf Säulen der klassischen Naturheilkunde zur Anwendung. Dies sind die **Bewegungstherapie**, die **Ernährungstherapie**, die **Wasser- und Bädertherapien** (Kneipptherapie) einschließlich der Massagen, die **Heilpflanzentherapie** sowie die **Mind-Body-Medizin** einschließlich der **Ordnungstherapie**.

Sie stärkt vor allem die körperlichen Kräfte und lindert die nicht selten auftretende Müdigkeit (Fatigue) während und nach einer Tumorbehandlung. Lesen Sie dazu unsere Ausführungen im Kapitel zur Bewegung ab Seite 226.

Ernährung als ergänzende Maßnahme

Die Ernährungstherapie bietet viele Möglichkeiten, das körpereigene Immunsystem zu unterstützen und das Rezidivrisiko (mit »Rezidiv« bezeichnen Mediziner das Wiederauftreten einer Krankheit) zu senken, vor allem bei Brustkrebs, Darmkrebs und Prostatakrebs. Zu empfehlen ist vor allem eine pflanzenbasierte Ernährung. Übergewicht sollte möglichst reduziert werden, aber auch Untergewicht gilt es zu vermeiden. Einzelne Nahrungsmittel können die Krebsheilung unterstützen. Wem was am besten hilft, hängt dabei von vielen Faktoren ab. Darum: Am besten ist es, sich zum Thema Ernährung mit Heilpflanzen individuell beraten zu lassen. Lesen Sie mehr dazu im Kapitel zur Ernährung ab Seite 175.

Wassertherapie und Heilpflanzen

Auch die Wasserheilkunde und Kneippmethode können helfen, eine Vielzahl von Nebenwirkungen der Krebstherapie zu lindern – von Schlafstörungen bis hin zu neuropathischen Schmerzen. Ähnlich kann dies mit der gezielten Heilpflanzentherapie erfolgen. Hier ist es allerdings wichtig, den behandelnden Onkologen über die Einnahme solcher Heilpflanzen zu informieren, da es auch bei einigen Heilpflanzen (zum Beispiel Johanniskraut, grüner Tee) zu Wechselwirkungen mit Chemotherapeutika und weiteren schulmedizinischen Medikamenten kommen kann.

Mind-Body-Medizin

Eine zentrale Rolle in der klassischen Naturheilkunde kommt der Mind-Body-Medizin zu. Gerade bei einer Krebserkrankung sind Körper und Geist stark gefordert. Bereits die Diagnose führt zu Ängsten und nicht selten zu depressiven Verstimmungen. Die Heilverfahren mit Operation und Chemotherapie und manchmal auch Bestrahlung sowie mit neueren Antikörpertherapien sind unerlässlich für die Heilung – allerdings körperlich und psychisch anstrengend. Meist gehen sie mit vielen Nebenwirkungen und einer Schwächung des Körpers einher. Zahlreiche Studien konnten belegen, dass durch Achtsamkeitsübungen, Meditation, Yoga, Qigong und Tai-Chi das psychische Befinden und die Lebensqualität signifikant verbessert werden können. Ein zentrales Merkmal dieser Übungen ist es, dass sie zum überwiegenden Teil selbst ausgeführt werden müssen. Das kann ein Vorteil sein, wenn man sich auf diese Weise eigenaktiv in die Therapie einbringt. Ein Nachteil dieser Methoden ist es allerdings, dass bereits geschwächte Patienten sie vielleicht nicht ausführen können, schon gar nicht allein.

Eine gewisse Motivation und Anstrengung sind zu Beginn fast immer gefragt, um etwa Yoga zu machen oder zu meditieren. Andererseits hat genau das auch positive Auswirkungen – denn gerade Eigenaktivität wirkt den Ohnmachtsgefühlen entgegen, die eine Krebserkrankung oft mit sich bringt. Man erlebt am eigenen Körper, dass man selber etwas Unterstützendes machen kann. In der Fachsprache wird hier von Empowerment oder Selbstwirksamkeit gesprochen. Und genau diese Eigeninitiative hilft die Heilungschancen bei einer Krebserkrankung zu verbessern.

Und noch ein Tipp: An einigen Fachabteilungen und Kliniken für Naturheilkunde – wie am Immanuel Krankenhaus Berlin, den Kliniken Essen-Mitte oder dem Klinikum rechts der Isar der TU München – werden in speziellen naturheilkundlich-onkologischen Tageskliniken Behandlungsprogramme angeboten, in denen alle aufgeführten Naturheilverfahren kompakt und mit praktischen Übungen vermittelt werden.

Unbedingt den Arzt informieren
Informieren Sie Ihren behandelnden Arzt über jede Therapie, die Sie zusätzlich machen, da naturheilkundliche Verfahren mit klassischen Krebstherapien abgestimmt werden müssen. Eventuell kann es nämlich zu ungünstigen Wechselwirkungen oder auch zur Abschwächung der eigentlichen Therapie kommen.

Komplementäre Methoden im Überblick

Im Folgenden wollen wir Ihnen die wichtigsten Arten der Naturheilkunde im Einzelnen vorstellen. Was hilft gegen was? Wer bietet was an? Und was sollten Sie wissen?

Akupunktur: gut nicht nur gegen Hitzewallungen

Der Einsatz von Akupunkturnadeln, wie er aus der Traditionellen Chinesischen Medizin bekannt ist, kann in der ergänzenden Krebsbehandlung sehr hilfreich sein. Akupunktur lindert zum Beispiel Übelkeit sowie eventuelle Nervenschmerzen und -störungen während der Chemotherapie. Zudem wirkt Akupunktur gegen Müdigkeit. Vor allem im Rahmen einer Antihormontherapie bei Brustkrebs schwächen die Nadeln bei vielen Patientinnen Symptome ab, die sonst typischerweise in den Wechseljahren auftreten, ohne dass man schädliche Nebenwirkungen befürchten muss. Dazu gehören Hitzewallungen, Schwitzen und Schlafstörungen.

Um Hitzewallungen zu reduzieren, ist überdies auch Hypnose in vielen Fällen sinnvoll; außerdem kann die Technik, mit der man Menschen in einen anderen Bewusstseinszustand versetzt, gegen Depressionen wirken. Kommt es nach einer Strahlenbehandlung bei Krebs im Mund zu unangenehmer Trockenheit, kann eine Akupunkturbehandlung ebenfalls hilfreich sein. Neuere Studien belegten zudem, dass sich unerwünschte Nebenwirkungen der Chemotherapie wie Fatigue oder Übelkeit auch durch Akupressur, also durch das Drücken von Akupunkturpunkten, bessern können. Die Technik kann jeder selber lernen.

Fasten: Heilsam auch während der Behandlung?

Viele Forscher gehen davon aus, dass sich regelmäßiger befristeter Essensverzicht zur Krebsprävention eignet. In Zell- und Tierstudien konnte das bereits belegt werden. Erste Studien an Menschen sind zwar noch nicht beendet, scheinen es aber zu bestätigen: Wachstumshormone und andere Stoffe, die das Wachstum der Krebszellen anregen, konnten durch Fastenphasen (Heilfasten und intermittierendes Fasten) reduziert und wichtige Schutzfaktoren gefördert werden. Dabei ist es offenbar nicht entscheidend, wie lange die Esspausen dauern, sondern dass der Körper sie überhaupt nutzen kann. Die Frage lautet nun: Wirkt sich das Fasten auch während der Therapie positiv aus?

Ob kurzzeitiges Fasten während der Chemotherapie das Befinden verbessert, Nebenwirkungen reduziert oder den Therapieerfolg verstärkt, ist noch nicht ausreichend belegt. Einer ersten großen Beobachtungsstudie der Universität von San Diego unter der Leitung von Ruth Patterson zufolge wiesen Frauen mit Brustkrebserkrankung, die mindestens 13 Stunden täglich intermittierend fasteten, ein um 30 Prozent verringertes Rezidivrisiko auf. Auch wenn die Zusammenhänge nicht zwingend ursächlich sind, deuten zusätzlich Daten aus der Laborforschung darauf hin. Professor Dr. Andreas Michalsen hält sie jedoch für ausreichend, um ein moderates Intervallfasten (innerhalb von 10 Stunden essen, 14 Stunden am Stück über Nacht fasten) nach einer Krebsoperation zu empfehlen. Eine Arbeitsgruppe am Immanuel Krankenhaus in Berlin hat die bisher größte Studie dazu durchgeführt, die Ergebnisse liegen allerdings noch nicht vor.

Folgende Empfehlung aber liegt nahe: **Buchinger-Heilfasten** 36 bis 48 Stunden vor und bis 24 Stunden nach der Chemotherapie kann die Lebensqualität verbessern. Das Heilfasten nach Buchinger ist eine reine Trinkkur und gehört zu den am häufigsten angewandten Fastenmethoden. Mit Gemüsebrühe, gesunden Säften oder Tees kommt man auf 250 bis 500 Kalorien täglich. Professor Dr. Andreas Michalsen sagt: »Ich empfehle auch die sogenannte Fasting-Mimicking-Diät als Alternative zum herkömmlichen Heilfasten vor und nach der Chemotherapie. Dabei handelt es sich um eine drei- bis fünftägige vegane und zuckerfreie Diät mit 700 bis 1100 Kalorien täglich. Das rein pflanzliche Essen mit Nüssen, Oliven, Energieriegeln und Suppen setzt sich aus viel Fett (80 Prozent) und jeweils 10 Prozent Protein und Kohlenhydraten zusammen. Man kann es auch fertig zubereitet in täglichen Rationen übers Internet kaufen.«

Ob Heilfasten nach Buchinger oder die Fasting-Mimicking-Diät – wenn man eine dieser Ernährungsformen 24 Stunden nach der Therapie weiterführt, lässt es sich sehr wahrscheinlich vermeiden, dass die gesunden Zellen wieder aktiver und dadurch eventuell geschädigt werden, während sich das Chemotherapeutikum noch im Blut befindet. Der Hintergrund: Beim Fasten verlangsamen gesunde Zellen ihre Aktivitäten und die Stoffwechselproduktion. Das ist ein bisschen wie ein leichter Winterschlaf. Danach starten sie wieder durch. Genau in dieser »hyperaktiven« Phase sollte möglichst wenig Chemotherapeutikum im Körper sein.

Dauert eine Chemotherapie eine Woche, ist das begleitende Fasten allemal schwieriger, da es dann zu Gewichtsverlust oder Untergewicht führen kann. Und das sollte unbedingt vermieden werden. Ratsam bei einer wöchentlichen Chemotherapie ist das 24-Stunden-Fasten vom Vorabend bis zum Abend der Chemotherapie, wie es in laufenden Studien an der Berliner Charité gemacht wird.

Die Misteltherapie gehört in Deutschland zu den bekanntesten Komplementärbehandlungen bei Krebs. Sie basiert auf der anthroposophischen Heilslehre von Rudolf Steiner, der – inspiriert von der Homöopathie – das Prinzip entwickelte, Ähnliches mit Ähnlichem zu behandeln. Er sah eine Ähnlichkeit zwischen den Heilpflanzen und Tumoren in der Art des Wachstums und setzte Mistelextrakte in der Krebstherapie ein.

Heute zählen Misteln zu den bestuntersuchten Heilpflanzen. Dass sie Krebs heilen oder aufhalten können, konnten klinische Studien zwar nicht bestätigen. Doch es gibt Belege dafür, dass die Heilpflanze die Lebensqualität verbessern kann. Misteln aktivieren mit bestimmten Substanzen (sogenannten Lektinen) unter anderem die körpereigene Immunabwehr, verringern Müdigkeit, verbessern die Verträglichkeit von Chemotherapien und können auch das Wohlbefinden positiv beeinflussen.

Das gilt allerdings nicht für jeden Patienten und nicht für jede Tumorart. Bei einigen Krebsformen wird sogar eindeutig von einer Misteltherapie abgeraten. Dazu gehören Leukämien und Lymphome, also Krebsarten, die vom Immunsystem ausgehen. Auch bei Hirntumoren, Hirnmetastasen, schwarzem Hautkrebs und während einer Therapie mit anderen Medikamenten, die die körpereigene Abwehr beeinflussen, sollte man die Misteltherapie nicht anwenden – denn die Folgen sind nicht abzusehen. Ein gewisser Nachteil der Misteltherapie ist, dass sie regelmäßige Injektionen erfordert. Eine Misteltherapie kann bei einigen Tumoren (zum Beispiel bei Brust-, Darm-, Lungen- oder Pankreaskrebs) erwogen werden, wenn vor allem Müdigkeit, Appetitlosigkeit und eine sich verschlechternde Lebensqualität den Patienten belasten.

Wärme und Kälte unterstützen die Krebstherapie.

Kaltes Wasser zur Abhärtung: Die Lehren von Sebastian Kneipp sind auch heute noch aktuell. Der bayerische Priester (1821–1897) mit den Spitznamen »Wasserdoktor« und »Kräuterpfarrer« erfand seine berühmte Wassertherapie, um seine eigene Tuberkulose auszukurieren. Kneipp-Anwendungen mobilisieren dabei die Selbstheilungskräfte. Der Körper reagiert auf Reize aus erfrischendem kalten Wasser mit besserer Durchblutung und einem gestärkten Immunsystem. Und das kann die Therapie unterstützen. In vielen Krankenhäusern und Rehakliniken gehören Kneipp-Anwendungen deshalb während der Krebstherapie zum Begleitprogramm.

Auch der Einsatz von Wärme zählt zu den Naturheilverfahren. Denn sie kann die Wirkung verschiedener Behandlungsmethoden verstärken. Die sogenannte **systemische Hyperthermie** (der Begriff stammt aus dem Griechischen und bedeutet Überwärmung) soll Krebszellen zerstören oder das erkrankte Gewebe – insbesondere bei festen Tumoren, die nur schwer zu bestrahlen oder zu operieren sind – empfindlicher machen, damit Chemo- und Strahlentherapien besser wirken. Dafür werden die betroffenen Bereiche des Körpers bis zu 60 Minuten lang auf Temperaturen von 42,5 bis 43 Grad Celsius erwärmt. Doch die Methode ist auch umstritten. Sie erfordert eine intensivmedizinische Überwachung, ist kein Standardverfahren und wird vorwiegend im Rahmen klinischer Studien und nur in ausgewiesenen Zentren durchgeführt – und dann auch nicht allein, sondern immer im Zusammenhang mit einer Chemo- oder Strahlentherapie.

Stress: seelische Belastungen minimieren

Erhöht Stress das Krebsrisiko? Die Forschung belegt diesen Zusammenhang mehr und mehr, wenngleich es offenbar individuell sehr große Unterschiede im Hinblick darauf gibt, ob und wann Stress ungesund wirkt. In epidemiologischen Studien konnte jedenfalls statistisch belegt werden, dass Menschen, die von sich sagen, dass sie unter Stress stehen, ein etwa dreißig Prozent höheres Risiko haben, insbesondere an Darm-, Bauchspeicheldrüsen-, Speiseröhren- oder Prostatakrebs zu erkranken. Das liegt möglicherweise daran, dass die meisten Menschen unter Dauerdruck schlechter essen, sich weniger bewegen, unter Schlafstörungen leiden, mehr Alkohol trinken, sich keine Zeit zum Entspannen nehmen. Zudem werden sie anfälliger für Infekte und greifen als Raucher öfter zur Zigarette. Aber Stress ist nicht nur ein Risikofaktor für eine Krebserkrankung, umgekehrt gilt auch, dass vor allem die Krebserkrankung selbst sowie die daraus resultierende psychische Belastung den Körper in massiven Stress versetzen.

Auch wenn viele Krebspatienten während der Behandlung von sich sagen können: »Mir geht es gut«, täuscht dieser Eindruck häufig. Eine schwere Krankheit zu haben kann Dauerstress bedeuten – von dem man auf den ersten Blick vielleicht aber gar nichts bemerkt. Ängste, Muskelverspannungen, Bluthochdruck, Herzrasen – die Sorge um die eigene Gesundheit hinterlässt Spuren. Hier setzen vor allem die Methoden der Mind-Body-Medizin an (siehe Seite 299 f.). Dabei geht es darum, die seelischen Belastungen während der Behandlung zu erkennen und einen Zusammenhang mit dem Gesundheitszustand herzustellen. Entspannungsmethoden sind dabei hilfreiche Werkzeuge.

Entspannung: von Meditation bis Yoga

Die sogenannte **Ordnungstherapie** ist ein Konzept zur gesunden Lebensführung. Die Patienten lernen, Selbstverantwortung für ihre Gesundheit und ihren Lebensstil zu übernehmen. Der Begriff geht auf den Schweizer Arzt Max Bircher-Benner (1867–1939) zurück. Es geht dabei um das Weglassen von Überflüssigem – insbesondere von schlechten Angewohnheiten mit schädlicher Wirkung – und um das Entdecken von geeigneten Alternativen. Das geschieht in persönlichen Gesprächen zwischen dem Patienten und seinem Therapeuten, aber auch im Rahmen von Gruppentherapien.

Eine der besten Methoden, um innerlich zur Ruhe zu kommen, ist die **Meditation**. Das Ziel besteht darin, das bewusste Denken (mit oftmals ängstlichen Gedanken) auszuschalten und sich meditativ in einen ruhigen und akzeptierenden Zustand der Konzentration zu versetzen, der das Bewusstsein erweitert. Dabei muss man wissen, dass es äußerst schwierig ist, nicht über irgendetwas nachzudenken. Als Hilfsmittel dient deshalb die Fokussierung auf die eigene Atmung, aber auch bestimmte Wortfolgen (»Mantras«), Klänge oder Objekte können helfen, den Zustand der Kontemplation zu erreichen. Entsprechende Kurse gibt es in Beratungsstellen für Krebskranke, Rehakliniken, Volkshochschulen, therapeutischen Praxen oder Familienbildungsstätten. Zunehmend wird die Meditation aber auch gezielt in der psycho-onkologischen Therapie eingesetzt.

Was Entspannung und Stressreduktion betrifft, ist das sogenannte **Mindfulness-Based-Stress-Reduction-Programm** (MBSR) wissenschaftlich am besten untersucht. Dazu gibt es ein ganzheitliches Übungsprogramm, das auf dem Achtsamkeitskonzept des Stressforschers Jon Kabat-Zinn basiert. Dieses Programm wird vielerorts im Rahmen der ergänzenden Krebstherapie für Krebspatienten und deren Angehörige angeboten. Studien haben gezeigt, dass diese Achtsamkeitsmeditationen die Krebstherapie positiv unterstützen können. Das MBSR-Programm ist allerdings sehr zeitaufwendig, doch es lohnt unbedingt, es einmal auszuprobieren.

Anderen Patienten hilft **Autogenes Training**. Über die körperliche Entspannung hinaus geht es dabei ebenfalls um eine innere Ruhe, die über die Vorstellungskraft gefördert wird. Die Patienten folgen Vorgaben wie »Ich bin ganz ruhig« oder »Mein rechtes Bein wird schwer«. Sie stellen sich dabei körperliche Empfindungen so intensiv vor, dass der Körper tatsächlich darauf reagiert. Diese Entspannungsform lässt sich in Kursen, aber auch mithilfe von Büchern, CDs oder Youtube-Tutorials erlernen.

Bei der **Gelenkten Imagination** wiederum begeben die Patienten sich in Gedanken an einen angenehmen Ort und malen sich aus, wie es dort riecht, welche Geräusche sie damit verbinden, was sie fühlen, sehen oder spüren. Die Sinne werden imaginär stimuliert – und nehmen die Eindrücke dennoch intensiv wahr. Die Atmung wird dabei automatisch langsamer, der Körper kann regenerieren, man kehrt gestärkt in den Alltag zurück. Die Technik lässt sich unter professioneller Anleitung, aber auch allein lernen.

Mit der Kraft des Willens zu körperlicher Entspannung – darum geht es auch bei der **Progressiven Muskelentspannung** nach Jacobson. Dabei werden einzelne Muskeln oder Muskelgruppen erst kräftig angespannt und dann wieder entspannt. Der Wechsel aus An- und Entspannung fördert über einen physiologischen Reflex auch die psychische Entspannung und verbessert die Achtsamkeit für den eigenen Körper. Ob unter Anleitung oder allein: Die Entspannungsmethode ist leicht zu lernen. Und wer sie häufig anwendet, wird Schritt für Schritt besser.

Weniger Depressionen und Schmerzen, bessere Stimmung, höhere Lebensqualität, geringere behandlungsbedingte Nebenwirkungen – eine Reihe von Studien belegen die gute Wirksamkeit von **Qigong** während der Krebstherapie und danach. Auch die meditative Bewegungsform **Tai-Chi** kann helfen, schwere Zeiten besser zu überstehen. Ob im Sitzen, Stehen oder Liegen – man richtet seine Konzentration stets auf bestimmte Bereiche des Körpers sowie auf die Atmung. Wobei die zielgerichteten Bewegungen unterstützend wirken. Qigong und Tai-Chi kann man in Kursen unter Anleitung lernen.

Auch wenn **Yoga** häufig als eine Form von Sport und Bewegung gesehen wird, spielen Achtsamkeit und Entspannung hier eine ebenso wichtige Rolle. Immerhin: Yoga steht in der indischen Philosophie für achtsames Handeln, das weit über den sportlichen Aspekt hinausgeht. So kann Yoga einen stressbedingt hohen Cortisolspiegel senken, kann gegen Ängste, Depressionen, Wechseljahresbeschwerden, Fatigue und Schlafstörungen helfen – und somit die Lebensqualität erheblich verbessern. Gerade auch bei Krebs.

Was passiert in meinem Körper? Was fühle ich? Was denke ich? In sich hineinhören, ohne etwas zu bewerten – das ist das Ziel von **Achtsamkeitsübungen** beziehungsweise Achtsamkeitsmeditationen, die sich in der Mind-Body-Medizin bewährt haben. Einzelne Übungen beziehen sich auf Atem, Körper, Bewegung, Sinneswahrnehmung, Gedanken und Gefühle – mit dem Ziel, darauf Einfluss zu nehmen und innerlich wieder stark zu werden. Am bekanntesten ist der sogenannte Body-Scan. Damit ist eine Art gedankliches Abtasten des Körpers gemeint: Dies ermöglicht, sich selbst besser wahrzunehmen, Beschwerden zu lindern, mit Belastungen besser umzugehen und die Anspannung zu reduzieren. Diese Form der Meditation kann so weit führen, dass Patienten sich von ihrem eigenen Leiden distanzieren und trotz einer schweren Krankheit neue Glücksgefühle verspüren. Schmerz und Trauer verschwinden zwar nicht, doch zerren sie nicht mehr so stark an Leib und Seele.

Gegen Entzündungen und Schmerzen

Das homöopathische Mittel Traumeel S oder Extrakte aus Aloe-Vera-Pflanzen können bei Entzündungen der Mundschleimhaut lindernd wirken, die zu den Nebenwirkungen einer Chemo- und Strahlentherapie gehören. Die sogenannte Bestrahlungsdermatitis kann auch wirksam mit Calendula-Salbe mitbehandelt werden.

Nicht immer müssen es gleich Tabletten oder Spritzen sein, die Schmerzen lindern. Auch in der Schmerztherapie bei Tumoren kommen nichtmedikamentöse Verfahren zum Einsatz – und ergänzen oder ersetzen die »harten« Methoden. Dazu gehören lokale Wärmeanwendungen, Bäder mit Pflanzenzusätzen, Packungen mit Lehm, Moor, Fango, Heublumen, verschiedene Massagetechniken, Akupressur und gezielte Physiotherapie. Mit der sogenannten Elektrotherapie können vor allem Muskelverspannungen gelöst, aber auch neuropathische Schmerzen behandelt werden. Meist merken die Patienten selbst am besten, was bei ihnen schmerzlindernd wirkt. In vielen Krankenhäusern werden solche Maßnahmen während der Therapie angeboten. Wer ambulant behandelt wird, kann sie sich verschreiben lassen (die Kostenübernahme vorher mit der Versicherung klären).

14

Risiken und Nebenwirkungen von Worten

Wem sage ich was und wann?

Kaum steht die Diagnose Krebs fest, gewinnt ein Thema unerwartet an Bedeutung: die Kommunikation. Wem erzähle ich von der Krankheit? Wem besser nicht? Doch nicht nur diese Frage wird Konsequenzen haben. Entscheidend ist auch, sich ein Netzwerk aufzubauen und die Macht der Worte zu begreifen. Das gilt besonders auch für Ärzte – denn bei ihnen zählt nicht nur, ob sie etwas erzählen, sondern in besonderem Maße, wie sie eine Nachricht vermitteln.

Achim und ich standen im Wohnzimmer, der Espresso in der Küche war längst zur kalten Plörre geworden, an meinen Joggingschuhen vor der Terrassentür klebte noch der Matsch der letzten Laufrunde. Die Schuhe kamen mir vor wie Relikte aus einer anderen Zeit: der unbeschwerten Vergangenheit. Ich hatte gerade das erste Mal das Wort »Krebs« vernommen – ohne dass von jemand anderem die Rede war.

Die Diagnose war nicht einmal eine Stunde alt, da schoss mir eine Frage durch den Kopf, deren Brisanz und Tragweite ich noch gar nicht erahnte: Wem soll ich von der Krankheit erzählen?

Es war fast wie ein Reflex.

Wenn wir eine besonders schöne Nachricht erhalten – die bestandene Abschlussprüfung, die Schwangerschaft oder den Heiratsantrag –, dann wollen wir sie anderen schließlich auch gleich mitteilen. Den engsten Vertrauten, den Eltern. Völlig normal.

Nicht anders verhält es sich bei einer besonders schlechten Nachricht. Doch fällt es da weitaus schwerer, eine Botschaft dieser Kategorie zu überbringen. Es will raus, aber es kommt nicht leicht über deine Lippen. Ich rief meine Mutter an. Wem, wenn nicht meiner Mutter, meinen Eltern, meiner Schwester, würde ich mich sofort anvertrauen?

Aber darüber hinaus?

Eine gute Frage. Eine schwierige und – eine folgenschwere. Alle Betroffenen sollten sich darum von Anfang an gut überlegen und sorgsam entscheiden, wem sie von der Krankheit erzählen. Welche Folgen diese Entscheidung haben und wie sie sich auf das Leben auswirken kann, beschrieb uns Achims Hausarzt.

»Der Doc weiß, wovon er redet«, hatte Achim gleich gesagt. »Das ist einer der alten Schule, ein richtiger Diagnostiker, der Dr. House Hamburgs. Der Doc nimmt einen zwar medizinisch und moralisch in den Schwitzkasten, und man muss mit ihm umgehen können, aber nur er schafft es, sogar hoffnungslos kaputte Popstars wie Phoenix aus der Asche steigen zu lassen. Ich vertraue ihm blind, er kennt sich aus mit modernster Medizin und vor allem: mit Menschen! Wir sollten unbedingt mit ihm sprechen und seine Meinung einholen.«

Und der Doc sagte auch gleich beim ersten Gespräch zu uns: »Überlegen Sie sich jetzt sehr gut, mit wem Sie über die Krankheit sprechen. Das gilt für beide, für Sie, Frau Ziemann, und für Sie, Herr Sam: Sobald es raus ist, gibt es kein Zurück mehr – dann sind Sie beide stigmatisiert.«

Er drückte Achim eine Broschüre in die Hand: »Wegweiser zur seelischen Gesundheit für Menschen mit HIV.« Und dann sagte er noch: »Heute noch lesen! Das können Sie eins zu eins auf Ihre Erkrankung übertragen.« Ich hielt das erst für eine Übersprungshandlung. Doch der Doc sollte recht behalten.

Wir hatten uns über diesen Aspekt der Krankheit – über ihre

weniger gesundheitlichen als vielmehr sozialen Folgen – noch gar keine Gedanken gemacht.

Falsch!

Denn für jeden, dem du es erzählst, gilt: Ihm gegenüber bist du danach ein anderer. Einer, der es hat. Und der Flurfunk macht ganz schnell die Runde: »Hast du es auch schon gehört? Verena hat Krebs.«

Diese Reaktion ist sehr menschlich, weil die Leute nun mal gern über andere schwatzen. Die Folgen aber können fatal sein, und wir beide sollten das noch selbst erleben.

Da wenden sich auf einmal angebliche Freunde ab, schlagen erst einen supernetten Ton an, sind dann aber plötzlich und ständig »total im Stress« – und bald einfach weg. Motto: Adieu, ich hab dann mal mit der Krankheit nichts zu tun. Nicht mit der Krankheit und nicht mehr mit euch, die ihr ja jetzt ganz andere seid. Leute, die keine Partys mehr feiern, keine Drinks mehr kippen und kein lockerleichtes Dasein mehr bieten können. Es ist leider die nüchterne Wahrheit: Solche Menschen und Situationen finden wirklich statt.

Niemand sollte sich hier Illusionen machen. Wenn du Krebs hast, hast du Krebs. Das Wort trägt eine Art schwarzen Totenmantel. Und viele können mit den fünf Buchstaben nicht umgehen. Die hauen ab, die machen die Biege. Und dies trifft den Kranken wie erstaunlicherweise auch den Partner. Der hat ja jetzt ganz andere Sorgen im Kopf. Der ist ständig bei seiner Frau. Der hat keinen freien Kopf mehr. Dem scheint keine Sonne mehr aus dem Hintern.

Den können wir nicht mehr gebrauchen.

Zack!

Die Reaktionen füllen die gesamte Bandbreite menschlichen Verhaltens. Es gibt sie in allen Farben und Nuancen, und du lernst das ganze Spektrum kennen. Im Klartext: von A wie armselig bis Z wie zuversichtlicher, zuverlässiger – und *wahrer* Freund.

Das alles ist gut zu wissen, bevor man sich dazu entscheidet, die Krankheit öffentlich zu machen. In der Familie, unter Freunden. Bei den Kollegen, Kunden, Nachbarn und selbst deiner Friseurin gegenüber.

Den eigenen Krebs kundzutun bedeutet am Ende aber noch weitaus mehr, als nur die Spreu vom Weizen trennen zu können. Es kommt nämlich auch einer Art Perspektivenwechsel gleich. Denn die Krankheit hebt dich, wenn du so willst, in eine Position, von der aus du einen glasklaren Ausblick hast. Krebs zu haben bedeutet auch, sich auf einem Hochsitz zu befinden: Du siehst weiter, siehst besser. Wirst sensibler, feinfühliger, wacher, hellhöriger.

Und du blickst durch die Menschen viel schneller hindurch. Es braucht ein wenig Zeit. Ein wenig Bestätigung hier und da, ein paar genauere Beobachtungen in deinem Umfeld, einige Enttäuschungen. Aber dann geht es recht schnell: Dann bist nicht du mehr diejenige, die man anstarrt – dann bist du letztlich diejenige, die beobachtet.

Und fokussiert.

Fazit: Überlege sehr gut, wem du sagst, dass du Krebs hast.
Es kann, es wird Folgen haben.

Eric, ein früherer Kollege von Achim, fand seinen eigenen Weg, mit der Krebsdiagnose umzugehen. Achim und er arbeiteten mehrere Jahre zusammen in einem Verlag. Da spazierten jeden Tag viele Kollegen über die Flure. Man stand zusammen vor der Kaffeemaschine, saß mit dreißig Mann in Konferenzen und ging täglich mit den anderen zum Mittagessen. Eric war immer mit dabei, immer mittendrin. Er lachte viel, machte seine Späßchen. Ein überaus beliebter Kollege. Er war verheiratet, hatte zwei Kinder – und niemand wusste, dass er bereits seit Jahren an Leukämie litt.

Er hatte von Anfang an gut hingeschaut. Wägte ab und dosierte klug seine Offenbarungen.

Und seine Entscheidung ging noch wesentlich weiter. Denn Eric verschwieg die Krankheit viele Jahre sogar gegenüber seinen Eltern und Kindern. Er wollte seine Familie nicht verunsichern. Wollte nicht, dass sie sich über Jahre um den Papa beziehungsweise ihren Sohn sorgten. Er sagte nichts – um sein Umfeld zu schützen.

Man braucht sehr viel Kraft für so etwas. Der Betroffene kann sich nicht eine Minute auf seiner Krankheit ausruhen – auch wenn dies vielleicht einmal dringend nötig wäre. Mit vielen kann er seine Gedanken nicht teilen. Muss Gründe finden, wenn es ihm einmal schlecht geht. Muss sich geben wie immer, selbst wenn Befunde und Therapie an ihm zerren.

Das alles kann sehr einsam machen. Möglicherweise hilft das Verschweigen aber auch dabei, den Alltag zu meistern. Macht es leichter, weiterhin ins Büro zu gehen, zu lachen, zu feixen und zu funktionieren.

Das Kommunizieren der Krankheit ist ein äußerst komplexes Kapitel. Ein Bestandteil davon ist auch der sekundäre Krankheitsgewinn. Eine Erkrankung nämlich, besonders eine schwere, lässt sich auch (aus)nutzen – sobald andere um sie wissen. Der eine mag die Krankheit als Vorwand oder Alibi ausnutzen. Der Nächste erlangt damit womöglich ganz unbewusst mehr Mitgefühl, Freiräume und gewisse Vorteile. Andere wiederum, denen man die Krankheit auf den ersten Blick nicht ansieht, werden von unsensiblen Artgenossen deshalb nicht selten mit Argwohn betrachtet. So als wäre die Erkrankung nur glaubwürdig, wenn man äußerlich schon schwer gezeichnet ist: »Dir sieht man aber doch gar nicht an, dass du so krank bist. Gehst du gar nicht mehr arbeiten?«

Das alles kann zu Missverständnissen und Überreaktionen führen. Übertriebene Anteilnahme einerseits, falscher Argwohn andererseits. Nun, es ist alles keine leichte Frage.

Für Eric jedenfalls schien genau dies das Beste zu sein: Er lebte gut mit der Entscheidung, seine Krankheit nicht groß bekannt zu geben. Bis sie ihn nach Jahren dazu zwang – als die Stammzellentherapie es ihm irgendwann unmöglich machte, die »Sache« für sich zu behalten.

Doch Eric wusste, was er tat. Und die beste Nachricht: Er ist heute wieder gesund – und seinen Krebs los.

Zu Beginn der Krankheit hielt auch ich mich eher bedeckt und erzählte es längst nicht allen Menschen aus meinem Umfeld – während Achim am Telefon klebte und mit zig Leuten sprach. Und zwar gerade über die Krankheit und unsere neue Situation. Ich aber wollte mich eher ein wenig abschirmen, denn gerade anfangs stürzte ein bisschen viel auf mich ein. Vermutlich kam auch diese Reaktion einem Reflex gleich, einer Art Selbstschutz. Und außerdem wollte ich auch nicht jeden mit der schlechten Nachricht belasten.

Ich telefonierte bald mit meiner besten Freundin Yvonne, die gerade mit ihrer Familie die Sommerferien in ihrem Häuschen auf Mallorca verbrachte. Ich sagte ihr nichts. Das Gespräch verlief weitestgehend normal, und sie merkte meiner Stimme nichts an. Ich hatte mich in diesen Tagen des Öfteren gefragt, wie und ob ich es kommunizieren sollte. Ich wusste es nicht wirklich. Und ich wollte ihr nicht den Urlaub verderben. Sie saß jetzt da oben über der Bucht von Paguera, auf ihrem Balkon am Rande des kleinen Pinienwäldchens, das so herrlich riecht. Nach Rosmarin, Harz und trockenen Nadeln. Wie oft bin ich dieses wunderschöne Fleckchen Erde entlanggejoggt? Mit einem Kopf voller Träume.

Wir waren oft zusammen dort gewesen. Ich wollte ihr dieses Kleinod jetzt nicht zerstören und mit dem Krebs kontaminieren. Außerdem musste ich es immer noch sacken lassen. Musste erst mal selbst damit klarkommen. Und zu diesem Zeitpunkt war noch längst nicht alles geklärt, der letzte Befund stand noch aus. Ich saß also quasi in diesem brennenden Flugzeug und wusste nicht, ob nicht noch gleich eine Tragfläche abbrechen würde – oder ob wir die Maschine irgendwo sicher würden notlanden können.

Meine Freundin wollte ich dabei erst einweihen, wenn sie aus dem Urlaub zurück sein würde – und das Flugzeug hoffentlich auf irgendeiner Schotterpiste zum Stehen gekommen wäre.

Ich ging in den Tagen nach der Diagnose auch einmal zu meiner Friseurin. Ich hatte mir vor einiger Zeit eine Haarverlängerung machen lassen. Nun wollte ich sie nicht mehr. Ich dachte an die Chemo, von der anfangs die Rede war. Dachte an den Haarausfall, den der Arzt ebenfalls gleich thematisiert hatte. Die Haarverlängerung würde bald zu einer sinnlosen Maßnahme werden; also wollte ich die Flucht nach vorn antreten.

So sehr drückte ich die Realität dann auch nicht weg.

Ich saß auf dem Stuhl vor dem Spiegel und sah zu, wie meine Friseurin mir durch die Haare ging und die Extensions eine nach der anderen wieder herausknüpfte. Meine Haare wurden kürzer und kürzer, und ich saß da wie das Abbild einer unsichtbaren Wahrheit. Und als ich so dasaß auf dem Friseurstuhl und sie an meinem Kopf herumzupfte, erzählte ich es ihr einfach.

Ich habe Krebs.

Sie sah mich mit großen Augen durch den Spiegel an, drehte sich dann zu mir und schaute mich direkt an. Das sei ja fürchterlich, sagte sie. Sie wisse gar nicht, was sie sagen, wie sie damit umgehen solle. Ich sei jetzt schon die Zweite in kurzer Zeit. Eine andere Kundin hatte ihr auch erzählt, dass sie Krebs habe. Die Kundin hatte noch einen Termin gemacht, aber dann sei sie schon nicht mehr wiedergekommen. Meine Friseurin machte ein paar Trippelschritte, schaute in den Spiegel, dann sagte sie: »Ein paar Wochen später war sie tot.«

Es war das letzte Mal, dass ich zu dieser Friseurin ging. Es fühlte sich an wie ein Schlag ins Gesicht.

Dabei war es am Ende ja nur eine dieser hilflosen Reaktionen, die Betroffenen oft entgegenbranden, wenn sie von ihrer Krankheit erzählen. Doch die Reaktion zeigt, was in vielen Köpfen geschrieben steht: Krebs ist gleich Krebs. Krebs ist gleich Tod. Aus, Amen, Ende.

Aber dem ist nicht so.

Krebs ist *nicht* gleich Krebs. Jeder Fall ist ein eigener, ein anderer. So individuell wie jeder einzelne Mensch. Und ich hoffe, ich darf hier für alle Betroffenen sprechen. Ein Umdenken ist wichtig – und zwar überall: im täglichen Umgang, bei der Betrachtung des Patienten ebenso wie bei Diagnose und Therapie. Und eben auch: bei der Kommunikation.

Ich konnte nur zu gut verstehen, dass Verena nicht gleich jedem von der Krankheit erzählte. Sie kommunizierte das Thema behutsam, sicher auch, weil sich selbst schonen wollte, schonen musste. Es war ihre instinktive Reaktion, und damit liegt sie meistens richtig.

Das ist die eine Seite. Auf der anderen ist es eben auch wichtig, sich nicht nur in Schweigen zu hüllen – sondern den richtigen Menschen jetzt gerade von der Krankheit zu berichten. Darum telefonierte ich besonders während der ersten Zeit viel. Telefonierte mir regelrecht ein Netzwerk zusammen, eine Art Task Force. Menschen, die bald um die Situation wussten und zu einer eigenen Katastrophenschutzeinheit zusammenwuchsen. Freunde, Bekannte und Kollegen, die mitdachten, mitfühlten und ihrerseits Hebel in Bewegung setzten. Die Trost spendeten, mich bestärkten oder guten Rat wussten. Und das alles hat unglaublich viel geholfen. Ich fühlte mich nicht mehr so allein neben Verena. Natürlich, sie war da, und wir beide verbrachten jetzt fast jede Sekunde miteinander. Aber es sollte nicht alles ungefiltert auf sie einprasseln – denn die zahllosen Informationen und Meinungen können einen erschlagen.

Ich sprach außer mit Lea beinahe im Viertelstundentakt auch mit Dennis Muhl, einem TV-Produzenten. Er war schon immer ein guter Berater und ein bester Freund, doch jetzt wurde er zu einem meiner Seenotretter, Seelsorger und Überlebenstrainer. Er machte mir Hoffnung, als ich diese dringend und fast minütlich brauchte. Denn ein Gedanke überwältigte mich, nahm mir den Verstand. Meine größte Angst. Gegenüber Lea und Dennis konnte ich ihn ohne Filter ansprechen.

»Verena stirbt mir«, sagte ich einmal völlig aufgelöst zu meinem Freund. »Die stirbt mir, Dennis!«

»Die stirbt dir nicht«, sagte er in diesem Abgrund. Dann rief ich Lea an, und auch ihr gegenüber konnte ich meine furchtbarste Angst nicht unterdrücken: »Lea, Verena stirbt mir!« Lea gab die gleiche Antwort.

Natürlich konnten Dennis und Lea nicht wissen, wie es ausgehen würde. Niemand weiß so etwas. Doch aus wenigen, bestimmten Mündern klang es fast wie ein Mantra. Ein Mantra, das jetzt Halt gab. Es konnte nicht die garantierte Wahrheit sein. Aber es klang wahrhaftig. Es gibt eben solche Menschen, die es schaffen, aus Worten ein Glaubensbekenntnis zu machen.

Lea, Anna und Dennis waren da, als ich sie brauchte. Wie meine Eltern, wie Verenas Schwester Kathrin. Wie Jessi, Tim und meine beiden Christians. Sie waren ein Kraftkreis, der sich vom Krebs nicht wegbeißen ließ.

Obendrein stellten sie den Kontakt zu Ärzten her und holten selbst Rat ein, so gut sie konnten. Und in der Tat: Man braucht jetzt solche Hilfe.

Manchmal simste ich im Minutentakt mit Doktor Ehnert, dem Leiter des Instituts für Sportmedizin in St. Georg. Er schob die

Untersuchungen an, erklärte mir Einzelheiten der Diagnosen, ordnete vieles für uns ein. Ich hatte seine Nummer von Dennis bekommen, ihn zuvor lediglich auf einem Geburtstag gesehen und kurz gesprochen – mehr nicht. Aber der Herr Ehnert wurde schon sehr bald zu Michael und schließlich zu Nono. Er wurde zu einer emotionalen Stütze, die uns Tonnen von den Schultern nahm.

Ein Segen, dass so etwas in unseren schnellen, anonymen Zeiten noch geschehen kann. Da waren Menschen, die aus düsterem Himmel einfach so auf die Bühne traten. Die plötzlich da waren und auch nicht gleich wieder verschwanden. Die sich engagierten, sich in jeder freien Minute meldeten und ihre Geschäfte auch einfach mal liegen ließen. Und einer von ihnen, Michael »Nono« Ehnert, sollte uns bald noch einen sehr wichtigen Satz mit auf den Weg geben.

Auch sprach ich in diesen Tagen viel mit meinen Eltern – und wurde vor ihnen wieder wie zu einem Kind. Wie zu ihrem einstigen kleinen Sohn. Zu einem Schuljungen, der Kummer hat und jetzt nur eines wirklich ertragen kann: den Zuspruch der Eltern und das Vertrauen wirklich guter Freunde. Alles andere brauchst du jetzt nicht. Nicht die Heischer, nicht die Schauspieler, nicht die sommerlichen Beschwichtiger und nicht die triefenden Mitleidsbekunder.

Du brauchst jetzt nur eines: etwas Wahres und etwas Warmes.

Ich wunderte mich. Denn da verabschiedeten sich auch Leute, darunter vertraute Weggefährten. Meldeten sich nach der Nachricht »Krebs« prompt ab und nie mehr wieder, während sie beim letzten Treffen noch fröhlich am Flöten waren. Das tut richtig weh, aber es lässt sich auch wie eine Destille betrachten. Die Fuselstoffe verfliegen, übrig bleiben die guten Tropfen.

Du merkst in so einer Situation sofort, woran du bist. Du wirst in dieser Hinsicht zu einem Seismografen. Man sollte sich dessen sehr bewusst sein, denn dies ist eine der guten Seiten, die man einer solchen Krankheit abgewinnen kann. Und abgewinnen sollte.

Mein Fazit? Ausgewählte Menschen kontaktiert zu haben, Eltern, Freunde, Bekannte und vertraute Ärzte hinter sich zu wissen – dies war und ist bis heute eine entscheidende Hilfe. Ich weiß nicht, wie wir die Situation überstanden hätten ohne diese guten Geister.

Und ich empfehle es jedem, der die Chance dazu hat: nicht still, tatenlos und allein durch die Phasen dieser Krankheit zu driften, sondern gemeinsam mit guten und starken Seelen, die zur Stelle sind, wenn es rau wird.

Und doch kommt am Ende niemand um die eine wesentliche Entscheidung herum: sehr gut abzuwägen, wann Schweigen Gold ist und Reden Silber – und wann es sich auch mal genau umgekehrt verhält.

Denn oftmals ist es noch aus anderen Gründen wichtig, gerade jetzt zu reden. Wer nicht kommuniziert, hört nichts, erfährt nichts. Und kann dann auch nichts weitergeben. Dabei zählt im Krebsfall eines oft doppelt und dreifach: der Austausch von Informationen. Unter Ärzten. Unter Patienten. Aber eben auch unter Ärzten und Patienten.

Wer womöglich in ein, zwei oder gar mehreren Therapien steckt, wer oft verschiedene Ärzte zu sehen bekommt, sollte sichergehen, dass alle immer im Bild sind, was Medikamente, Dosierungen und Befunde betrifft. Denn nein: Ein Selbstgänger ist das keinesfalls immer. Man muss als Patient eben auch begreifen, dass man nur ein Patient von vielen ist. Dass die Ärzte nicht alles im Kopf haben können. Dass Informationen zwischen all den Fluren und Terminen, zwischen den Diagnosezentren und Besprechungszimmern selbst im Informationszeitalter auch mal deutlich langsamer als gewünscht unterwegs sind. Und manchmal auch schlicht verloren gehen.

Darum gilt eine Devise: nicht nur die Beipackzettel lesen und alles still abnicken, sondern sich informieren, so gut es geht. Sich austauschen. Lieber einmal zu viel von einer Nebenwirkung erzählen als einmal zu wenig. Und ja: Berichten Sie ruhig aus Ihrem Leben, von Ihren Gewohnheiten, von den kleinen Dingen, die einen großen Einfluss haben können. Je mehr ein Arzt weiß, desto präziser kann er sich ein Bild machen und individuellere und somit bessere Entscheidungen treffen. Und bedenken Sie: Ärzte können nicht aus Händen, nicht aus Glaskugeln lesen – sie können nicht alles wissen, nicht alles ahnen und schon gar nicht alles im Kopf behalten.

Letztlich kann in dieser Hinsicht das Reden – und auch das Lesen und Hören! – vor allem einem selbst helfen. So erfuhren wir beispielsweise nur durch Zufall, dass simples Johanniskraut die Wirkung eines Medikaments, das Verena einnimmt, erheblich reduzieren und sogar beinahe aufheben kann. Alles andere als eine Nebensache, vielleicht sogar eine entscheidende Information. Sie zu bekommen ist auch Teil der Patientenverantwortung.

Und noch eines zählt beim Thema Kommunikation in besonderem Maße: der Austausch zwischen den Ärzten. Gerade beim Krebs sind stets mehrere Spezialisten beteiligt, sowohl während der Untersuchungen und Diagnosen als auch bei den Therapien. Onkologen arbeiten mit Radiologen, Chirurgen, Gynäkologen, Pathologen zusammen. Die Ergebnisse werden in den Tumorboards gemeinsam besprochen, und ein Behandlungsplan wird im Diskurs ausgearbeitet.

Doch so eng das Netz aus Informationen auch gestrickt sein mag: Entscheidende Fakten können dabei auf der Strecke bleiben. Und darum ist beim Thema Kommunikation auch er gefragt: der Patient.

Nachdem Verena ein drittes Mal untersucht worden war, stellten die Ärzte einen »Progress in der Lunge« fest. Sie sprachen von minimalen Vergrößerungen einiger Metastasen, was sich nicht gut anhörte und die Hamburger Ärzte auch gleich aufschrecken ließ. Sie entschieden, die Antihormontherapie abzusetzen und womöglich eine Chemotherapie einzuleiten. Ich allerdings hatte in einem wissenschaftlichen Vortrag gehört, dass es nach Immuntherapien zunächst zu einer optischen Vergrößerung des Tumorgewebes kommen kann, bevor es sich verkleinert oder sogar verschwindet. Man spricht in solchen Fällen von einem Pseudoprogress. Das eigene Immunsystem attackiert den Krebs, wie eine Entzündung, die zunächst anschwillt, bevor sie abklingt.

Was also am UKE in Hamburg parallel zur Leitlinientherapie als Voranschreiten des Krebses gedeutet wurde, konnte im Hinblick auf die Immuntherapie in Heidelberg sogar ein Anzeichen für seine erfolgreiche Bekämpfung sein! Man könnte auch sagen: Hopp oder topp – nur dass diese alles entscheidende Frage zwischen den behandelnden Therapiezentren nicht thematisiert wurde.

Selbstverständlich wussten das Mamma-Zentrum in Hamburg und das NCT in Heidelberg voneinander, wussten von Verenas parallel stattfindenden Therapien – aber eben nur vage und nur über uns.

Und jetzt wurde es brisant: Hamburg wollte am Ende tatsächlich möglichst schnell mit der Chemotherapie beginnen, doch diese hätte die Immuntherapie aus Heidelberg stark beeinträchtigen können. Wir sprachen mit Heidelberg, sprachen mit Hamburg. Heidelberg benötigte für eine Einschätzung die CD mit den Ergebnissen der aktuellen Untersuchung am UKE Hamburg. Allein: Die Daten konnten nicht digital übermittelt werden – und so setzte ich mich noch am selben Tag ins Auto und fuhr mit der CD in der Tasche 600 Kilometer quer durch Deutschland und wieder zurück.

Warum die Daten im allseits ausgerufenen Datenzeitalter nicht übermittelt werden konnten, wissen wir bis heute nicht. Datenschutz? Zu große Datenmengen?

Wie dem auch sei: Hier lag jedenfalls kein Missverständnis vor, sondern ein anderer Klassiker in Sachen Kommunikationsaustausch – wenn die Informationen gar nicht erst fließen. Doch das kann durchaus passieren, und hier wären die Folgen allemal gravierend gewesen. Schließlich macht es doch einen gewaltigen Unterschied, ob man eine unnötige Chemotherapie erhält oder die über alle Maßen erfreuliche Botschaft, dass der Krebs seinen Rückzug antritt.

Niemandem ist eine Schuld zuzuweisen. Denn es ist eben doch nicht selbstverständlich, dass zum Beispiel zwei verschiedene Therapiezentren sich austauschen – obwohl sie in Verenas Fall ein und denselben Krebsfall behandeln. Und auch wir zögerten anfangs, waren gehemmt, den direkten Austausch anzuschieben. Dachten: Das können wir doch nicht machen. Die Ärzte wissen schon, was sie tun. Und sie würden uns schon sagen, wenn sie miteinander sprechen müssten.

Bekannte von Verena und mir steckten in einer ähnlichen Situation. Sie scheuten sich, einen Austausch von Informationen offen anzuregen. Sie fürchteten Befindlichkeiten der Ärzte, verletzte Eitelkeiten – und hätten spätestens in diesem Fall den Doc wechseln sollen.

Wir haben schließlich um einen Austausch zwischen Hamburg und Heidelberg gebeten. Und dies fruchtete sofort: Seither sind alle leitenden Ärzte in direktem Austausch miteinander. Schnell, offen, ohne Umwege und Komplikationen. Zusammen entschied man zunächst gegen eine Chemo- und für eine Anpassung der Antihormontherapie. Denn niemand kann mit Gewissheit sagen, ob es sich bei der minimalen Vergrößerung um einen negativen und somit echten oder nur um einen Pseudoprogress handelt.

Doch was heißt hier »nur«? In diesem Fall nämlich würden die Symptome für den Rückgang des Krebses sprechen.

Der kleine Exkurs zeigt: Auch Patienten sollten Verantwortung übernehmen und nicht bloß Zettel hin und her tragen. Und genau das hat am Ende noch einen weiteren positiven Effekt: Man tut was, ist selbst im Bilde. Man erduldet nicht, man agiert. Vielleicht ist es ein bisschen wie in der Autowerkstatt. Da schrauben auch gern mal drei Mechaniker an Ihrem Wagen herum. Der eine macht die Achse, die nächsten beiden kümmern sich um Reifenwechsel und Vergaser. Aber Sie sind der Fahrer – Sie haben das Lenkrad am Ende in der Hand! Und wie immer ist das wichtigste Schmiermittel für alle jene Prozesse, bei denen nicht nur ein einsamer Eigenbrötler am Werk ist – richtig: die Kommunikation.

Zuhören. Fragen. Reden. Begreifen. Weitererzählen. Austauschen. Teilen. Senden. Empfangen. Lesen. Weitermailen. Fragen, ob alles angekommen ist. Danke sagen. Und antworten: Alles da, alles roger.

Es ist eigentlich ganz einfach. Aber mitnichten selbstverständlich. Das Rad dreht sich oft zu schnell in unseren modernen Zeiten. Auch in den Krankenhäusern und manchmal leider auch beim Thema Krebs.

Ich habe am Anfang einmal Achims Augen erwähnt. Seine großen Augen, durch die man direkt in seine warme Seele blickt. Wie er mich mit diesen Augen anschaute, als ich das erste, das zweite, das dritte Mal in einem Untersuchungszimmer verschwand, zu dem er keinen Zutritt mehr hatte. Und jedes Mal wusste ich, was er mir sagen wollte. Was alles in ihm loderte und bangte. Was tief in seinem Inneren alles an Hoffen, Leiden und Lieben war. Ich verstand es sofort und in wortloser Gänze, als würden in diesen Sekunden zwei Herzen miteinander sprechen.

Es ist unfassbar, zu was der Mensch – jetzt mal rein kommunikationstechnisch – in der Lage ist. Er ist ein wahrer Verständigungsakrobat, ein veritabler Gestenzauberer. Nichts anderes als ein instinktiver Großmeister im Vermitteln von Informationen und Gefühlen, von Tatsachen und Mutmaßungen, von Drohungen und

Zuneigungsbekundungen. Und dabei kann allein das komplexe Spiel der Augen oft mehr sagen als jeder geschriebene Satz, mehr als jedes gesprochene Wort. Und das auch noch in tausend Facetten, nuancenreich und pointiert bis zur letzten Synapse unserer Emotionen.

Unsere Blicke können bekanntlich töten. Können einen abstrafen und höhnisch belächeln. Können aber auch wärmen, trösten, lächeln und lieben. Da kommt kein Emoji mit. Kein noch so gewieftes Kommunikationstool. Und es sind ja gar nicht nur und auch nicht in erster Linie die Augen, die uns die Evolution zum Kommunizieren geschenkt hat. Da ist der Mund, da sind die Hände. Da ist unsere Körperhaltung, die Neigung unseres Kopfes. Da ist dieses ganze hochkomplizierte und hauchfein orchestrierte Instrumentarium unserer nonverbalen Sprache. Unsere Gestik zählt dazu, unser Gesichtsausdruck. Die eine kleine Handbewegung im rechten Moment, der Winkelzug unserer Lippen. Da ist unser ganzes und geradezu unfassbares Potenzial, Botschaften welcher Art auch immer zu vermitteln.

Wobei Potenzial keinesfalls immer auch Kompetenz heißt. Denn oft sind wir uns gar nicht im Klaren darüber, was wir wie in einem bestimmten Moment sagen. Was wir wie gerade kommunizieren und von uns geben – und anderen just in diesen Sekunden in Wahrheit vermitteln. Und damit kommen wir zu einem weiteren Punkt, der beim Thema Krebs viel zu wenig Beachtung findet.

Denn es geht nicht nur darum, ob und was ein Mensch zum anderen sagt. Häufig wiegt mindestens ebenso schwer, *wie* er es sagt. Dies gilt umso mehr, je größer die Schwere und Tragweite einer Botschaft ist. Gemeinhin also bei Diagnosen und Befunden. Bei allem, was am Leben rührt.

Behutsamkeit wäre hier ein Mittel der Wahl. Allein: Diese Fähigkeit, dieses Talent und vielleicht auch diese Tugend ist nicht so leicht zu vermitteln. Sie ist schwer in Coaching-Programme zu stopfen, ist kaum zu lehren und zu lernen.

Kurz: Die Art und Weise, etwas zu sagen, ist ein äußerst menschliches, individuelles Merkmal. Und genau darum auch so vielschichtig und vertrackt. Doch eines sei hier sehr deutlich gesagt: Jeder, der Krebs hat, ist binnen ein, zwei Tagen mindestens vier, fünf Semester weiter, was die hohe Kunst der Kommunikation angeht – leider auch, was ihre Untertöne, Feinheiten und Fehlbarkeiten betrifft.

Worte, Gesten. Wie schwer allein sie doch wiegen können. Was sie auslösen können. Ich hatte ja keine Ahnung. Gesprochenes nur, ein paar Sätze und Begrifflichkeiten, mehr oder weniger achtsam in die Luft gesprochen, bis die Schallwellen deine Ohren erreichen. Und dann eindringen. Sie sind imstande, dir binnen einer Sekunde den Boden unter den Füßen wegzureißen. Sie sind in der Lage, dich im selben Moment von einem Tausendmeterturm zu stürzen. Dann fliegst du da oben runter, stürzt, fällst. Segelst haltlos zwischen Himmel und Erde und versuchst zu atmen, dich irgendwo festzuhalten.

Worte, Gesten. Die Art einer Nachrichtenüberbringung. Die Augen einer Ärztin, die Handbewegung eines Arztes. Nein, ich hatte wirklich keine Ahnung. Da sind die Blicke der Menschen. Die kalten und die warmen. Da sind die achtlos und niederschmetternd gewählten Worte eines Onkologen oder der Arm einer Assistentin, der sich behutsam und Mut machend um deine Schulter legt. Ja: Worte und Gesten. Gemeinhin all die Signale, die zur Sprache zählen. Nein, ich hatte wirklich nicht den Hauch einer Idee, dass sie so eine Macht besitzen. Dass sie hunderttausend Tonnen wiegen können.

Und auch das ahnte ich anfangs nicht: Dass die Art und Weise, wie die Dinge ab jetzt an dich herangetragen werden, viel mehr mit dieser Krankheit und ihrem Verlauf zu tun haben, als ich es je für möglich gehalten hätte. Aber das haben sie. Worte und Gesten können krank machen. Sie können aber auch heilsam wirken. Ich würde heute sogar stur und steif behaupten, dass die ganze Art und

Weise der Kommunikation sogar wesentlich mit darüber entscheidet, ob du einknickst – oder ob du am Ende mit deiner Krankheit leben kannst.

Kurz gesagt: Manchmal würde ich mir mehr Arzt und weniger Medizin wünschen.

Ich erinnere mich noch sehr genau auch an die Worte, die mir der Arzt beim letzten Befund sagte. Erinnere mich, welche Begriffe er wählte, und auch daran, wie er sie sagte.

Metastasen. Viele Metastasen. Kurzes Leben. Palliativ. Das sagte er, und wahrscheinlich musste er es sagen. Diese Inhalte, diese Botschaften. Er sprach des Weiteren von zwei bis fünf Jahren. Von Statistiken und Wahrscheinlichkeiten. Einer hohen Wahrscheinlichkeit, dass es nicht gut ausgehen würde. Einer geringen, dass sich noch etwas machen ließe. All diese Worte und Begrifflichkeiten fielen in diesen eiskalten Minuten, und sie fielen wie eine Guillotine.

Heute – anderthalb Jahre später, um viele Erfahrungen reicher und um eine Menge Wissen weiser – weiß ich, dass erstens nicht alles zutreffen sollte. Vor allem jedoch weiß ich, was die Worte und die Art und Weise ihrer Überbringung auslösten. Sie zerhackten in diesem Moment meine Seele. Sie raubten mir die Hoffnung und stahlen mir das letzte bisschen Kraft, um mich noch an irgendetwas festzuhalten.

Und ja, es dauerte, wieder Halt zu finden. Irgendwo wieder ein kleines Licht zu erkennen.

Hätte es damals vor anderthalb Jahren Alternativen geben können? Wege und Vokabeln, Sätze und Botschaften, welche die Wahrheit ebenso transportiert, sie jedoch ein wenig heller, ein wenig wärmer gekleidet hätten? Die Wahrheit ist ein hohes Gut. Vielleicht sogar das höchste, das wir kennen. Und ja, wir haben ein Recht darauf.

Doch die Wahrheit kommt in vielen Farben. Man kann sie komplett schwarz verpacken – oder aber auch mit einem kleinen Farbrand versehen. Man kann die Wahrheit mit NATO-Draht und Tretminen bestücken – oder auch mit einem kleinen Fluchttürchen. Einem Hoffnungsschimmer. Und dabei steht die eine Frage zentral im Raum: Was ist die Wahrheit – gibt es sie in diesem Moment überhaupt in Form einer endgültigen und absoluten Botschaft? Oder beinhaltet diese vermeintlich letzte Wahrheit vielleicht doch noch Knautschzonen? Möglichkeiten? Wege? Auswege? Birgt sie nicht vielleicht doch noch den einen kleinen Schlupfwinkel?

Eben genau den kleinen Felsvorsprung, an dem man sich doch noch festkrallen kann? Der in einem die Kraft mobilisiert, diese Krankheit anzugehen?

Genau darum geht es. Um das berühmte Glas. Ist es halb voll oder halb leer? Ist es zu zwei Dritteln leer – oder immerhin noch zu einem Drittel voll? Verdammt: Und wenn es angeblich zu neun Zehnteln leer sein soll – dann, bitte schön, möchte ich immer noch hören, dass da ja immerhin noch ein Zehntel drin ist!

Wer in der nackten, lotrechten Felswand hängt, der klammert sich an jedem Vorsprung fest. An jedem Hundertstel, an jedem Millimeter. Und niemand auf der ganzen Welt vermag zu sagen, welche Kraft genau dieses Fitzelchen einem schenkt. Wie es sich auf das verbleibende Leben auswirkt. Und vielleicht am Ende sogar auf die Krankheit selbst.

Ich möchte Ihnen also verraten, was der Arzt damals hätte sagen können.

Er hätte sagen können, dass er mir all die Befunde aus juristischen Gründen mitteilen müsse und dass es um eine statistische Betrachtung gehe.

Er hätte sagen können, dass das alles auf mich nicht zutreffen muss.

Er hätte sagen können, dass es auch Überlebende gibt, die den Krebs in meinem Stadium überstanden haben oder zumindest seit vielen Jahren damit leben oder gelebt haben.

Er hätte mir zeigen können, dass er *mich* dasitzen sieht. Mich und keine Statistik.

Er hätte sagen können, dass die Zeit für mich spricht; dass die Krebsforschung quasi im Monatstakt neue, vielversprechende Therapien zulässt.

Er hätte sagen können, dass es zusätzliche Behandlungsmöglichkeiten gibt, die ich für mich nutzen kann.

Er hätte auch sagen können, dass auf den Bögen »palliativ« steht, »chronisch« aber besser passen würde oder dieser Zustand zumindest das angestrebte Ziel ist.

Er hätte sagen können, dass die persönliche Einstellung und die Konstitution eine Rolle dabei spielen, wie lange man mit diesem Krankheitsbild und mit diesem Stadium leben kann.

Er hätte ebenfalls sagen können, dass ich auf keinen Fall die Hoffnung verlieren darf.

Er hätte sagen können, dass jetzt vieles an uns liegt. Wie wir mit der Krankheit umgehen. Mit dem Schicksal.

Er hätte uns noch mit auf den Weg geben können, dass es schwer werden wird. Aber dass da Psychologen und Therapeuten sind. Menschen, die helfen.

Das auf diese Weise Gesagte hätte die Diagnose nicht weniger wahr, nicht weniger schlimm gemacht. Aber es hätte uns nicht mit einem Schlag die Zuversicht genommen.

Uns ist bewusst, dass Ärzte keine Seelsorger sind. Sie müssen und sollen nichts beschönigen, sie müssen und sollen bei der Wahrheit bleiben. Doch sie sollten sich bewusst machen, welch zerstörerische und auch welch heilende Kraft ihr Wort und Wirken haben können. Es gibt viele Wege, schlimme Botschaften erträglicher zu machen – Worte sind ein mächtiges Instrument.

Wie sagte noch während der Brände und Lynchmorde Martin Luther King? Er sagte eben nicht: Wir werden alle untergehen, wir werden alle sterben.

Er sagte: »I have a dream.«

Nicht ganz so träumerisch, aber doch wenigstens ein klein wenig Hoffnung säend, äußerte sich übrigens später eine andere Ärztin mir gegenüber, nachdem auch sie meinen Befund kannte. Die Professorin am Hamburger Krankenhaus sagte, obwohl es die Leitlinie nicht hergibt: »Es kann sogar sein, dass Sie es wieder ganz wegbekommen. Niemand weiß es am Ende genau.«

Ich will nicht naiv sein. Aber ich will auch nicht schwärzer hören, als ich sehen muss. Und mir ist es wichtig, Ihnen genau dies hier zu sagen. Von Patient zu Patient. Denn gerade wir sollten es wissen und am Ende eines langen Tages vielleicht sogar verständnisvoll begrüßen: Ärzte sind Ärzte – und eben keine Experten auf dem nicht ganz einfachen Fachgebiet der Einfühlsamkeit.

Ärztesprech: die richtigen Worte finden

»Ich schildere, mit welch erschreckend geringer Empathie schwerkranke Menschen in manchen – nicht in allen – Krankenhäusern behandelt werden. Wie allein man sie und ihre Angehörigen mit hoffnungslosen Diagnosen lässt. Wie gnadenlos drastisch oft gerade tödliche Diagnosen ausgesprochen werden, ohne dass zuvor mit der gebotenen Gründlichkeit überprüft worden wäre, ob sie überhaupt stimmen.«

Das schreibt die Bestsellerautorin Charlotte Link in ihrem Buch *Sechs Jahre – der Abschied von meiner Schwester*. Als Familienangehörige hat sie erlebt, was wir inzwischen auch erfahren haben. Es gibt auf der einen Seite tolle Ärzte, Pfleger und Kümmerer aller Art und beiderlei Geschlechts, die uns unglaublich geholfen haben.

Die unser Leben sogar noch bereicherten, als wir durch die Hölle gingen. Auf der anderen Seite gehören aber eben auch achtlos dahingeworfene Killersätze in Arztpraxen und Krankenhäusern zu den Erfahrungen, die wir gemacht haben. Und ja: Sie sind Teil unserer schlimmsten Erfahrungen! In unserer persönlichen Geschichte haben wir ja bereits darüber geschrieben.

Klar, wir wissen, dass in mehr oder weniger allen Krankenhäusern Personalmangel herrscht. Dass die Akteure, die dort arbeiten, unter Zeitdruck stehen und nicht jedem ihr Herz gleichermaßen öffnen können. Und das muss auch gar nicht sein. Schon kleine Aufmerksamkeiten, ein Lächeln, ein bisschen Hoffnung, eine Prise Humor, ein wenig Interesse an uns als Menschen – es ist keine große Kommunikationskunst, nicht verbal nachzutreten, wenn jemand schon am Boden liegt.

Die Tatsache, dass viele es trotzdem geschafft haben, so etwas wie unsere Engel zu werden, zeigt, dass es unabhängig von den Arbeitsbedingungen möglich ist: empathisch und einfühlsam zu kommunizieren. Und Krebspatienten brauchen keine Unmengen an verbaler Fürsprache. Für die wenigen, aber ungemein hilfreichen Worte muss niemand Überstunden machen und auch nicht über sich hinauswachsen.

Es ist nicht die Anzahl der Minuten, die ein Arzt mit einem Patienten verbringt. Es sind die Worte, die er wählt. Und die Art, wie er sie sagt. Darum:

Sieben Bitten an alle, die auf der anderen Seite arbeiten: So fühlen sich Krebspatienten gut behandelt.

1. Respekt bitte!

Im hektischen Klinik- und Praxisalltag werden Patienten oft einer nach dem anderen betreut, wie am Fließband. Da vergisst man leicht: Für Krebspatienten geht es in vielen Gesprächen um die Existenz. Also um alles. Darum: Nehmen Sie uns ernst und behandeln Sie uns mit Respekt – auch wenn es vielleicht manchmal schwerfällt.

2. Gut informieren

Nehmen Sie uns nicht die Hoffnung. Wenn Ihnen nach der Diagnose die Worte fehlen, weil Sie verständlicherweise nicht jedes Schicksal an sich heranlassen dürfen, können Sie zum Beispiel Wege aufzeigen, wie es jetzt weitergehen soll. Wo muss ich hin? Was wird wann passieren? Was würden Sie empfehlen?

3. Ehrliches Einbeziehen

Entscheiden Sie mit uns – und nicht über uns. Beziehen Sie uns mit ein. Lassen Sie uns gemeinsam besprechen, was Sie vorhaben. Sagen Sie ruhig ehrlich, wo Sie Risiken oder Unsicherheiten sehen. Wir erwarten weder Garantien noch glauben wir an Götter in Weiß.

4. Helfen geht immer

»Ich kann nichts mehr für Sie tun.« Bitte verschonen Sie uns mit diesem Satz. Denn er trifft wie ein Geschoss – doch irgendetwas geht immer. Selbst in ausweglosen Situationen können Ärzte helfen, die Symptome zu lindern.

5. Nicht beschönigen

Es gibt Zeiten, in denen ist die Ungewissheit fast schlimmer als die Diagnose. Ja, Sie dürfen das Wort »Krebs« aussprechen. Vielleicht sind Sie dann aber so nett und vermeiden das Wort »Sterben« erst einmal.

6. Keine Zeitangaben machen

Hüten Sie sich vor Aussagen wie: »Sie haben nur noch drei Monate.« Denn das wissen Sie nicht. Auch wenn die Statistik vielleicht dafür spricht, kann niemand zuverlässig einschätzen, wie lange ein Patient mit Krebs noch lebt. Meiden Sie konkrete Zeitangaben. Oder sagen Sie es so: »Patienten mit ähnlichem Krebs sind nach drei Monaten gestorben, andere schneller, wiederum andere lebten noch wesentlich länger.«

7. Keine Moralpredigten halten

Auch wenn Reaktionen der Kategorie »Das kommt davon« oder »Hätten Sie mal besser …« in manchen Fällen naheliegend sind – wir freuen uns, wenn Sie sich solche Schuldzuweisungen verkneifen. Wir sind schon genug bestraft. Und: Nicht einmal der liebe Gott weiß am Ende sicher, warum ein Mensch Krebs bekommen hat.

15

Kopfsache Krebs

Du entscheidest, ob das Glas halb leer oder halb voll ist.

Mit der Krankheit umzugehen ist nicht einfach. Aber möglich. Dem Innenleben hilft es ungemein, den Blick zu schärfen, Ballast zu entsorgen und seine Mitte zu finden. Die Psychologie spielt dabei eine wichtige Rolle. Der Krebs tut zwar in der Seele weh – doch es gibt Wege, die für Frieden sorgen.

Neulich, viele Monate nach der Diagnose und bereits in einem gewissen Rhythmus mit der Krankheit angekommen, lagen Achim und ich auf dem Sofa. Es war schon spät, und Achim zappte durch die Programme, als auf irgendeinem Sender der Film »Das Boot« lief. »Och nö«, sagte ich. »Bitte kein U-Boot-Drama!«

Wir hatten den Klassiker früher schon einmal gesehen, nun flimmerten die ersten Szenen durch unser Wohnzimmer, und auch ich blieb plötzlich an dem Streifen hängen.

Im Vorspann wurden Zahlen eingeblendet. Dort stand zu lesen, dass von 40000 U-Boot-Leuten 30000 auf See geblieben waren. Keine gute Quote, dachte ich. Eine schlimme Quote.

Wir schauten weiter, und ich kam nicht umhin, in vielen Szenen auf einmal eine gewisse Metaphorik zu erkennen. Hier ging es um den Untergang in höchst exemplarischer Form. Es ging aber noch um viele andere Dinge, so auch darum, wie die Männer in dem U-Boot mit ihrer ziemlich aussichtslosen Situation umgingen. In einer Szene liegt das Boot schwer angeschossen in 270 Metern Tiefe auf Grund, die Atemluft geht allmählich aus, und die Männer drohen zu ersticken.

Ich erinnerte mich an meine Diagnose. An das helle Arztzimmer im letzten Sommer. Ja, auch ziemlich unerbittlich.

Es gab noch eine Szene im Film, die mich aufhorchen ließ. Das getauchte Boot wird gerade von Wasserbomben durchgeschüttelt, Detonationen links und rechts, als nach einem Moment der Ruhe von oben erneut Wasserbomben ins Meer fallen. Die Mannschaft kauert in der Nässe und Kälte des schaukelnden Boots, starr vor Angst. Jeden Moment erwarten sie eine neue Explosion, haben jede Sekunde das Absaufen vor Augen.

Der »Alte« blickt in die Runde seiner Männer und sagt augurenhaft: »Jetzt wird's psychologisch, meine Herren.«

Das traf. Denn nun ging es ums Mentale. Um den Kopf, die Seele. Um unsere organisch kaum verortbaren Gedanken und Gefühle, die wir meinen, wenn wir vage von der Psyche sprechen.

Von unseren inneren Welten.

Genau dann wird es psychologisch: Wenn wir jenes sonderbare, unsichtbare, unheimliche und unergründliche Reich bemühen, das kein Arzt so richtig zu fassen bekommt. Das wir oft selbst kaum kennen und dem wir gern mal aus dem Weg gehen. Nicht leicht, dieses vertrackte und unstoffliche Ding beim Namen zu nennen. Wille, Seele, Geist, Gemüt, Gefühl, Bewusstsein, Lebenskraft. All diese Begrifflichkeiten umreißen das komplexe Gebiet der Psychologie, und an diesem späten Abend brachte ein U-Boot-Kapitän messerscharf auf den Punkt, was ich nur unterschreiben kann:

Wenn es ans Eingemachte geht, dann sind ganz besonders deine Innenwelten gefordert. Deine mentale Stärke. Dein Geist, deine Seele. Und auch das: dein Verstand.

All das muss nun mit der bedrohlichen Lage klarkommen. Muss die Situation begreifen und einordnen, muss sie verarbeiten und sich gegen sie aufbäumen. Und das gilt eben auch beim Krebs. Wie im havarierenden U-Boot sind jetzt starke Nerven gefragt, um die Lage unter Kontrolle zu bekommen und wieder an die Oberfläche zu gelangen.

Unser Verhalten, unsere Reaktionen, unsere Gedanken und unsere Gefühle, die Art und Weise, wie wir etwas erleben: Die Psychologie kennt Tausende Facetten davon – und neben den sehr konkreten medizinischen Aspekten der Krankheit, neben handfesten Themen wie Ernährung und Sport spielt nun auch die so wenig greifbare Psyche eine zentrale Rolle.

Wie nehme ich mein Schicksal an – und mobilisiere dennoch meine inneren Kräfte? Wie gehe ich mit mir selbst um? Wie mit anderen? Wie gehen diese mit mir um? Und: Was hat das alles für Konsequenzen? Für mich, mein Umfeld und letztlich für den Verlauf der Krankheit? Denn ganz sicher haben all diese Faktoren einen starken Einfluss auf den Krebs und letztlich auch auf den Ausgang der Krankheit. Ich jedenfalls bin tief und fest davon überzeugt, dass die Psyche einer der ganz großen Hebel ist, um die es jetzt geht.

Und die Diagnose war kaum ausgesprochen, da hatten Achim und ich es schon mit diesem ganzen Komplex zu tun. Denn gerade die Psyche wird mit dem Befund brutal belastet – und gleichzeitig enorm gefordert. Wie bei einem Gewichtheber, dem man mitten im Rekordversuch noch mal hundert Kilo obendrauf packt.

Eine Ausnahmesituation ohnegleichen. Und wir wurden von einem Moment zum anderen in sie hineingefegt.

Die Diagnose Krebs traf auch mich mit voller Wucht. Mich, den Partner. Ich war es, dem als Erstem die Knie weich wurden, der auf der Pritsche des Arztzimmers zusammensackte. In der Tat: Jetzt wurde es »psychologisch«, von der ersten Minute an. Und schon im ersten Befundgespräch sprach der Arzt darum auch die Möglichkeit psychologischer Unterstützung an. Ich wusste noch nicht, wie dringend ich diese brauchen würde.

Denn so eine Krankheit schlägt auf verschiedenen Ebenen ein. Die Detonationen kommen in Schüben und verschiedenen Phasen, und sie hinterlassen Schäden auch dort, wo man sie zunächst gar nicht vermutet. Die Druckwellen können Freundschaften einreißen, Familien und Partnerschaften entzweien, alte Wunden offenlegen und viele Betroffene obendrein schnurstracks in die Armut treiben.

Ich konnte mir nur vage vorstellen, wie es Verena in ihrem Inneren erging, wie schwer der Befund an ihrer Seele riss. Schon bei mir war es schlimm genug – der Krebs wirbelte komplett durcheinander, was jetzt eigentlich möglichst sortiert und stabil sein sollte: die Psyche.

Ich telefonierte bald öfter mit meinem Doc, ging zu ihm in die Praxis. Einmal saß ich auf dem Stuhl vor seinem Schreibtisch und fing jämmerlich an zu weinen. Ich hatte ja gerade erst kurz zuvor vor einem Burn-out gestanden. Die Tour mit meinem Bühnenprogramm, die Medienauftritte, dann der neue Job in Berlin, die ganze Reiserei. Der Speed der vergangenen Monate steckte mir in den Knochen. Ich war gerade dabei, mich wieder zu ordnen, da kamen der »Knubbel« und Verenas Diagnose.

Was kommt im Leben schon zur rechten Zeit?

Mein Doc nannte mir prompt einen Psychotherapeuten, mit dessen Hilfe ich mich »psychologisch aufstellen« sollte, wie er sagte. Es hörte sich an, als müsste ich mich strategisch auf einen Feldzug vorbereiten. Er drückte mir die Nummer des Psychotherapeuten und ein Rezept in die Hand. Eine Pille namens Tavor sollte mich in akuten Panikzuständen beruhigen. Ich lief in die nächstbeste Apotheke und schluckte gleich die erste Tablette. Und in den Tagen danach die nächsten. Ich nahm sie, um funktionstüchtig zu bleiben. Um nicht umzukippen in einer Situation, in der ein Sturm heraufzieht, während der vorherige noch nicht einmal ganz abgezogen ist.

Ich taumelte am Ende durch diese Tage. Angeschlagen und angezählt und doch noch immer irgendwie funktionierend. Ich war todmüde, aber konnte kaum schlafen, fühlte mich sediert und doch von dem enormen Stress aufgepeitscht. Das Medikament machte mich platt, und ich kam mir vor wie eine unaufgeräumte Schublade, in die jemand immer noch mehr Dinge hineinwirft.

Immerhin: Tavor hielt mich irgendwie auf Kurs, bewahrte mich vor dem Tillen. Ich saß bald auch zum ersten Mal vor meinem Psychotherapeuten. Ich erzählte ihm von mir, von Verena und unserer Situation. Er sprach von einer Depression und davon, dass solche Zustände bei nahezu jeder Person in Krisensituationen entstehen können. Auch bei willensstarken, lebensfrohen und positiv denkenden Menschen, es müssten eben nur genug negative Faktoren zusammenkommen. Er verschrieb mir andere Medikamente, damit ich halbwegs schlafen konnte. Damit ich morgens nicht schweißgebadet aufwachen und wie in Trance durch den Tag wandeln würde. Ich bekam im Verlauf der Therapie erst Venlafaxin, dann Bupropion, später Fluoxetin. Alles mehr oder weniger starke Mittel gegen Angstzustände und Depressionen.

Doch es waren keineswegs nur die Medikamente, die mir unter die Arme griffen. Die Gespräche während der Therapie halfen bald noch weitaus mehr, um einen Weg aus der Panik zu finden. Hier konnte ich meine Ängste ungefiltert rauslassen und Teile meiner Ohnmacht tatsächlich in der Praxis zurücklassen. Und das ermöglichte erst den nächsten Schritt. Es ist wie im Flugzeug: Dort soll man sich im Notfall auch zuerst selbst die Sauerstoffmaske aufsetzen, bevor man den anderen hilft. Helfen kann.

Und dennoch erinnere ich noch sehr gut, was einige meiner Freunde und mein Vater zu mir sagten. »Warum gehst du denn zur

Psychotherapie und nimmst diese Medikamente? Du bist doch gar nicht krank.«

Doch das ist falsch. Denn der Partner ist eben auch betroffen. Natürlich hat er selbst keinen bösartigen Tumor, nicht sein Körper muss die Therapie überstehen. Doch ihn treffen andere Splitter der Detonation – treffen vor allem seine Psyche.

Und darum ist es nur ratsam, sich auch als Ko-Betroffener professionelle Hilfe zu holen. Beim Hausarzt, einem Psychologen, in Selbsthilfegruppen. Und es ist nicht nur empfehlenswert, dies zu tun – es ist fahrlässig, es nicht zu tun!

Denn: Der Partner muss jetzt stark sein, wie es so schön heißt. Muss für den Betroffenen da sein. Ich für Verena. Und das fordert. Es schmerzt. Es bringt einen an die Grenzen. Ich wollte für Verena eine Firewall sein. Wollte die einschlagenden Nachrichten filtern, vorschnelle Hiobsbotschaften und kränkende Kommentare von ihr fernhalten. Andererseits musste ich pragmatisch funktionieren: Befunde begreifen, recherchieren, zum Experten in unserem speziellen Krebsfall werden.

Damit mich niemand falsch versteht: Natürlich ist Verena die Getroffene – doch der Stress schnappt sich auch die Menschen im Umfeld. Wie heftig er zuschlagen kann, hatte ich bereits erfahren. Auch ohne Krankheit, ohne Krebs, dafür dem Burn-out hart auf den Fersen. Der Stress hatte mich schon einmal so weit getrieben, dass mein Herz ins Stottern kam. Genauer gesagt: Es fing an zu flattern und zu flimmern, und dann ging ich auf einmal aus. Als ich im Schockraum des Altonaer Krankenhauses wieder zu mir kam, zeigten mir zwei Brandmale, was passiert war: Der Defibrillator hatte meinem Herzen einen Neustart verpasst – und mir einen Denkzettel.

Doch der Stress kennt noch ganz andere Dimensionen. Und die Abteilung Stress, um die es beim Krebs geht, hat nichts mit Arbeitsverdichtung zu tun, nichts mit Meetings und Telefonkonferenzen.

Es sind jetzt auch nicht mehr das Konto, die Auftritte, die Erwartungen, die Zahlen, der Erfolgsdruck, der rasende Alltag und die drängenden Abgabetermine, die dich unter Druck setzen. Nun ist es eine übermächtige Deadline, die an dir reißt, und diesmal ist dir ganz bewusst, dass es um Leben und Tod geht.

Um das Überleben der Frau, die du liebst.

Nun sind es nicht mehr nur deine Gedanken, die Karussell fahren. Wenn es wirklich »psychologisch« wird, dann fährt deine ganze Seele Karussell.

Die psychologischen Nebenwirkungen der Krankheit aber kennen noch viele andere Spielarten. Kleine Gemeinheiten am Rande, mehr oder weniger verstörende Fisimatenten, die der Krebs in seinem Kielwasser hinter sich herschleppt.

Dazu zählt, dass man als Ko-Betroffener so tief mit drinsteckt in der Situation, dass man sich am Ende selbst mit der Krankheit identifiziert. Ein ehemaliger Freund sagte eines Tages zu mir: »Was ist denn los, Achim, du hast doch nichts. Du bist doch gar nicht betroffen!« Solche Sätze sind nicht nur kalt, sie sind auch falsch.

Wie kannst du nicht betroffen sein, wenn die Frau, die du liebst, betroffen ist?

Das ging sogar noch weiter. Ich saß eines Tages in der Kanzlei bei meinen befreundeten Anwältinnen auf dem Boden und brachte sie auf den neuesten Stand. Erst nach einer ganzen Weile wurde mir plötzlich klar: Moment mal, ich spreche ja gar nicht von mir, sondern von Verena! Die Krankheit hatte sich gefühlt auf mich übertragen, hatte sich subjektiv auch in mir breitgemacht.

So weit kann es kommen. Du bist voll mit drin.

Und doch gibt es immer wieder die Auffassung, dass der Partner nicht wesentlich mit der Krankheit zu tun hat. Das kann dazu führen, dass er nicht ein einziges Mal gefragt wird, wie es ihm denn selbst geht. Dabei ist es auch für ihn enorm hilfreich, ein bisschen

Trost und Beistand zu bekommen, hier und da vielleicht ein wenig Last abgeben zu können.

Ich brauchte jemanden, mit dem ich mal ein Bier trinken gehen konnte. Einen, der zuhört. Zum Glück hatte ich diese guten Menschen. Hilfreich ist es zudem, wenn einem jemand gelegentlich ganz handfest ein, zwei Wege abnimmt. Den Einkauf, den Gang zur Apotheke, die Fahrt in die Stadt.

Das ist erstens eine psychologische Stütze, zweitens aber auch ein konkreter Dienst, der den Alltag beider Betroffenen erleichtert. Ein Dienst übrigens, der keinem zu viel abverlangen dürfte. Kann ich irgendwie helfen? Kann ich euch etwas abnehmen?

Das würde schon reichen.

Zu den psychologischen Randphänomenen, die die Krankheit mit sich bringt, zählen aber noch ganz andere Erfahrungen. Ich empfand zum ersten Mal in meinem Leben so etwas wie echten Neid. Kein gutes Gefühl, schon in der christlichen Überlieferung zählt Neid – *invidia* – bekanntlich zu den sieben Todsünden. Jetzt aber spürte ich tief in mir drin genau das. Verena und ich kamen aus dem Mamma-Zentrum, in diesem heißen Sommer 2018, unsere Seelen schwer wie Beton – und draußen auf der Wiese im UKE-Park saß ein Pärchen, barfuß, glücklich, gackernd. Neben ihnen ein Kinderwagen.

Ja, ich wurde plötzlich neidisch. Neidisch darauf, kein unbeschwertes, normales und gesundes Leben führen zu dürfen, bis wir beide alt und grau geworden wären und stolz von unseren Kindern hätten erzählen können.

Eine weitere Begleiterscheinung der Krankheit zeigte sich an ganz anderer, unerwarteter Stelle. Es war hinterlistig und gemein: Denn der Trickbetrüger Krebs sollte sich nun sogar in die Albträume Dritter schleichen. Ich hatte von Anfang an oft mit meiner Freundin Anna über Verenas Lage gesprochen. Da Anna selbst einmal Brustkrebs hatte, sprachen wir natürlich auch über die Details der Diagnose und der Therapie, über Chancen und Aussichten.

Doch war ich mir nicht bewusst darüber, wie sehr ich damit auch Anna belastete. Sie hatte ihren Krebs überwunden, nun gab sie uns Rat, teilte ihre damaligen Erfahrungen und ihr Wissen mit uns. Kein Wort jedoch ließ sie fallen, wie sehr sie das am Ende mitnahm. Und vielleicht ahnte sie es selbst nicht: dass der Krebs abermals auch in die Seelen derer eindringt, die ihn längst besiegt haben.

Erst später fand ich heraus, dass Anna nach all unseren Gesprächen eines Morgens aufgewacht war und dachte, sie selbst wäre wieder mitten im Untersuchungsmarathon.

Nun hatte nicht nur der Krebs gestreut, sondern auch noch die Panik: Die Angst übertrug sich auf unsere Freunde, unsere engsten Vertrauten.

Das zeigt, was das Thema Krebs mit einem machen kann. Wie die Krankheit Krebs sich nicht nur organisch unserer Innenwelten bemächtigt, sondern uns auch den Kopf verdrehen kann.

Und um das zu beschreiben, muss man keinen psychologischen Fachbegriff bemühen: Dann tut der Krebs in der Seele weh.

Umso mehr bewundere ich Verena, die im Laufe ihrer Krankheit bisher kaum eine Schlaftablette genommen hat. Lediglich ein leichtes Antidepressivum zur Nacht, tröpfchenweise verabreicht in homöopathischer Dosis. Und auch das setzte sie nach wenigen Tagen schon wieder ab. Während ich unter Schock stand und anfangs unter ziemlich hartem Zeug, steckte Verena die Detonationen auf ihre Weise weg: Sie wollte Klarheit, wollte sich von nichts betäuben lassen. Sie hatte ihr eigenes Antidepressivum: den Sport, das Studio, das ihr gleichzeitig Halt gab und sie anspornte. Jenes Fluidum der Bewegung, das bei ihr den Kopf und die Seele mehr aufzuräumen vermag als eine doppelte Handvoll Pillen.

Verena sagte, während ich zur Medikamentenpackung griff: »Ich will mich unter keiner Glocke verstecken. Ich will nicht verschwinden. Ich will bei mir sein. Bei dir und bei allem, was jetzt zählt.«

Sie hatte recht damit. Und sprach am Ende auch für mich. Denn sosehr mir die Hilfsmittel und besänftigenden Pillen am Anfang halfen, so sehr merkte ich schon bald: Das ist auf Dauer keine Lösung. Das führt nicht zum Ziel.

Ich hatte irgendwann den Eindruck, mit den künstlichen Seelentröstern kostbare Zeit zu verschwenden, Gefühle zu verträumen. Mit den Antidepressiva ließ sich zwar die Ohnmacht irgendwie ertragen, doch auch alle Emotionen lagen wie hinter einem Schleier. Als hätte jemand mein ganzes Seelenleben runtergedimmt. Darum entschied ich mich nach ein paar Wochen dazu, die Tabletten allmählich wieder abzusetzen.

Und dabei geschah etwas Erstaunliches: Denn je mehr ich erneut einen klaren Kopf gewann, desto mehr fühlte es sich an, als würde ich mit dem Absetzen der Medikamente auch meine Ohnmacht gleich mit absetzen. Es war fast wie eine Befreiung. Wie ein Aufwachen. Und es gab danach erstmals auch wieder Momente, in denen es mir wieder – ja: gut ging.

Ich begriff langsam. Der Schock der Diagnose und schließlich die Medikamente hatten mir die Möglichkeit und die entscheidende Fähigkeit genommen, der Krankheit auch die positiven Seiten abzugewinnen. Doch gerade das ist ein ganz wesentlicher Schritt, der viel bewirkt. Ich würde sogar sagen: Dies ist der Hauptschalter, den man im Fall einer Krebserkrankung umlegen muss. Das Gute sehen, das noch immer da ist. Das wirklich Bereichernde, das tägliche Geschenk des Lebens.

Und obwohl die Situation nach wie vor kritisch war und es bis heute ist: Im Licht dieser neuen Klarheit und Entschlossenheit wurde vieles schöner, kostbarer, wertvoller. Ich verlor nicht mehr an Kraft, im Gegenteil: Da sammelten sich auf einmal Kräfte, von denen ich zuvor nichts wusste. Kräfte, die kein noch so starker Muskel aufbringen kann, sondern eben nur deine Seele, dein Geist. Deine innere Einstellung gegenüber der Welt und dem Leben. Gegenüber den Menschen und dir selbst.

Ich wurde stärker und aufrechter gegenüber allem, was die neue Situation mit sich bringt – und gegenüber vielem darüber hinaus. Es war, als hätte ich ein unerbittliches Trainingslager absolviert. Ein Trainingslager, in dem keine Hanteln mehr herumliegen, sondern weitaus schwerwiegendere Aufgaben warten. Zu diesen Aufgaben gehören ein substanzielles Umdenken und Lernen. Es gehört dazu die Bereitschaft, das Leben in einem anderen Licht zu sehen und auch zu bewerten. Es zählt dazu das Wissen zu destillieren, die Kraft zu agieren, und die Demut, dankbar zu sein.

Ich halte Zeitverschwendung heute nicht mehr aus. Ich ertrage Menschen nicht mehr, die Verena und mir nicht guttun. Die Tage – die Tage von uns allen – sind viel zu kostbar, um sie zu vergeuden.

Nachdem ich die Pillen abgesetzt und einen klaren Kopf gewonnen hatte, wirkte es wie eine Befreiung. Ich hatte verstanden, worum es jetzt wirklich ging: vom Leben mit dem Krebs zu lernen. Ich entschied damit nun wieder selber. Ließ nicht mehr allein die Krankheit, das Leben und das Schicksal über mich entscheiden. Ich schöpfte nunmehr Kraft aus dem Tal, sah das Licht, das noch immer schien.

Dazu gehörte natürlich auch, mich selbst zu ändern, mich der Situation anzupassen. Und wie wir anfangs schon schrieben, geht es darum: wachsen, nicht wegducken. Wie formulierte es schon Darwin? »Es ist nicht die stärkste Spezies, die überlebt, auch nicht die intelligenteste, sondern eher diejenige, die am ehesten bereit ist, sich zu verändern.«

Und dies half auf vielen Ebenen. Ich erinnere mich an eine Autofahrt nach Berlin zu meinem Job. Es war frühmorgens, und auf der Autobahn nach Osten ging gerade die Sonne vor mir auf. Und: Ich war auf einmal glücklich. Ja, ich empfand in diesem Moment, der aufgehenden Sonne auf der Autobahn nach Berlin entgegenfahrend, auf einmal wirkliches Glück. Konnte das sein? Durfte das sein? Durfte ich mich, in Anbetracht des Krebses meiner Frau, glücklich fühlen?

Und ob ich das durfte! Ich besann mich in diesem Moment auf ein Gespräch mit meinem Psychotherapeuten, in dem es genau darum gegangen war. Ich sollte es sogar, sobald ich die Kraft dafür finden würde: das Glück erkennen, das Glück zulassen und dieses Glück auch empfinden.

Sicher, da sind die traurigen Momente, da sind die Verzweiflung und die Angst. Aber sie müssen nicht den gesamten Raum fordern. Müssen dem Leben nicht seine Qualität nehmen, sondern können diese sogar erhöhen. Und dies war die einzige Möglichkeit, mir selbst zu helfen – um letztlich auch Verena helfen zu können. Um ihr eine gute und verlässliche Stütze zu sein und kein morscher Ast, der irgendwann bricht.

Nein, ich wollte mich nicht von der Furcht benebeln lassen. Wollte den Lebensmut mit aller Kraft packen. Wollte wach, ehrfürchtig und aufrecht durch dieses Tal marschieren.

Das einzige wirkliche Mittel in den bisweilen nicht ganz einfachen Gezeiten des Lebens.

Achim hat recht: Ich wollte mich nie unter einer Glocke verstecken. Wollte der Krankheit möglichst bewusst und klar entgegentreten. Dabei setzen der Krebs und all seine Nebenerscheinungen meiner Seele bis heute gewaltig zu. Bis sie mir manchmal gänzlich die Luft abzuschnüren drohen. Doch ich weiß, warum ich ziemlich gut mit der Situation umgehen kann. Weiß, warum ich nicht einbreche. Ich schlucke vielleicht keine Pillen, muss nicht zu stabilisierenden Medikamenten greifen – denn mein Antidepressivum heißt Achim.

Als mein Lebenspartner, als mein Mann hat er eine ganz große positive Wirkung auf mich. Und dies ohne Nebenwirkungen – zumindest nicht auf mich. Was sich jedoch in ihm selbst abspielte, vor allem in den ersten Phasen der Krankheit, das behielt er weitestgehend für sich. Eine Last, die er schweigend und oft sogar beschwichtigend schulterte.

Und dabei war mir in den ersten Monaten gar nicht bewusst, wie anstrengend es für ihn gewesen sein muss, die enormen Belastungen von mir fernzuhalten. Dabei auch noch Termine zu organisieren, sich über Krankheit und Therapien schlauzumachen, während er im Job weiter zu funktionieren hatte, während er einkaufte, sich um tausend Dinge kümmerte – und dabei doch immer für mich da war. Achim begleitete mich zu allen Untersuchungen, war bei allen Gesprächen an meiner Seite. Wie eine Knautschzone, wie ein menschgewordener Airbag. Sein unantastbarer Beistand machte alles unglaublich viel leichter – und hilft mir bis heute dabei, die Sonne nicht aus dem Blick zu verlieren.

Ganz ohne Zweifel: Der Mensch, den du liebst, der Mensch, der dir am nächsten steht – er ist jetzt dein wichtigster Halt. Der berühmte Felsen in der Brandung, der nicht wackeln darf, auch wenn die Wellen meterhoch über ihn hinwegbrechen. Erst heute weiß ich, was dieses sprachliche Bild wirklich bedeutet.

Aber Achim ist mein Licht. Und ich bin sein Licht. Und so schaffen wir es zusammen. Wir lachen viel miteinander. Trotz allem und gerade deshalb. Mindestens einmal am Tag sind wir für ein paar Minuten Peter Pan. Verschwinden auf eine Insel, üben uns in der Sorglosigkeit von Kindern. Albern herum, blödeln, machen Quatsch. Versuchen, die Gefahren und Leiden des echten Lebens einfach auszublenden.

Und wir machen das sehr bewusst, denn tausendmal ja und unbedingt: Auch Krebskranke und ihre mit im Boot sitzenden Partner dürfen lachen, dürfen albern, dürfen gut aussehen, dürfen sich Cowboystiefel und Silbersandalen anziehen und sich aus vollem Herzen des Lebens freuen. Und dabei müssen sie ganz und gar nicht der misanthropischen, aber leider weitverbreiteten Erwartungshaltung vieler Mitmenschen entsprechen: nämlich immer todtraurig und mit dunklen Augenringen durchs Leben gehen zu müssen. Zu verlangen, dass Todkranke bitte schön immer auch todkrank aussehen müssen und sich ebenfalls so zu verhalten haben, ist ein überaus hinterhältiges Instrument.

Beim Krebs allerdings steht es auf der Tagesordnung: Wenn du Krebs hast, musst du leiden – ganz offensichtlich und für alle erkennbar. Sonst bist du nicht krank. Sonst simulierst du nur.

Lachen wir also erst recht. Darüber und darum.

Kommen wir nun zu einem ganz anderen Schauplatz der Krankheit, den sowohl Achim als auch ich kennenlernen sollten. Ein Spezialgebiet, das nicht immer schöne, aber letzten Endes eben auch erhellende Einsichten erlaubt. Der Krebs nämlich besitzt eine Sprengkraft, die nicht nur unsere eigene Psyche zu spalten droht. Die Detonationen erzeugen einen Unterdruck, der das ganze Umfeld erfasst.

Es vollzieht sich dabei in besonderem Maße auch jener Perspektivenwechsel, von dem ich anfangs schon schrieb. Wie aber sieht dieser veränderte Blickwinkel aus, wie fühlt er sich an? Vielleicht lässt er sich mit einem Bild einfangen.

Du sitzt nach dem Überleben der ersten Sturmfronten quasi im Auge des Hurrikans und hast hier nun ein ganz gutes Plätzchen erwischt, um zu studieren, was die Ausläufer des Sturms ab jetzt mit den Inseln um dich herum veranstalten. Einige dieser Inseln saufen ab, andere werden von den Böen wie Papplandschaften umgeblasen. Andere trotzen den Winden, halten die Stellung.

Du blickst genau hin, beobachtest die verschiedenen Szenarien. Das Bild wird im Laufe dieses Prozesses immer klarer. Details gewinnen an Tiefenschärfe, Wesentliches an Kontur, die Figuren an Transparenz. Bis sich alles offenbart.

Die Kartografie des Sturms. Das Psychogramm des Krebses.

Ich erinnere mich, wie während der Tage nach meiner Lungen-OP ein Freund von Achim zu Besuch kam. Er trug ein weit ausgeschnittenes Muscle-Shirt, verspiegelte Sonnenbrille und war braun gebrannt – so kam er ins Zimmer gefedert. Er grinste. Er sagte, ach, das wird schon wieder. Zu Achim meinte er, weiterhin über beide Ohren strahlend: »Guck sie dir an, das blühende Leben.« Dann verkündete er, dass er bald nach Hawaii fliegen würde, genau dorthin, wo wir drei schon einmal zusammen waren, und dass er sich gigantisch darauf freue. Nach seinem Besuch postete er ein Bild auf Instagram, mit Champagnerflaschen und einem Korb frischer Früchte. Kommentar: »Hoffentlich reicht's übers Wochenende.«

Später am Nachmittag kam Dennis zu uns ins Krankenhaus. Er hatte eine spezielle Handseife besorgt, eine ohne Zusatzstoffe, die besonders mild und schonend war und mir dabei helfen sollte, den Krankenhausgeruch aus der Nase zu bekommen. Er hatte eigentlich keine Zeit. Er hatte zigtausend Termine, er kam gerade aus Berlin und musste schon bald wieder in eine andere Stadt. Er verlor kein Wort darüber. Er fragte, wie die Operation verlaufen sei, ob es schon Ergebnisse gebe und wie es nun weitergehe.

Ich erzähle Ihnen das, weil Sie sich als Betroffener auf so etwas einstellen sollten. Inseln, die es wegspült. Inseln, die stehen bleiben. Sie müssen lernen, mit dem einen umzugehen. Und Sie werden spüren, wie viel Kraft das andere gibt. Es gibt diese beiden Seiten, diese beiden Kategorien der Reaktionen. Dazwischen eröffnet sich die ganze Bandbreite menschlicher Verhaltensweisen, und mit allen Varianten werden Sie es zu tun haben.

Dabei schafft der Krebs eines so gnadenlos, wie es seiner Natur entspricht: Er wird die Menschen in Ihrem Umfeld rücksichtslos entblößen. Das Resultat kann so ernüchternd wie bereichernd ausfallen. Anders gesagt: Die einen können mit der Situation nicht umgehen. Die anderen sind stark genug und bringen einem obendrein auf berührende Weise menschliche Wärme entgegen.

Ein Medikament übrigens, dessen Wirkkraft mitnichten zu unterschätzen ist. Denn sosehr manche Dinge in der Seele wehtun, so sehr funktioniert es auch andersherum: Und dann tut es deiner verwundeten Seele jetzt einfach nur gut.

Wadenwickel für die Psyche.

Und solche Echos, solche Muster menschlichen Verhaltens erlebte ich noch in mannigfaltiger Darbietung. Da waren jene, die prompt eine meterhohe Schutzmauer um sich herum errichteten. Da waren jene, die sich vom Acker machten. Da waren die Fettaugen auf der Suppe, die Pfützen nach dem Regen.

Da waren aber auch die guten Mitglieder aus unserer Box, die offen auf mich zukamen, als sie es erfuhren. Die fragten, wie es mir geht. Die weiter ihren Sport verrichteten. Mit mir, neben mir. Auch das tat gut und wärmte ungemein. Dabei kann es allerdings auch passieren, dass man seine Geschichte immer wieder von Neuem erzählen muss. Bis man sie irgendwann selbst nicht mehr hören kann.

Auch kann es vorkommen, dass du so viel Mitleid erntest, bis du es nicht mehr ertragen kannst. Oder: Dir wird so viel Betroffenheit entgegengebracht, dass du am Ende diejenige bist, die tröstet. Und im Zuge all dieser Reaktionen kann es durchaus auch passieren, dass du dich an das entgegengebrachte Mitgefühl gewöhnst und dich darin einnistest. Dass du es als einen Quell hilfreicher, bequemer, nützlicher und am Ende sogar notwendiger Zuneigung empfindest.

Spätestens jetzt musst du sehr aufpassen. Denn diese Form des sekundären Krankheitsgewinns kann gefährlich werden und einem den Kopf komplett verdrehen. Im Laufe der Krankheit tauscht man sich mit vielen aus, hört die Geschichten Dutzender anderer Betroffener. Und so hörte ich eines Tages auch hiervon: Eine Krebspatientin hatte ihren Krebs endlich besiegt – und war am Ende unglücklich darüber. Denn der ganze Reigen an Zuwendung verebbte auf einmal.

Eine Art Stockholm-Syndrom. Du wirst Geisel der Krankheit. Du bindest dich emotional an deinen Peiniger, damit du ihn und all seine Sperenzchen verkraftest. Und dich ihm schlussendlich hingibst.

Doch kann es auch ganz anders kommen, besonders wenn die Krankheit bisher noch keine augenscheinlichen Folgen hinterlassen hat. Der Krebspatient ist innerlich angeschlagen, da sitzt irgendwo der Tumor, verstecken sich die Metastasen. Nach außen aber ist von alldem nichts zu sehen. Ich bekam das nach einer gewissen Zeit zu spüren. Machte weiter meinen Sport, lief meine Runden, hob die Gewichte und hatte mich auch innerlich inzwischen in Position gebracht.

Für manche, die mich kennen, sogar für einige, die mich sehr gut kennen, verblasste der Krebspatient Verena plötzlich vor ihren Augen. Die Tatsache, dass hier eine Frau dem Tod geweiht ist und neben den Belastungen der Therapie jeden Tag mit diesem Damoklesschwert leben muss, verloren sie auf einmal aus dem Blick. Motto: Der geht es doch gut. Die ist topfit. Die lebt ja ganz normal weiter!

Gewisse Statements von solchen Menschen sind schwer zu ertragen. Die butterweiche Normalität, die sie einem umhängen, weil sie die harte Wahrheit nicht sehen wollen, nicht hören möchten und nicht ertragen können. Doch dieses Begleitphänomen der Krankheit ist keineswegs selten. Ich hörte von anderen krebskranken Frauen, die sich manchmal regelrecht eine Glatze wünschten. Die gern mal auf Krücken des Weges kommen würden, damit mancher Zeitgenosse es begreift:

Diese Frau hat tatsächlich Krebs. Sie weiß nicht, wie lange sie noch zu leben hat! Die letzten drei Nächte hat sie kaum geschlafen. Sie war letzten Freitag im Krankenhaus, muss nächste Woche wieder zum Screening, und sie hat keinen blassen Schimmer, ob die Metastasen womöglich gewachsen sind und eine folgende Chemo sie bald niederstrecken wird.

Der Wolf im Schafspelz ist nicht sichtbar. Der Krebs im Mensch auch nicht immer. Doch viele glauben nur, was sie sehen. Und sehen nur, was sie glauben wollen.

Was ihr Leben nicht unnötig belästigt.

Es ist ein diffiziles Thema. Ein heikles und bisweilen verstörendes. Sicher, der Krebs ist kein Freifahrtschein, alles zu tun, alles zu dürfen, alles zu wollen. Doch Blindheit sollte auch kein Freifahrtschein sein, Verwundeten ans Bein zu pinkeln. Aber auch diese Erfahrung dürfte der eine oder andere Krebspatient längst gemacht haben: Wer nicht wirklich krank aussieht, wird auf Dauer auch nicht als krank wahrgenommen.

Ein Arzt, der sich ein bisschen mit der Psychologie jener Krankheiten auskennt, die doch ein wenig über Heuschnupfen hinausgehen, hat es einmal so formuliert: »Zu einem Menschen, der im Rollstuhl sitzt, sagt schließlich auch keiner: ›Stell dich nicht so an, jetzt steh doch mal auf!‹«

Zugegeben, längst nicht alle Krebskranken sitzen im Rollstuhl. Aber ihre Seelen tun es zumeist.

In der Tat ist es nicht ganz einfach, mit einer Krankheit zu leben, die sich nach außen nicht immer gleich manifestiert. Auch dies gilt natürlich in erster Linie für die Betroffenen, doch auch der Partner wird das mal leiser, mal lauter zu spüren bekommen. Man gerät in einen Strudel, ob man will oder nicht. Und wie sollte es auch anders sein?

In deinem Kopf und deiner Seele thront letztlich nur noch dieses eine Thema. Übergroß und schwer, dunkel und dominant. Der Dämon ist da, und du weißt, dass du ihn erst mal nicht mehr loswirst. Die anderen Dinge, die im Leben ebenfalls zählen, die weiterhin Beachtung finden und funktionieren müssen, sie finden kaum noch Platz darin. Ärzte sprechen bei Tumoren und Metastasen von sogenannten Raumforderungen. Weil die Geschwülste Platz stehlen im Körper, weil sie anderen Organen irgendwann die Position streitig machen.

Doch Raum fordert die Krankheit, fordert die ganze Situation eben auch in der Psyche. Und dabei wird vieles andere an den Rand gedrängt, findet kaum noch Platz.

Wie will man sich auf die Umsatzsteuererklärung konzentrieren, wenn morgen eine Untersuchung ansteht? Wie will man in Ruhe einen Vortrag vorbereiten, wenn der Arzt gestern von einem »Progress in der Lunge« gesprochen hat? Wie will man freundlich zu den Kunden sein, wenn man weiß, dass dich nächste Woche eine hochdosierte Dosis Strahlen lahmlegen wird?

Kurz: Wie kannst du noch immer der liebe, nette, tüchtige, energetische, zuvorkommende und gleiche Mensch sein – wenn dir die ganze Zeit ein Dämon aufs Gemüt drückt? Wenn du ständig um dein Leben bangst? Um deine Brust, deine Prostata, deine verbleibende Lebenszeit?

Es geht nicht. Es sei denn, du heißt Buddha.

Ich kann mir nur vorstellen, was viele Krebskranke durchmachen. Welchen Willen und welch ungeheure Kraft sie aufbringen, um in ihrem Umfeld, in Familie, Job und Alltag weiterhin möglichst tadellos zu funktionieren.

Aber Herrgott, da muss der Mensch nun mal durch, auch die krebskranke Kreatur. Das wusste ja schon die Bibel, an so fantasiereichen wie pointierten Geschichten bekanntlich nicht arm. Da schleppte sich Jesus auch schon die Via Dolorosa hoch, das Kreuz auf dem Rücken.

Doch auch das ist die gnadenlose und zu Teilen sogar verständliche Realität. Die normal getaktete Welt da draußen interessiert das alles bald nur noch wenig. Es ist wie mit den Bildchen auf den Zigarettenpackungen. Die Raucher wollen sie irgendwann nicht mehr sehen. Sie ignorieren sie. Oder schieben einfach eine bunte Hülle drüber.

Das alles gehört zu den Wirren, die die Knoten, Karzinome und Wucherungen mit sich bringen. Manche Krebspatienten mögen diese Begleiterscheinungen weniger zu spüren bekommen, andere trifft es umso mehr. Und dann geht es ganz schnell um noch andere substanzielle Dinge im Leben. Den Job, das Geld.

Wissenschaftler der Hamburger Fern-Hochschule (HFH) berichten, dass sich die wirtschaftliche Situation von Krebskranken in den Jahren nach der Diagnose im Schnitt deutlich verschlechtert. Ein Drittel der Befragten war drei Jahre nach der Krebsdiagnose nicht mehr berufstätig, obwohl alle in die Studie eingeschlossenen Personen noch im erwerbsfähigen Alter waren.

Die finanziellen Einschränkungen sind bei einem Großteil gravierend. Die Erkrankten haben nicht nur erheblich weniger Geld für Freizeit und Unterhaltung, auch hinsichtlich Ernährung und Bekleidung müssen sie Verzicht leisten, und Rücklagen können sie auch keine mehr bilden. Um es unverblümt zu sagen: Vielen Krebskranken droht obendrein der soziale Abstieg.

Der Grund liegt auf der Hand. Die Krankheit kostet Zeit.

Therapien und Medikamente gehen an die Substanz. Und der Bestrahlungstermin ist gerade nun mal lebenswichtiger als der Kundentermin. Dabei steigen oft die Ausgaben, für Medikamente, für Zuzahlungen. Gleichzeitig schrumpft das Einkommen. Dies sind die sehr realen Begleitumstände, die Krebskranke in die Armut treiben können.

Und oft wird diese Entwicklung noch von anderen Faktoren begleitet: Wenn Außenstehende die Krankheit nicht sehen können und nicht sehen wollen – und den Betroffenen ab einem gewissen Punkt kein Bonus mehr eingeräumt wird.

Irgendwann ist Schluss. Irgendwann passt der Problemmensch nicht mehr ins Gefüge. Irgendwann ist das Mitleidskonto leer. Irgendwann braucht man auch wieder die uneingeschränkte Kraft. Irgendwann muss ja auch mal wieder Normalität herrschen. Irgendwann schlägt einem das noch selbst aufs Gemüt. Irgendwann bekommt man womöglich auch noch ein schlechtes Gewissen. Und dann schwappt einem die Krankheit womöglich noch selbst ins Leben.

Irgendwann stört das Thema Krebs nur noch.

Auch hier sind Illusionen wenig hilfreich: Eine Krankheit wie der Krebs dürfte die wenigsten Betroffenen auf längere Sicht in einen Kokon aus Gunst und Gnade hüllen. Im Gegenteil: Er stigmatisiert. Das Thema kostet die anderen zu viel Zeit, zu viel Kraft, zu viel Normalität. Das archaische Gesetz dahinter dürfte am Ende Darwinismus in seiner brutalsten Ausprägung sein: Gesundes Leben mag kein krankes Leben. Es räumt ihm wenig Raum ein. Es will selbst leben.

Und das kann sogar in der eigenen Familie Gestalt annehmen, wie Verena erfahren sollte. Nach Monaten der Krankheit, während derer Verena weiterhin voll im Leben stand und sich fit hielt, bei Verstand und Hoffnung, wurden die Anrufe immer weniger. Die

Zahl der Treffen reduzierte sich wundersam, die Fragen wurden belangloser. Auch auf Gefühle wartete man immer öfter vergeblich. Der Krebs forderte seinen Tribut: eine Mauer aus Selbstschutz, hinter der sich manche Menschen verkriechen, wenn Ungemach droht. Auch wenn es das eigene Fleisch und Blut ist, das vom Krebs befallen ist.

Bald stand auch der Job in der geliebten Box zur Disposition. Per Brief kam sie ins Haus geflogen, die feste Absicht, das Arbeitsverhältnis aufzulösen. Die Kündigung. Wo blieben sie, Verenas zahllose Überstunden? Wo blieb ihr ungeschmälerter Einsatz? Ihre überaus hübsche und reibungslose Normalität?

Man will, man kann solche Reaktionen nicht verstehen. Aber man sollte sie erkennen und die Chance nutzen, aus negativer Energie positive zu gewinnen – aus Schlechtem das Gute!

Verena macht es genau so, auch wenn ihr noch so viel zugemutet und aufgetragen wird. Nicht kleiner werden, sondern eine Spur größer; gewisse Menschen und Situationen nicht als Widersacher, sondern als Entwicklungshelfer betrachten.

Und am Ende bleibt die Box doch nur eine Box. Ein begrenzter Raum mit vier geschlossenen Wänden. Kein Platz mehr für so etwas wie Leben und Tod. Zu klein für Verständnis. Zu schwach für Halt, zu wenig Licht für Hoffnung.

Wir stiegen an einem herrlichen Junitag ins Flugzeug, flogen über den Atlantik, über Grönland, Neufundland, Kanada bis nach Kalifornien. Egal wohin: Hauptsache weit weg und einmal raus aus dem Dunstkreis Krebs. Auch das tut der Psyche gut, der Seele. Zehntausend Kilometer westlich wusste niemand mehr, dass Verena Krebs hat. Und so fühlte es sich an: wie der wohltuende Sprung ins alte Drehbuch des Lebens.

Fast fünf Wochen Los Angeles verordneten wir uns. Eine Reise als Therapeutikum, ein kleiner Ausstieg aus dem Stigma.

Verena bekam Komplimente und kein Mitleid. Bekam Applaus für ihr Sixpack, ihre Frisur, für ihr unbeschreibliches Lachen. Der Krebs blieb daheim. Wir waren wieder wir – und dabei doch keineswegs mehr die Alten. Wir hatten – nach einem überstandenen Jahr mit dem Krebs – unsere Reifeprüfung in der Tasche. Und so kam es uns auch vor: wie die ganz großen Ferien nach einer ganz großen Lehrzeit.

Auch unser Mindsetting programmierten wir abermals: weiterhin auf positiv. Wir fuhren der aufgehenden Sonne am Mulholland Drive entgegen, schauten ihr beim Versinken hinter den Bergen von Malibu zu. Verena rannte die Hollywood Hills rauf und runter. Ich walkte hinterher.

Wir begannen wieder, an eine Zukunft zu denken. An unsere Zukunft. So stellten wir uns auf, indem wir Distanz gewannen. Indem wir aus dem Muster Krebs auch einmal ausbrachen.

Und wieder zu träumen anfingen. Träume sind schließlich auch ein maßgeblicher Teil unserer Psyche – und keinesfalls nur die wirren und dunklen der Nächte. Wir sollten darum auch die guten Träume noch träumen. Jene, die das Leben bejahen.

Nun holten wir sie uns wieder ab.

Die vielen Begleiterscheinungen der Krebskrankheit fühlen sich an wie wetterwendische Launen. Tiefdruckgebiete, Kaltfronten, Tröge, hier und da tückische Okklusionen, die über einen hinwegziehen. Dann aber wieder auch wundervolle Warmfronten, Hochdruck mit purem Sonnenschein. Und dabei denke ich, dass wir hier nur einige der peripheren Symptome geschildert haben, mit denen es Betroffene zu tun haben können. Alles Phänomene, die zudem zahlreiche Gesichter kennen, verschiedenste Ausprägungen.

Es kann mit Sicherheit nicht schaden zu wissen, was psychologisch auf einen zukommen kann. Doch die Art und Weise und die

Wucht, mit der die Einschläge kommen, sind nur die eine Seite des umfangreichen Krebskapitels namens Psychologie.

Die andere Seite ist wesentlicher spannender, ermutigender und erhellender. Sie kann ordentlich Schwung ins Leben bringen und einen selbst große Schritte voran. Denn diese Seite des Psychodramas namens Krebs besteht aus der interessanten Frage, wie man mit schweren Situationen umgeht. Was man aus ihnen mitnimmt, wie man aus ihnen lernt.

Ich für meinen Teil betrachte es inzwischen so: Der Krebs ist auch eine Art Klärwerk. Ein Katalysator und Verstärker. Er bringt Dinge ans Licht. Er sortiert, ordnet. Doch möchte ich meine Krankheit heute am liebsten so betrachten: als eine Schule, in die ich jeden Tag gehe. Als meine Schule, in der ich vor der Tafel des Lebens sitze und dazulernen kann. Dazulernen darf.

Die Reaktionen mancher Menschen schmerzen bisweilen noch immer. Aber ich versuche zu verstehen, will milde bleiben. Ich weiß heute: In der Reaktion der anderen liegt ihr Karma.

In meiner Reaktion liegt mein Karma.

Ich versuche, die Vogelperspektive einzunehmen. Die Dinge von oben zu betrachten, aus einer ordnenden Distanz heraus. Die Dinge werden dann kleiner, der Überblick weiter. Das Geschehene fügt sich zu einem größeren, zusammenhängenden Bild. Wenn ich es so sehe, verliere ich den Groll, das Dunkle. Ich verliere die Angst.

Glauben Sie bitte nicht, dass dies selbst ersonnener Hokuspokus ist. Es entspricht eher einer Strategie, einer gezielten Technik, um mit psychisch belastenden Situationen umgehen zu können. Die Weltumsegler machen es nicht anders. Eine Ellen MacArthur, ein Alex Thomson. Ich erinnere mich an die Geschichte des englischen Soloseglers, von dem mir ein befreundeter Salzbuckel einmal ausführlich erzählte. Thomson segelte beim Vendée-Globe-Rennen wochenlang mutterseelenallein durchs Südpolarmeer. Zwanzig

Meter hohe Wellen droschen auf sein kleines Schiff ein, der Wind tobte, es drohten Kollisionen mit Eisbergen. Eine lebensgefährliche Situation: Thomson, der gestandene Abenteurer, sagte, er habe Todesangst verspürt. Eine sehr menschliche Reaktion, die ihn allerdings lähmte – obwohl er weiter den Kurs halten und die Segel trimmen musste.

Was tat er? Er legte sich auf seine schwankende Koje, atmete wiederholt tief ein und sehr tief wieder aus und konzentrierte sich dabei darauf, sein Boot von oben zu sehen. Von hoch oben aus dem Blickwinkel der Wolken und der Vögel. Er sah sich und seine Position, erblickte ein übergeordnetes, imaginäres Bild des südlichen Ozeans – und wurde schon bald wieder ruhiger, fokussierter.

Es war keineswegs die esoterische Übung eines durchgeknallten Meeresvagabunden, sondern die gezielte Maßnahme eines Athleten in einer Ausnahmesituation. Thomson hatte die Konzentrationsübung mit einem Sportpsychologen zuvor ausgearbeitet und vor seiner Abreise wochenlang trainiert.

Ich glaube, dass solche Übungen helfen. Und ich glaube, dass der Kopf und die Sichtweisen entscheidend sind. Denn der Geist ist durchaus imstande, Materie zu beeinflussen, zu verändern. Der Geist und die Gedanken steuern die Muskeln, befeuern den Willen, auch über seine Grenzen hinaus. Ich denke, dass das alles miteinander verwoben ist, und ich musste nie ein Samurai-Kloster besuchen, um es selbst zu erfahren.

Im Training stand ich einmal vor einem sehr schweren Gewicht. Ich schaute nicht nach, wie viel es wog. Ich trat heran, nahm allen Willen zusammen und hob das Gewicht hoch. Erst später merkte ich, dass zwei Scheiben der Hantel deutlich schwerer waren als sonst: Die Hantel hatte ein Gewicht, das ich noch nie geschafft hatte. Nun hatte ich es geschafft. Eine ganze Weile später, wieder bei Kräften, wollte ich das Gewicht noch einmal heben. Ich schaffte es nicht mehr.

Im Kopf war jetzt eine Schranke.

Das Beispiel zeigt, was geht, was nicht geht. Welche Kraft in unseren Gedanken steckt. Sie können bremsen. Sie können aber auch ungemein beflügeln, können Leinen lösen.

Ich versuche heute, mich nicht als einen sterbenskranken Menschen zu betrachten. Ich bin ein gesunder und fitter Mensch, der lebt und Krebs hat. Viele Menschen lassen sich mit einer Erkältung krankschreiben, mit einer Magen-Darm-Infektion, mit Migräne. Manchmal muss auch ich mich krankschreiben lassen. Wenn die Therapie ein, zwei Tage nach der Injektion doch mal zu stark an meinem Gemüt reißt. Wenn mein Hormonsystem brachial umstellt von Mitte dreißig auf Mitte fünfzig. Wenn ich dem Gedanken nicht aus dem Weg gehe, im schlimmsten Fall bald zu sterben.

Ich gehe diesem Gedanken nicht aus dem Weg. Aber ich weiß, dass ich jetzt gerade lebe. Ich denke an die Brücke in Genua, die einstürzte, im August 2018, als ich meine Diagnose bekam. Das Polcevera-Viadukt krachte von einer Sekunde auf die andere in sich zusammen, während die Autos darauf fuhren: 43 vermutlich kerngesunde Menschen fanden den Tod – und sie hatten nicht einmal mehr die Zeit, nach ihrem Handy zu greifen, bevor sie tot waren.

Ich habe anfangs geschrieben, dass jeder Krebs bekommen kann. Jeder zu jeder Zeit. Doch man muss diesen Satz erweitern: Jeder kann ebenfalls sterben – jeder an jedem Tag.

So gesehen, aus der oben beschriebenen Vogelperspektive, geht es mir gut. Ich kann, ich sollte glücklich sein. Und ich bin oft genug glücklich.

Eine Freundin von uns ist in der Zwischenzeit gestorben. Sabina war ihren Krebs schon los, doch dann kam er zurück, und danach ging es schnell, zu schnell für neue Therapien, zu schnell für neue Hoffnung. Ich konnte es nicht – aber Achim fuhr zu ihrer Beerdigung nach Aschaffenburg. Er wollte seinem Freund Bernd zur Seite stehen, als er das Schlimmste begreifen musste: dass der Krebs das Leben seiner Frau beendet hat. Es war ein verregneter Tag im Januar. Ich rief Achim später an, er saß im Auto und heulte Rotz und Wasser.

Ich will solche Realitäten nicht ausblenden, weil es dumm ist, sich selbst zu belügen. Aber ich will vor allem auch die guten, die bestärkenden Bilder sehen. Angst ist auf Dauer ein schlechter Berater. Die Angst kann helfen, kann einen Menschen vor vielem bewahren. Aber sie kann auch lähmen, kann krank machen.

Ich will darum die tieftraurigen Schicksale nicht verdrängen, mich aber vor allem an den positiven Beispielen aufrichten. Ich nehme sie vielleicht nicht wie ein Mantra, allemal aber als Ansporn für einen guten Glauben. Denn es gibt sie.

Das ist die Frau, die schon auf der Palliativstation war und mit ihrem Leben abgeschlossen hatte. Laut Prognosen hatte sie kaum länger als zwei Tage zu leben. Heute ist sie wieder gesund.

Das ist der Mann einer Freundin, der an Leukämie erkrankte, erst berufsunfähig wurde, dann beinahe schon zu einem Pflegefall. Heute ist er zurück im Job.

Das ist eine Kollegin, bei der es hieß: »Höchstens ein Jahr.« Das ist jetzt fünf Jahre her. Und sie lebt gut.

Das ist die Mutter einer Schulfreundin, die schon vor zwanzig Jahren davon sprach, dass sie bald an ihrem Krebsleiden sterben würde. Sie führt bis heute ein zufriedenes Leben.

Es sind gute Sätze. Sie alle stehen im Präsens. Und so will ich es halten. Nicht: Ich war. Nicht: Ich werde sein. Sondern: *Ich bin.*

Ich frage mich, was die Psyche wirklich mit uns macht. Und was wir mit ihr machen können. Und natürlich frage ich mich auch, was die Psyche mit der Krankheit macht, mit den unverschämten Zellen in meiner Brust und in meinen Lungen, die sich auf eigene Faust vermehren wollen, die sich so geschickt verstecken und sich so clever an keine Regeln mehr halten. Ich will meinen Groll nicht einmal gegen sie richten, denn sie müssen Teil irgendeines Plans sein. Und wenn dieser Plan auch nur Zufall heißt oder riesengroßes Pech.

Groll ist nicht gut. Groll frisst auf. Nicht den Krebs, sondern dich. Vielmehr will ich mich am Gegenteil des Grolls orientieren. An der Gewogenheit, an der Fürsprache. An der Freude, am Leben zu sein.

Und ich weiß, dass genau dies ein Hebel ist. Vielleicht sogar – neben den guten Menschen an meiner Seite, neben den Ärzten und den Therapien – einer der wichtigsten Hebel, die ich jetzt selbst in Händen habe.

Darum will ich meine Psyche nicht malträtiert wissen. Will lieber versuchen, ein bisschen zu fliegen.

Das mag sich abgehoben anhören, doch es gibt viele Möglichkeiten, dies ganz konkret zu tun und den Kopf nicht in den Sand zu stecken.

Dies ist das Konzept, an das man auch am NCT glaubt: die aktive Einbindung des Patienten. Dabei ist es wichtig, die Betroffenen bewusst in die Behandlung einzubinden. Was kann der Patient selbst tun? Wie kann er mitwirken? Die Dosierung der Medikamente wird gemeinsam besprochen, die Nebenwirkungen werden auf diese Weise möglichst gering gehalten oder auch einfach mal verschoben. Er wird zum Sport ermutigt, sofern es geht. Es wird erklärt, es wird gemeinsam entschieden.

Das ist deshalb so entscheidend, weil es die Psyche nicht zusätzlich malträtiert – sondern sie mit auf den Weg nimmt, sie entlastet. Dass der Kopf, gemeinhin unsere seelische Verfassung, ein wichtiges Instrument auf dem Weg zur Gesundung ist, muss man hier am NCT niemandem erklären.

Festhalten will ich mich auch an den schönen Ereignissen. An den kleinen und größeren Felsvorsprüngen im Alltag. Wenn zum

Beispiel Professor Bockhorn sein Versprechen wahr macht. Dr. Bockhorn, der meine Lunge operierte und drohte, eine Sportstunde bei mir zu nehmen, wenn ich wieder auf den Beinen sein sollte. Der Professor und ich trafen uns wirklich, als ich wieder auf den Beinen war. Als Coach Verena ging ich zu ihm nach Hause, zu seiner Familie. Ich ließ die Bockhorns schwitzen und schnaufen und ein paar Einheiten durchhalten, und wir hatten einen Heidenspaß dabei.

Eines Tages kam Foxy durch unsere Terrassentür gelaufen und flitzte durchs Wohnzimmer. Ein haselnussfarbener Corgi mit jeder Menge positiver Energie unterm Fell. Achim, für herrliche Unvernünftigkeiten immer zu haben, war auf die Idee gekommen.

Damals, nur eine Stunde nach der niederschmetternden Diagnose, war uns so ein kleiner Hund über den Weg gelaufen, und ich hatte mich regelrecht auf ihn gestürzt – denn ich liebe Corgis. Achim hatte sich das gemerkt und in der Zwischenzeit eine Züchterin in Bayern aufgetan. Nach einem beruflichen Termin in München wollte er einen zuvor gebuchten Mietwagen abholen, doch er kam zu spät. Das Auto war schon weg, die Mietwagenfirma quasi ausgebucht. Achim bekniete die Dame am Schalter förmlich um einen Ersatz. Er würde alles nehmen, notfalls einen Tretroller. Sie schaute ihn kurz an: »Haben Sie etwas gegen einen Maserati?«

Eine Stunde später brauste er bei der Züchterin vor. Und da war er, der kleine Corgi, der kleine Foxy. Achim wusste, dass das alles nicht vernünftig war, aber seine Hoffnung, dass mir ein Corgi helfen würde, war stärker als alle Vernunft.

Und so raste Achim kurz darauf mit Foxy im Maserati zum Flughafen und saß eine Stunde später mit dem Hund über den Wolken im Flugzeug. Vor dem Start hatte er noch einen kurzen Disput mit dem Piloten, der extra nach hinten kam – weil blinde Passagiere nun mal nicht erlaubt sind, auch wenn sie noch so klein und drollig dreinschauen.

Der Pilot hörte kurz zu und sagte: »Das nächste Mal, Herr Sam, bitte schön anmelden! Verstanden?«

Doch ich erzähle Ihnen diese Anekdote nicht, weil Foxy sofort mein Herz berührte. Ich erzähle sie, weil der kleine süße Fratz dort beim besten, wirklich beim allerbesten Willen, keinen Platz fand. Denn auch das macht der Krebs: Er fordert Raum in deinem Herz, in deinen Gefühlen.

Der wunderbare Foxy war jetzt einfach zu viel. In meiner Situation wäre er zur Belastung geworden, denn du brauchst die Luft, die in deiner Seele, deinem Herzen und deinem Leben neben dem Krebs noch bleibt, für andere Dinge. Ich jedenfalls hatte nicht mehr genügend Platz übrig, um nun auch noch die Verantwortung für einen kleinen Hund zu übernehmen.

Beim Krebs gilt es, Kopf und Seele voll auf die Sache zu justieren. So jedenfalls geht es mir. Und wenn ich das Ziel vor Augen habe, möglichst lange zu leben und im besten Fall zu gesunden, dann lautet bei mir eine wichtige Regel:

Wenn du A willst, plane nicht für B.

Achim verstand das. Er sorgte sich um meine Seele, um Foxy und um eine gute Lösung. Er machte ihn stubenrein, fuhr mit ihm Bahn, nahm ihn mit ins Hotel und mit zu seinen Jobs. Und nach ein paar Wochen nahm er ihn mit zu seinen Eltern. Die beiden wollten nach ihrer Berner Sennenhündin Raika nie wieder einen Vierbeiner haben – dann sahen sie Foxy und schockverliebten sich. Der Corgi kam und blieb, die drei sind bis heute ein Traumtrio – und so ist der gute Foxy bis heute Teil unseres Lebens. Nur nicht in unserem Haus.

Achims nächster Plan war noch weitaus verbindlicher: Er machte mir einen Antrag. Hochzeit. Der Treueschwur fürs Leben, in guten wie in schlechten Zeiten. Der Bund zwischen zwei Menschen, bis dass der Tod sie scheidet. Der Eid besaß in diesen späten Monaten des Jahres 2018 eine ganz besondere Bedeutung. Denn wesentlich entscheidender als etwa die Frage, ob dieses Versprechen nun vor Gott ausgesprochen würde oder nicht, war die Tatsache, dass Achim den Antrag in denkbar düsteren Zeiten aussprach.

Es war das totale Bekenntnis zu mir. Und es folgte der bewussten Entscheidung, aus der Krise heraus zu heiraten. Ein Halt, der sich schwer in Worte fassen lässt. Ein unfassbares Ankommen auf einer komplizierten Odyssee.

Wir heirateten in kleinem Rahmen. Wir wollten dabei nur die Menschen um uns haben, die nah dran waren. Und die nah drangeblieben sind. Es war jetzt nicht der passende Moment für Schönwettermatrosen.

Hinter uns stand eine echte Crew, als wir es sagten.

Ja.

Seit der Hochzeit sind nun bereits viele Monate vergangen. Einmal wurde in diesem Zeitraum meine Therapie verschärft, die Medikamente wurden angepasst und umgestellt. Das ist die eine, die wichtige medizinische Seite, und ich vertraue darauf wie auch den Ärzten voll und ganz. Was aber ist anderthalb Jahre nach der Diagnose heute für mich das wichtigste Präparat, um mich weiterhin psychologisch gegen den Krebs aufzustellen? Gegen den Krebs und für das Leben?

Es ist das, was ich schon immer beim Sport spürte und fand, was ich heute jedoch noch viel gezielter aufsuche. Es ist die innere Einkehr, die Stille. Dieser seltsame Frieden, der sich in der Meditation verbirgt. Nein, nichts Esoterisches. Ein Sportpsychologe hat mir das Programm empfohlen, das sich »Headspace« nennt. Übersetzt: Raum für den Kopf. Es ließe sich auch so sagen: Luft für meine Innenwelten. Den Geist.

Ich schaute ein Video, begann erst vorsichtig. Drei Minuten am Tag, dann fünf, dann zehn. Achtmal tief einatmen, achtmal doppelt so lange ausatmen. Immer wieder hintereinander, immer öfter. Achim hatte sich still zu verhalten in diesen frühen Phasen der geprobten Einkehr. Kein Telefon, keine Musik. Ich schloss meine Augen. Bei den ersten Malen hörte ich draußen jemanden, der seinen Rasen mähte. Hörte Vögel, einparkende Autos vor dem Haus. Beim dritten, vierten und fünften Mal hörte ich schon weniger. Mal eine Stimme draußen, eine Mutter, die nach ihrem Kind rief. Aber alles wurde langsam leiser. Leiser und stiller, je öfter ich mich in aller Ruhe hinsetzte und atmete und begann zu meditieren.

Manchmal gucken einige Leute ein bisschen komisch, wenn ich das Wort sage: Meditation. Ich habe extra in einem etymologischen Wörterbuch nachgeschaut, was das Wort eigentlich bedeutet. Es stammt aus dem 14. Jahrhundert und stand schon damals für Tätigkeiten, die bis heute in keinem schlechten Ruf stehen: »konzentrieren«, »sinnieren«. Und auch dafür steht der Begriff des Meditierens: »nachdenken.«

Das Wort geht auf das lateinische *meditari* zurück, das wiederum verwandt ist mit dem ebenfalls lateinischen *demitiri*. Was wiederum bedeutet: messen, ausmessen, ermessen. Und in *demitiri* steckt noch ein anderer Begriff: jener der »Dimension«. Ich verstand, worum es den Wortschöpfern vor vielen Hundert Jahren ging.

Sich konzentrieren, seine Sinne bündeln. Um eine andere Dimension zu ermessen, zu erfassen.

Ich finde, das trifft es ganz gut. Und bald, als ich regelmäßiger und länger übte, sank ich immer tiefer in diese Dimension hinab. Es ist zu Beginn nicht ganz einfach, es hinzukriegen. Diesen Sinkflug in die Kontemplation zu erzwingen und ihn dann zuzulassen. Es muss still sein, draußen auch, vor allem aber in dir drinnen.

Irgendwann hörte ich kaum noch Autos, Stimmen, Vögel. Sie erloschen, je länger ich dort saß und atmete. Ich hörte bald nur noch meine eigenen Gedanken.

Wann, hat Achim gesagt, müssen wir nachher los? Ich darf nicht vergessen, meine Schwester noch zurückzurufen.

Ich atmete weiter. Tief und in den Bauch. Ich spürte, wie die Luft in meine Lungen strömte, durch sie hindurch. Und dann hörte ich irgendwann auch meine Gedanken nicht mehr. Ich sah sie. Sah sie wie Wolken, die am Himmel ziehen. Und war nur noch Beobachter. Die stillen Momente zwischen den Gedanken wurden länger, und mein Geist kam zur Ruhe.

Je öfter ich diese Übung absolvierte, desto weniger vernahm ich von draußen, und desto stiller wurde es in mir selbst. Keine Geräusche mehr, nur Stille. Anfangs setzte ich mir noch Kopfhörer auf, um die Geräusche zu unterdrücken. Heute brauche ich auch sie nicht mehr. Ich setze mich in den Garten, in eine Ecke in unserem Haus. Achim kann machen, was er will. Er kann telefonieren, kann sogar Alexa zurufen und fragen, wie das Wetter wird.

Ich höre ihn nicht mehr. Ich höre nichts mehr. Alles ist ganz still, so still wie der Weltraum.

Manchmal reicht es mir, es einmal am Tag zu machen. Aber einmal am Tag mache ich es. Fliege weg. Versinke. Konzentriere mich. Lasse meine Seele, meine Psyche fallen in einen inneren Frieden.

Ich bin dann ganz bei mir. Mitten in meiner Mitte.

Und finde dort die Kraft, von der man ja sagt, dass sie in der Ruhe liegt. Und glauben Sie mir: Es funktioniert. Die Inder, die Buddhisten haben es schon vor über zweitausend Jahren gemacht. Heute ist wissenschaftlich erwiesen, dass es hilft.

Man hat Probanden während eines achtsamkeitsbasierten Meditationsverfahrens sogar in die MRT-Röhre geschickt und ihre Hirne gescannt. Die Struktur der grauen Amygdala, zuständig für die Verarbeitung von Stress, veränderte sich, Regionen im Hippocampus, verantwortlich für unsere Selbstwahrnehmung und unser Mitgefühl, verdichteten sich. Heute ist es nicht mehr umstritten, ob Meditation hilft. Gegen Stress, gegen Hatz, gegen Angst, sogar gegen Demenz.

Ich denke, dass das alles zusammenhängt. Das Äußere und das Innere. Das Yin und das Yang. Die Krankheit und das Leben. Ich weiß nicht, was das am Ende mit meinen Zellen macht, mit denen in meiner Brust und in meiner Lunge.

Aber ich weiß, dass es mir den Krebs von der Seele nimmt.

Also setze ich mich hin und atme. Es fühlt sich gut an. Es fühlt sich an, als würde ich aus einer Box gehen. Aus einem Kasten mit vier Wänden, hinter denen ich frische Luft rieche.

16

Psychologie

Die große Kopfsache: Vom Umgang mit Untersuchungen, dem Umfeld und dem Ungewissen

Der Krebs kann auch Kräfte wecken. Kann dem Leben neuen Sinn und eine neue Richtung geben. Manchmal reichen einfache Maßnahmen, um aus einer schwierigen Situation bewusst Gutes zu schöpfen. Doch es gibt auch gezielte Strategien und Grundlagen, um stark durch die Krise zu gehen. Von der Resilienz über Selbsthilfegruppen bis hin zum Glauben an die Radikalremission, die Selbstheilung durch den eigenen Körper.

Wie Krebs stark machen kann.

Die Frage klingt erst einmal paradox: Kann Krebs etwas Positives haben? Für uns hat die Krankheit tatsächlich auch gute Seiten. Und wir sind mit dieser Erkenntnis nicht allein.

Im Rahmen einer großen US-amerikanischen Studie der American Cancer Society haben Wissenschaftler Krebskranke gefragt, ob sie in der schlimmen Zeit auch positive Erfahrungen gemacht hätten. Das erstaunliche Ergebnis: Mehr als die Hälfte der Befragten berichtete von schönen Erlebnissen wie von Erkenntnissen, die ihr Leben bereicherten.

Wie kann das sein? Eine Krise löst bei vielen Menschen ein sogenanntes posttraumatisches Wachstum aus. Die Konfrontation mit einem extrem bedrohlichen Erlebnis verändert uns derart, dass wir diesem im Nachhinein häufig auch Positives abgewinnen. Das zeigt sich zum Beispiel im Gefühl von Dankbarkeit für Dinge, die sonst so selbstverständlich sind, dass wir sie gar nicht mehr wahrnehmen. Dies kann sogar in richtigem Glücksempfinden gipfeln, wenn die Krankheit besser verläuft als erwartet oder sich neue Behandlungsmöglichkeiten auftun.

Manche Patienten entwickeln einen Sinn für Spiritualität, entdecken ihre Verbundenheit zur Natur, ordnen ihr Leben neu. Andere ziehen Bilanz und entrümpeln ihren Alltag, indem sie sich von Dingen, Menschen, Aufgaben oder Berufen trennen, die negativen Einfluss haben. Kleine und große Träume werden nicht mehr verschoben. Neue Beziehungen entstehen, neue Freundschaften werden geschlossen.

Die Folge: Manche Menschen überdenken und erfinden sich durch die Krankheit neu. Was ist mir wichtig im Leben? Worüber kann ich mich freuen? Was ist mir im Leben bereits gelungen, das ich jetzt als Kraftquelle nutzen kann? Viele Patienten merken dabei erst im Rahmen einer Therapie, wie stark sie sich selbst und ihre Gefühle über Jahre oder Jahrzehnte vernachlässigt haben. Und häufig wirken sie dann auf ihr Umfeld sogar besonders stark und sortiert.

Doch die Fähigkeit, das Glück im Unglück zu erkennen, zeigt sich meist erst, wenn der Schock der Diagnose abgeklungen ist. Dann allerdings kann sich einstellen, was die Psychologie »Resilienz« nennt: die Kraft, Krisen nicht nur zu überstehen, sondern auch gestärkt aus ihnen hervorzugehen.

Resilienz: die Widerstandskraft der Seele

Die amerikanische Entwicklungspsychologin Emmy Werner begann Mitte der 1950er-Jahre auf der hawaiischen Insel Kauai damit, 698 Kinder zu untersuchen – und begleitete sie über mehr als 40 Jahre. Die Jungen und Mädchen wuchsen in schwierigen Verhältnissen auf. Komplikationen bei der Geburt, zerrüttete Familien,

Streit zu Hause, Missbrauch, Vernachlässigung oder psychisch kranke Eltern gehörten für sie zum Alltag. In Anbetracht der vielen negativen Vorzeichen war die Wahrscheinlichkeit groß, dass die Kinder als Erwachsene erhebliche Probleme bekommen würden.

Emmy Werner stellte fest, dass dies auch zutraf, doch keineswegs in allen Fällen. Denn unabhängig davon, wie schlimm die Umstände waren – rund ein Drittel der Kinder immerhin entwickelte sich ausgesprochen positiv.

Das warf eine zentrale Frage auf: Was lief anders bei den Kindern, die sich zu leistungsfähigen und fürsorglichen Erwachsenen entwickelten? Das Ergebnis zeigte, dass diese Kinder in der Lage waren, ihre Selbstwirksamkeit zu verbessern und damit negative Kettenreaktionen zu verhindern. Konkret: Sie erkannten ihre eigenen Bedürfnisse, gingen Problemen nicht aus dem Weg und gestalteten ihr Leben verantwortungsbewusst. Und diese Fähigkeiten konnten sich entwickeln, wenn es im Leben der Kinder mindestens einen vertrauten Menschen gegeben hatte, der ihnen Aufmerksamkeit und Fürsorge zukommen ließ. Weitere Studien haben diese Ergebnisse bestätigt: In der Entwicklungspsychologie gelten diese »Veranlagungen« darum bis heute als Grundlage für die sogenannte Resilienz.

Genauer genommen ist damit die seelische Widerstandskraft gemeint: die Fähigkeit, Krisen, Katastrophen und Schicksalsschläge zu überstehen und auch in schwierigen Situationen nach vorn zu blicken. Die Fundamente dafür werden zwar bereits in der Kindheit gelegt. Sie können sich aber auch erst später ausbilden und verbessern – und das bis ins hohe Alter. Und die Resilienzforschung liefert hilfreiche Strategien als Rüstzeug für Krisenzeiten. Es gilt Ressourcen zu entdecken, um mit Problemen umzugehen, das Selbstwertgefühl zu stärken und Stress zu bewältigen. Und es gibt eine ganze Reihe von Möglichkeiten, die dabei helfen. Die auch uns geholfen haben.

Ohnmachtsgefühle sind kein seltenes Phänomen. Viele Menschen aber verspüren sie verstärkt in lebensbedrohlichen Situationen – wie beim Krebs. Typische Aussagen sind dann: »Ich kann ja doch nichts tun« oder »Alles erscheint mir sinnlos«. Doch solche Ohnmachtsgefühle können negative Auswirkungen haben.

Experimente haben gezeigt, dass Tiere weniger Stress empfinden, wenn sie die Kontrolle über die auslösenden Faktoren haben. Laborratten etwa bekamen leichte Stromstöße versetzt – die eine Versuchsgruppe hatte keinen Einfluss darauf, die andere Gruppe konnte jedoch auf den Zeitpunkt Einfluss nehmen. Also eine Form von Kontrolle ausüben. Resultat: Die »ohnmächtigen« Tiere waren nach dem Versuch schwächer und krankheitsanfälliger, obwohl die Anzahl und die Intensität der Stromschläge bei beiden Gruppen gleich waren.

Macht- und Ohnmachtsgefühle haben auch bei Menschen einen Einfluss auf Gesundheit und Wohlbefinden. Das kann so weit gehen, dass ein gefühlter Kontrollverlust sogar das Immunsystem schwächen kann.

Wer diesen Zusammenhang erkennt, hat bereits einen wichtigen Schritt getan. Am Anfang ist es verständlich, wenn jemand in eine Art Schockstarre fällt und wie versteinert die Dinge um sich herum geschehen lässt, als sei er selbst nicht beteiligt. Doch diese Phase geht vorbei. Machen Sie sich darum klar, dass Sie durchaus etwas tun können – und dass Sie sehr wohl einen Einfluss auf Ihr Wohlbefinden haben. Setzen Sie sich dabei keine unrealistischen Ziele, sondern probieren Sie selbst aus, was Ihnen guttut. Sie müssen in Anbetracht der Wucht Ihrer Krankheit nicht »alles im Griff haben«, aber Sie können viele kleine subjektive Dinge des Alltags verschönern, damit Sie schwere Zeiten besser überstehen. Je mehr Sie mitbestimmen, desto weniger ohnmächtig fühlen Sie sich.

Ob Sie Sport treiben, sich gesund ernähren, in den notwendigen Behandlungen einen Sinn sehen, sich mit anderen austauschen oder professionelle Hilfe von Therapie- und Beratungsstellen in

Anspruch nehmen – es gibt verschiedene Wege, um den Ohnmachtsgefühlen zu entkommen.

Im Kopf passiert dabei etwas Entscheidendes: Sie reagieren nicht nur, Sie agieren. Und befreien sich damit aus der Opferrolle.

Professionelle Hilfe für die Seele

Trauer, Schlafstörungen, fehlende Motivation, Selbstvorwürfe, Angst vor dem Tod oder gar Suizidgedanken – im Laufe einer Krebsbehandlung sind solche Reaktionen fast normal. Allerdings, und dies möchten wir jedem ans Herz legen: Diese Gefühle gehen in der Regel auch wieder vorüber. Halten diese Zustände jedoch über eine längere Zeit an, ist es sinnvoll, Hilfe zu holen. Dafür gibt es die sogenannte Psycho-Onkologie, eine Fachrichtung, die in schweren Zeiten ein Rettungsanker sein kann. Ob es um Gespräche, Entspannungsübungen, Musik-, Kunst- oder Psychotherapie geht – Psycho-Onkologen sind neutrale Ansprechpartner, die individuelle Therapien entwickeln, um Krebspatienten gezielt zu helfen. Fragen Sie im Krankenhaus oder bei Ihrem Arzt danach.

Spiritualität als Schutzschild

Auch der Glaube kann zum persönlichen Schutzschild werden. Dabei muss es nicht unbedingt um Religion im herkömmlichen Sinn gehen. Ein Spaziergang im Grünen kann ebenso zum spirituellen Erlebnis werden wie eine Auszeit vom Alltag, eine Reise oder bestimmte Rituale, um zur Ruhe zu kommen. Entscheidend ist das Gefühl, etwas zu haben, für das man lebt. Schulen Sie darum Ihre Achtsamkeit, beschäftigen Sie sich mit Entspannungstechniken oder Sinnfragen – und auch mit sich selbst. Dabei können Psychologen ebenso hilfreich sein wie Yogalehrer, Heiler oder Heilpraktiker. Aber natürlich auch Freunde oder Bekannte, mit denen Sie ordnende Gespräche führen können.

Dokumentarfilm »Heal«: die Kraft des Willens

Was hat meine Gesundheit mit meiner Seele zu tun? Kann mein Körper sich durch die Kraft des Willens selbst heilen? Viele Krebspatienten beschäftigen sich mit dieser Frage. Dabei geht es nicht um Selbstvorwürfe oder Schuldzuweisungen. Es ist die Suche nach einem Sinn, die überaus wohltuend sein kann. Der US-amerikanische knapp zweistündige Dokumentarfilm »Heal« mit dem deutschen Untertitel »Verändere dein Bewusstsein, verändere deinen Körper, verändere dein Leben« (über Netflix oder als Stream/DVD zu kaufen) demonstriert an den Schicksalen von Menschen mit schlimmen Diagnosen, wie Heilung funktionieren kann. Wissenschaftler und spirituelle Lehrer kommen zu Wort, die Mut machen, Zusammenhänge erklären und darauf hinweisen, dass jedes Organ die Fähigkeit besitzt, sich selbst zu heilen. Ein Fazit lautet: Nehmen Sie Ihre Gesundheit stärker selbst in die Hand.

Informieren macht stark.

»Fang bloß nicht an zu googeln, das macht dich noch verrückter.« Wer Krebs oder andere Krankheiten hat, hört diesen Satz oft. Doch er ist nicht immer ganz richtig – und trifft meist nur anfangs zu. Denn: Krebspatienten werden in der Regel recht schnell zu Experten in eigener Sache – und können sehr wohl zwischen seriösen und unseriösen Informationen und Quellen unterscheiden. Wer sich im Internet auf die Suche nach Wissen über die eigene Krankheit macht, wird durchaus fündig. Allerdings, und das hat auch unsere Erfahrung gezeigt: Man sollte einschätzen können, welches Wissen seriös und wirklich brauchbar ist. Wissenschaftlich fundierte Informationen bekommen Sie zum Beispiel über Seiten wie die des Krebsinformationsdienstes am Deutschen Krebsforschungszentrum in Heidelberg (krebsinformationsdienst.de), die Deutsche Krebsgesellschaft (krebsgesellschaft.de) oder die Deutsche Krebshilfe (krebshilfe.de). Auch Krankenhäuser informieren auf ihren Webseiten sachlich und fundiert.

Vorsicht hingegen ist im Internet geboten bei unrealistischen Heilsversprechen. Und auch Foren, in denen Betroffene sich austauschen, sollte man kritisch betrachten. Die Äußerungen, Meinungen und geschilderten Erfahrungen dort können zwar auch hilfreich sein, oft aber schüren sie auch unnötig Angst – wenn es zum Beispiel darum geht, mit der eigenen dramatischen Geschichte nicht zu informieren, sondern andere zu »übertrumpfen«. Oft berichten Patienten im Internet von ihren eigenen hoffnungslosen Fällen, während die, die geheilt wurden, wenig schreiben. So entsteht ein falsches Bild. Das geschieht leider nicht selten. Entwickeln Sie darum am besten Ihren persönlichen Schutzmechanismus: Verlassen Sie solche Seiten, sobald Sie merken, dass die gewonnenen Erkenntnisse Ihnen nicht guttun. Ansonsten aber gilt: Informationen helfen allemal dabei, Situationen als kontrollierbar zu empfinden.

Nicht allein zur Diagnose

Die Angst ist groß, wenn ein wichtiges Diagnosegespräch ansteht. Überlegen Sie darum, ob es hilft, wenn Sie nicht allein zu diesem Termin gehen. Auch wenn Sie keinen festen Partner haben, kann Sie vielleicht jemand aus dem Freundes- oder Familienkreis begleiten. Dafür gibt es zwei gute Gründe: Sie haben jemanden, der Halt geben kann (was ungemein wohltuend und tröstlich ist!). Zudem kommt es während eines Diagnosegesprächs häufig vor, dass Betroffene innerlich abschalten. Sie bekommen dann nichts mehr mit. Häufig ist man so aufgewühlt, dass man kaum zuhören kann. Hinterher ist der Kopf dann voller Fragen: Was hatte der Arzt noch gesagt? Ein Begleiter kann meistens besser aufpassen, wichtige Informationen gehen nicht verloren. Gleiches gilt natürlich auch bei Beratungsgesprächen.

Die einen ziehen sich gern in einen kleinen Kreis von Vertrauten zurück, um es sich möglichst gut gehen zu lassen. Andere genießen auch die Ruhe, die durch die Krankheit entstehen kann. Keine Termine, kein Druck – viele äußere Zwänge fallen weg, wenn die Krankheit dazu führt, dass der Patient nicht mehr arbeiten kann. Musik hören, lesen, einkaufen, kochen oder spazieren gehen. »Das habe ich mir schon so lange gewünscht«, sagen manche Betroffene und nutzen die Chance, bestimmte Dinge jetzt zu tun. Andere hingegen wünschen sich nichts dringlicher, als in ihren Beruf und in ihren normalen Alltag zurückzukehren – und fürchten sich vor Isolation. Aufs Sofa legen und ausruhen? Vielen kreisen dabei nur negative Gedanken durch den Kopf. Und auch das ist verständlich. Doch ob krank oder gesund – sich etwas Schönes im Leben zu gönnen, tut der Seele tatsächlich gut. Und dabei hat jeder seine Präferenzen.

Die Kraft der Kreativität

Mit Kreativität gegen die Angst: Wenn Sie bereits Erfahrung mit kreativen Tätigkeiten haben, können Sie auch diese nutzen, um Ängste zu mildern. Waren Sie schon lange nicht mehr kreativ, fangen Sie vielleicht jetzt damit an. Malen, Musizieren, Tagebuch-Schreiben oder Basteln – trauen Sie sich, kreativ zu werden. Kreativität im Krankheitsfall nie unterschätzen, denn sie spielt in einigen Fällen von Spontanheilungen eine wichtige Rolle.

Ablenkung als Strategie

Unter Leute gehen, im Restaurant essen, ein Konzert besuchen, einen Abend im Kino verbringen, berufstätig bleiben aus Leidenschaft, Fortbildungen machen, etwas Neues lernen – sich von der Krankheit abzulenken, um auf andere Gedanken zu kommen, hat nichts mit schädlichem Verdrängen zu tun. Nutzen Sie jede Ablenkung, die Ihnen Freude macht. Die Gedanken werden dabei in eine andere Richtung gelenkt, beschäftigen sich mit anderen Dingen und Themen – und verlassen dabei das »Krebs-Karussell« im Kopf.

Selbsthilfegruppen: sprechen hilft – hören auch.

Ob jemand ein bestimmtes Hobby hat, ausgefallene Interessen oder einen besonderen Beruf – wer sich intensiv mit einem Thema beschäftigt (freiwillig oder unfreiwillig), umgibt sich gern mit Gleichgesinnten. Man kann gezielt über die Dinge reden, die einen beschäftigen. Dinge, die sonst ungesagt bleiben. Gleichgesinnte haben dabei Verständnis für Themen, die andere vielleicht langweilen. Themen, die Wissen und Erfahrungen voraussetzen, um ein gutes Gespräch über sie führen zu können.

So funktioniert es auch bei Krankheiten: In Selbsthilfegruppen treffen Sie dabei Menschen, die das gleiche Thema beschäftigt. Für die Patienten hat das viele Vorteile: Sie knüpfen Kontakte, teilen Erfahrungen, können von anderen lernen und eben auch selbst zu einer wichtigen Stütze werden. In einer solchen Gruppe können Sie Verantwortung übernehmen, aber auch neue Bekanntschaften oder gar Freunde gewinnen. Es gibt zudem im optimalen Fall Tipps aus erster Hand, zum Beispiel bei der Rechtsberatung in sozialrechtlichen Fragen. Die Adressen von Selbsthilfegruppen finden Sie in der Regel in Krankenhäusern, Arztpraxen, aber auch im Internet.

Doch sind solche Gruppen nicht jedermanns Sache. Werde ich nicht noch deprimierter, wenn ich von Menschen mit dem gleichen Schicksal umgeben bin? Rede ich dann nur noch über die Krankheit – obwohl ich mich gern mit anderen Themen ablenken würde? Diese Befürchtung ist nicht ganz unberechtigt. Auch bei diesem Thema gilt darum: Jeder ist anders und muss für sich selbst entscheiden.

Kennen Sie von früher noch den »Zetteltrick«, wenn man zum Beispiel vor einer Prüfung schreckliche Angst hatte zu versagen? Man schrieb dann einfach seine schönste Vorstellung von der Situation auf einen Zettel und packte diesen dann samt seiner Zukunftsvision in ein Buch. Und siehe da, oft ist es genau so passiert, wie es auf dem Zettel geschrieben stand. Eine selbsterfüllende Prophezeiung.

Die sogenannte Visualisierung geht noch einen Schritt weiter, es geht dabei um die gedanklich fokussierte Vorstellung einer Situation, eines Ziels oder eines Wunschs. Sportler nutzen diese Technik häufig, um ihren Kopf auf Sieg zu programmieren. Der ehemalige Skifahrer Felix Neureuther war dafür bekannt, dass er auch mental intensiv trainierte. So fuhr er beispielsweise vor dem Start eines Rennens die gesamte Strecke mit einer imaginären Kamera in Gedanken ab. Dabei stellte er sich jede Kurve, jede Unebenheit, jeden Sprung bis hin zur Zieleinfahrt und den Sprung aufs Siegespodest exakt vor. Eine wirkungsvolle Methode, denn unser Gehirn soll bei einer konzentrierten Ausführung keinen Unterschied zwischen der Simulation und der Realität erkennen.

Visualisierungen können aber auch Krebspatienten im Alltag helfen, um aus Stresssituationen auszubrechen oder sie erst gar nicht entstehen zu lassen. Bei CT-Untersuchungen denkt sich Verena beispielsweise immer auf die Hawaii-Insel Kauai, an den Hanalei-Beach: Sie schließt die Augen und stellt sich den Sonnenaufgang vor, sie hört die Wellen des Pazifiks, sie spürt, wie eine leichte Brise an ihr vorbeizieht und ein Blumenmeer mit ihr. So wird der CT-Termin für sie zu einer Art Kurzurlaub.

Aber auch langfristig können Visualisierungen Großes bewirken. Drastisch gesagt: Es macht einen enormen Unterschied, ob man bei einer prognostizierten kurzen Lebenserwartung der Erwartung oder dem Leben Glauben schenkt. Bereite ich meinen Kopf und meine innere Haltung auf den Tod oder auf ein Leben mit einem schönen Ziel vor? Wo sehe ich mich in fünf Jahren? Was wünsche ich mir von Herzen? Was möchte ich unbedingt erleben? Glauben Sie an sich und an Ihren Traum. Stellen Sie sich diesen so detailliert und so oft wie möglich vor, malen Sie sich in Gedanken und auf dem Papier Bilder davon, schreiben Sie ihn auf einen Zettel und stecken Sie diesen in ein Buch – vielleicht wird Ihr Traum ja wahr! Die Wahrscheinlichkeit ist auf jeden Fall größer, als wenn Sie es nicht tun.

Im Ernst: Humor als Resilienzfaktor

Lachen ist die beste Medizin? Solche Sprüche bleiben einem erst einmal im Hals stecken, wenn es um eine tödliche Krankheit geht. Doch um den Alltag besser zu bewältigen, kann es durchaus auch einmal wohltun, dem Bedrohlichen mit Humor zu begegnen. Niemand kann sich gesund lachen, aber: »Humor ist ein echter Resilienzfaktor, mit dem man böse Krisen überstehen kann«, sagt zum Beispiel Sabine Dinkel. Sie ist Autorin und Business-Coach und seit ihrer Krebserkrankung ständig auf der Suche nach Trost. Weil sie kein Krebsbuch mit Humor fand, schrieb sie selbst eines und gab den Dingen, die ihr Angst machen, erst einmal neue Namen: Der Eierstockkrebs heißt bei ihr »Schnieptröte«, Metastasen sind »Doofmannsgehilfen«, die Angst kommt als »Hildegard« daher. »Das zieht den scharfen Stachel«, sagt Dinkel. »Dreimal am Tag Kichern – damit schaffe ich mir kleine Seelentankstellen.«

Wer mehr lesen will: Sabine Dinkels Buch heißt *Krebs ist, wenn man trotzdem lacht: Wie ich von heute auf morgen Krebs hatte und wieder zu neuem Lebensmut fand* (Humboldt).

Vorsicht bei Prognosen

Wie stehen meine Heilungschancen? Keine Frage beschäftigt Krebspatienten so sehr wie die nach der Prognose. Wer sie stellt, bekommt in der Regel Antworten aus der Statistik, die über einen Einzelfall jedoch wenig aussagen und die sich auch schnell ändern können. Die Forschung entwickelt derzeit so schnell neue Therapien, dass statistische Werte, die auf Erhebungen in der Vergangenheit basieren, vielleicht schon bald nicht mehr richtig sind. Darum die Aufforderung: Glauben Sie der Diagnose, aber nicht der Prognose.

Spontanheilungen: Unerklärliche Wunder?

Gibt es sie wirklich, diese Fälle, bei denen Kranke mehr oder weniger von allein gesunden? Patienten mit Krebs in fortgeschrittenen Stadien, die alles durchmachen, was die Schulmedizin hergibt, um dann zu erfahren: Es hat nichts genützt, der Krebs ist noch da. Kranke, denen offenbar nicht mehr geholfen werden kann und die dann ein Wunder erleben – ein paar Jahre später sind sie gesund und krebsfrei. Es klingt unglaublich, vor allem, wenn es keine medizinisch fundierte Erklärung dafür gibt. Doch es gibt diese Fälle wirklich. Die Genesung ist auch deutlich belegbar, doch der Weg dorthin bleibt meist ein Geheimnis.

Darf also jeder auf Spontanheilung hoffen? Kann ein Körper sich tatsächlich selbst heilen? Das ist – wie so vieles bei Krebs – schwer eindeutig zu beantworten. Denn auch hier gilt: Es kommt darauf an. Niemand weiß genau, was tatsächlich im Körper geschieht, wenn er von Krebs betroffen ist. Sind Spontanheilungen das Ergebnis mehrerer, einzelner oder verschiedener Therapien in Kombination? Wäre der Krebs ohne Behandlung anders verlaufen? Oder war die Behandlung am Ende doch die lebensrettende Maßnahme? Weitere offene Fragen sind: Welche Rolle spielt die Schulmedizin? Welche die Naturheilkunde, der Lebensstil oder einfach der Zufall? Ist vielleicht die Immunabwehr wieder angesprungen?

In diesen Punkten ist der Krebs oft immer noch ein Mysterium.

Allerdings besteht kein Zweifel daran, dass die sogenannte Radikalremission – also die unerwartete Rückbildung eines Karzinoms – möglich ist. Auf der ganzen Welt gibt es Menschen, die genau das erlebt haben. Auch wenn es nicht viele sind.

Die US-amerikanische Krebsforscherin Kelly A. Turner hat sich ausführlich mit diesem Phänomen beschäftigt. Bei ihrer Arbeit in San Francisco las sie zuerst von einem Einzelfall, machte sich dann aber auf die Suche nach ähnlichen Verläufen. Was sie fand, veränderte alles, was sie bis dahin wusste.

Turner: »Ich war schockiert. Es gab tausend in medizinischen Zeitschriften abgedruckte Berichte, zudem arbeitete ich in einem der weltweit größten Krebsforschungsinstitute – und doch hatte ich noch nie etwas von diesen Genesungen gehört.«

Die Wissenschaftlerin nahm das zum Anlass, spontane Heilungen zu erforschen. Denn ihr Credo lautet: »Nur weil wir nicht auf Anhieb klären können, was passiert ist, heißt das noch lange nicht, dass wir es ignorieren dürfen.« Also begab sie sich auf eine zehnmonatige Weltreise und sprach in verschiedenen Ländern mit Menschen, die eine Radikalremission am eigenen Leib erfahren hatten. Bald hatte sie mehr als tausend Fälle analysiert. Und dabei kristallisierten sich 75 Faktoren heraus, die – wenn auch rein hypothetisch – eine Rolle gespielt haben könnten. Und fast jeder ehemalige Krebskranke, mit dem Kelly A. Turner redete, erwähnte neun bestimmte Faktoren aus Turners »75er-Liste«. Die Forscherin zog daraus den Schluss, dass die folgenden neun Maßnahmen die Wahrscheinlichkeit für eine Heilung erhöhen:

1. Radikale Änderung in der Ernährung
2. Die Kontrolle über die eigene Gesundheit übernehmen
3. Der eigenen Intuition folgen
4. Kräuter und Nahrungsergänzungsmittel nutzen (Kelly A. Turner gibt jedoch ausdrücklich an, dass die Einnahme von Nahrungsergänzungsmitteln ausschließlich unter ärztlicher Kontrolle erfolgen soll.)

5. Unterdrückte Emotionen loslassen
6. Positive Emotionen verstärken
7. Soziale Unterstützung zulassen
8. Die spirituelle Verbindung vertiefen
9. Starke Gründe für das Leben haben

Als zehnten Punkt wollte Kelly A. Turner eigentlich Bewegung mit aufnehmen. Sie entschied sich dagegen, weil viele Krebspatienten, die sie traf, am Anfang zu schwach dafür waren. Die meisten ihrer Interviewpartner bestätigten aber, dass sie sich mehr bewegt und Sport getrieben haben, sobald sie in der Lage dazu waren. Bei Nahrungsergänzungsmitteln empfiehlt die Wissenschaftlerin, sie nur so lange zu nehmen, bis der Körper wieder in einem ausgeglichenen Zustand ist. Dann sollte man sie reduzieren und zu einer Ernährung übergehen, die reich an Obst, Gemüse und frischen Kräutern ist.

Die Forscherin verwahrt sich dagegen, mit ihren Erkenntnissen falsche Hoffnungen zu schüren. »Jemandem falsche Hoffnung zu machen, bedeutet, ihm Hoffnung in einer Sache zu geben, die von vornherein zum Scheitern verurteilt, unwahr oder falsch ist«, schreibt sie und verweist darauf, dass wahre Berichte gar keine falschen Hoffnungen machen können. Doch bis aus ihren Hypothesen wissenschaftlich belegte Methoden entwickelt werden können, wird es wohl noch Jahrzehnte dauern.

17

Erste-Hilfe-Koffer

So finden Sie die passende Behandlung.
Kontakte, Adressen, Anlaufstellen

Eine der wichtigsten Fragen, die sich Krebspatienten stellen, lautet: Wie finde ich die für mich beste Behandlung, wo gibt es sonst noch Hilfe? Gemeinsam mit Dr. med. Marc Baenkler, Regionalgeschäftsführer der Helios-Kliniken, nennen wir hier die wichtigsten Fakten und Adressen.

Im Verlauf einer Krebserkrankung können Dinge geschehen, die man kaum glauben will. Im Guten wie im Schlechten. Wir selbst haben es erfahren und gehört. Eine Frau, die an Brustkrebs erkrankt war, litt unter extremen Nebenwirkungen. Erst als sie sich in einem anderen Krankenhaus eine alternative Meinung einholte, erfuhr sie von den dortigen fassungslosen Ärzten: Sie hatte über mehrere Zyklen eine Chemotherapie verabreicht bekommen, die vor 20 Jahren zugelassen worden und inzwischen hoffnungslos veraltet war. Längst gab es speziellere Chemotherapien, die mit weit weniger Nebenwirkungen einhergehen.

Wir wollen damit keineswegs verunsichern oder gar Ängste schüren – wohl aber wollen wir sensibilisieren und deutlich darauf hinweisen, dass auch in heutiger Zeit Dinge schieflaufen können. Darum sollten Betroffene die eigene Verantwortung nie ganz aus den Händen geben. Und wenn auch nur die kleinsten Zweifel bestehen: Fragen Sie nach. Informieren Sie sich. Holen Sie andere Ansichten ein.

Das ist erlaubt und oft sogar ausdrücklich erwünscht. Und ja: Es geht hier ums eigene Leben! Und wenn dies ein Arzt nicht versteht oder unangemessen reagiert (»Lassen Sie mal, wir wissen schon, was wir tun«) – dann sind Sie beim falschen Arzt.

Vor diesem Hintergrund spielen darum mehrere Fragen eine wichtige Rolle – wobei diese Punkte natürlich von Patient zu Patient, von Fall zu Fall und auch von Ort zu Ort unterschiedlich ausfallen können.

Wo soll ein Patient mit der Diagnose Krebs sich behandeln lassen? Ist das Universitätsklinikum in der Metropole besser als das nächste Krankenhaus in der Nachbarschaft? Welche Kriterien spielen bei der Suche nach der optimalen Behandlung eine Rolle?

Patienten entscheiden bei diesen Fragen häufig ausschließlich nach Bauchgefühl, folgen blind dem Rat ihres Hausarztes oder gehen einfach ins nächstbeste Krankenhaus. Das kann auch sinnvoll sein, ist jedoch nicht immer die beste Lösung.

Für Dr. Marc Baenkler spielen die folgenden fünf Faktoren grundsätzlich eine Rolle bei der Wahl des Krankenhauses.

1. Die Größe einer Klinik ist nicht alles: Auf das Team kommt es an.

Krebspatienten brauchen ein breit aufgestelltes Team mit viel Erfahrung bei ihrem Krankheitsbild. Das lässt sich nicht allein an der Größe einer Klinik, der Anzahl der Patienten oder an der Tatsache erkennen, dass es sich um ein Universitätsklinikum handelt. Wichtiger ist, dass das behandelnde Team an ein Zentrum mit erfahrenen Ärzten angeschlossen ist – zum Beispiel in Form eines Tumorboards. Neben der Fachdisziplin (beispielsweise Urologie bei Nierenkrebs) müssen Vertreter von Onkologie, Palliativmedizin, Strahlentherapie und Pathologie dabei sein. Die Spezialisten der verschiedenen Fachdisziplinen besprechen im Tumorboard gemeinsam den Befund, geben eine Therapieempfehlung und halten alles in einem Protokoll fest. So kann nichts vergessen oder übersehen werden.

Kurzum: Erkundigen Sie sich, wer zum Behandlungsteam gehört. Sind die oben genannten Disziplinen dabei? Fragen Sie gegebenenfalls nach dem Protokoll des Tumorboards.

2. Arzt-Patient-Beziehung: gemeinsam statt gegeneinander

Eine gute Beziehung zwischen Arzt und Patient ist enorm wichtig. Auf der Seite der Ärzte ist die theoretische Grundlage dafür der Eid des Hippokrates beziehungsweise dessen zeitgemäßer Nachfolger, das Genfer Gelöbnis. Darin wird unter anderem feierlich versprochen, dass Ärzte ihr Leben in den Dienst der Menschlichkeit stellen, die Würde ihrer Patienten respektieren und ihren Beruf nach bestem Wissen und Gewissen im Einklang mit guter medizinischer Praxis ausüben. Wie das in der alltäglichen Routine gelingt, hängt natürlich von den Umständen und der Persönlichkeit des Arztes ab. Aus der Perspektive eines Krankenhauses ist die Kommunikationsfähigkeit dabei ein wichtiger Faktor, da Arzt und Patient gemeinsam die Behandlung festlegen sollten. Patienten müssen ihren Arzt verstehen und sich selbst als Teil des Teams sehen. Das wird zum Beispiel bei Mitarbeitern der Helios-Kliniken mit Kommunikationsschulungen gefördert.

Aus Patientensicht kann man es kurz machen: Die Patienten müssen von Ärzten behandelt werden, denen sie vertrauen. Und dafür muss das Bauchgefühl gut sein. Auch wenn fachlich alles passt, kann es vorkommen, dass die Chemie einfach nicht stimmt. Wenn sich das nicht ändern lässt, ist es heute absolut üblich, sich eine Zweitmeinung einzuholen (siehe auch Seite 125).

Kurzum: Vertrauen Sie auf Ihr Bauchgefühl. Und wenn es nicht stimmt, gehen Sie offen mit dem Wunsch nach einer Zweitmeinung um. Das ist kein Vertrauensbruch, sondern Ihr gutes Recht.

3. Medizinische Kompetenz: aufs richtige Siegel achten

Die medizinische Kompetenz ist für Laien schwer zu beurteilen. Nach außen sichtbar sind erst einmal Zertifizierungen. Die sind aber nicht unbedingt ein Qualitätsbeweis für Patienten. Denn solche Siegel bestätigen oftmals nur, dass bestimmte Auflagen in einem bestimmten Prüfungszeitraum erfüllt wurden. Ein Siegel, das beispielsweise lediglich Strukturmerkmale heranzieht, kann wenig über Prozesse und insbesondere Ergebnisse aussagen. Achten Sie deshalb eher auf Auszeichnungen für Krebskliniken, die von der Deutschen Krebsgesellschaft (DKG) kommen. Die Gesellschaft hat hohe Anforderungen (zum Beispiel auch an die Teilnahme an Studien). Ein DKG-Siegel spricht für hohe Standards. Allerdings heißt das nicht zwangsläufig, dass eine Klinik ohne Siegel oder Zertifizierung für schlechte Standards oder schlechte Qualität steht.

Kurzum: Siegel der Deutschen Krebsgesellschaft (DKG) stehen für hohe Qualitätsstandards.

4. Ärztliche Leitlinien: Bleiben Sie im Dialog.

Ärztliche Leitlinien sind hochkomplex und werden derzeit in rasantem Tempo noch komplexer. Sie basieren auf wissenschaftlichen Daten, Studienergebnissen und manchmal auch auf einzelnen Beobachtungen. Es kann vorkommen, dass ein Experte mehr weiß, als die Leitlinien vorgeben. Das liegt daran, dass Therapien erst aufgenommen werden, wenn Studien abgeschlossen sind und einen Vorteil bewiesen haben. Wer solche Studien leitet oder betreut, hat deshalb einen Wissensvorsprung und weicht sinnvollerweise in bestimmten Situationen von den Leitlinien ab – zum Beispiel, wenn es nicht nur um die Lebenszeit, sondern auch um die Lebensqualität geht. Leitlinien haben meist das Ziel, das Leben maximal zu verlängern, doch jede Therapie hat auch individuelle Nebenwirkungen. Patienten und Ärzteteams sollten sich darüber intensiv und offen austauschen.

Kurzum: Fragen Sie nach! Ist die Therapieempfehlung die Leitlinienempfehlung, oder gibt es Gründe für ein Abweichen? Auch individuelle Fragen sind erlaubt und erwünscht – zum Beispiel: Wie würde Ihre Empfehlung aussehen, wenn für mich Lebensqualität wichtiger ist als maximale Lebensdauer?

5. Operationsroboter: nicht immer sinnvoll

Allein die Tatsache, dass ein Roboter bei einer OP zum Einsatz kommt, hat sich bisher nicht als Qualitätsmerkmal erwiesen; auch ein guter Operateur hat am Roboter eine Lernkurve. Meist ist ein erfahrener, konventionell arbeitender Arzt dem brandneuen Roboter-Operateur überlegen. Eine gute Option kann es aber sein, wenn der operierende Mediziner erfahren in Robotereingriffen ist.

Kurzum: Sinnvoll sind OP-Zentren mit viel Erfahrung, die zwischen konventionell und roboterassistiert wählen können, um die individuell beste Operationsmethode zu finden.

Schnelle Navigation: passende Krebszentren finden

Welches Krankenhaus passt zu welcher Krebserkrankung? Liegt es in meiner Nähe? Ist es zertifiziert? Solche Fragen lassen sich mithilfe verschiedener Adressen schnell klären. Hier geben wir Ihnen einen Überblick.

Die OncoMap bietet europaweit Adressen von mehr als 1300 zertifizierten Krebszentren. Dabei handelt es sich um eine Webseite auf Deutsch und Englisch, auf der jeder nach medizinischen Einrichtungen suchen kann, die auf bestimmte Krebsarten spezialisiert und von der Deutschen Krebsgesellschaft zertifiziert sind. In der öffentlichen Datenbank mit Suchfunktion geben Sie die Art Ihrer Krebserkrankung, eventuelle Zusätze, Ihr Land, Ihr Bundesland und Ihre

Stadt mit Postleitzahl ein und erfahren sofort, welches Zentrum in welcher Entfernung geeignet ist. Für jede Tumorart gibt es Spezialisten. Sogenannte Organkrebszentren zum Beispiel für Prostata-, Lungen-, Haut-, Darm- oder Brustkrebs und für gynäkologische Tumore sind von der Deutschen Krebshilfe zertifiziert. Mehrere Tumorarten unter einem Dach werden in Onkologischen Zentren betreut. Europaweite Adressen von beiden Einrichtungen finden Sie über die wöchentlich aktualisierte Seite: www.oncomap.de

Kliniken für seltene Krebserkrankungen

Bei seltenen Krebserkrankungen ist es oft schwierig, passende Anlaufstellen in der Nähe zu finden. Denn es gibt kaum andere Betroffene in der Umgebung und deshalb weniger Spezialisten, obwohl auch hier die Behandlung mit ganzen Ärzteteams optimal wäre. Über die bereits genannten Anlaufstellen hinaus sind spezielle Hilfsangebote für seltene Krankheiten nützlich. Dazu gehört zum Beispiel das internationale Portal für seltene Krankheiten Orphanet, das 1997 in Frankreich gegründet wurde. Dort heißt es gleich zur Einführung: »Keine Krankheit kann zu selten sein, um ihr Aufmerksamkeit zu schenken.« Sie finden nicht nur Adressen, sondern auch Informationen zu seltenen Krankheiten. »Orphanet ist eine einzigartige Ressource, die das Ziel verfolgt, das Wissen um seltene Krankheiten zu sammeln und zu erweitern, um so die Diagnose, Versorgung und Behandlung von Patienten mit seltenen Krankheiten zu verbessern«, so die Zielsetzung. Mehr Informationen unter www.orpha.net

Das Lebenshaus ist ein gemeinnütziger Verein für Patienten mit seltenen soliden Tumoren – vor allem mit Sarkomen im Magen-Darm-Trakt (GIST, Gastrointestinale Stromatumoren) und Nierenkrebs. Nach dem Motto »Macht statt Ohn-Macht!« informiert der Verein laut eigenen Angaben über Therapieoptionen, Chancen und Risiken, neue klinische Studien und regt den Austausch mit anderen Patienten und erfahrenen Medizinern an. Infos unter www.daslebenshaus.org

Onkologische Spitzenzentren in Deutschland

Es gibt in Deutschland 13 onkologische Spitzenzentren, die von der Deutschen Krebshilfe in ein entsprechendes Förderprogramm aufgenommen wurden und sich zu einem Netzwerk zusammengeschlossen haben. Sie befinden sich in Aachen-Köln-Bonn, Berlin, Essen, Dresden, Frankfurt/Main, Freiburg, Hamburg, Heidelberg, Mainz, München, Tübingen-Stuttgart, Würzburg und Ulm (Adressenverzeichnis siehe Seite 396 ff.).

Diese Zentren unterliegen strengen Qualitätskriterien. Eines der Ziele dabei: Ärzte und Wissenschaftler erarbeiten neue Standards und Leitlinien und machen sie anderen Einrichtungen zugänglich, sodass alle Krebspatienten davon profitieren. Die Zentren sind so verteilt, dass sie bundesweit gut zu erreichen sind und jeder die Chance hat, auf hohem Niveau und nach einheitlichen hohen Qualitätsstandards behandelt zu werden.

Von der Spitzenforschung profitieren

Die Basis für Behandlungen in einem solchen Spitzenzentrum ist ein Drei-Stufen-Konzept unter dem Motto »Gemeinsam helfen, gemeinsam forschen, gemeinsam informieren«. Für die Patienten hat das eine Reihe von Vorteilen:

- Kein langes Suchen nach geeigneten Ansprechpartnern: Zentrale Anlaufstellen helfen bei der Orientierung.
- Die wichtigsten Experten unter einem Dach: In Tumorkonferenzen werden individuelle Behandlungspläne nach aktuellsten wissenschaftlichen Erkenntnissen und modernsten Standards erstellt.
- Hilfe für die Seele: Weil es bei Krebs nicht nur um den Körper geht, helfen Psycho-Onkologen bei der Bewältigung von Ängsten, Sorgen, Anspannungen und Unsicherheiten.
- Vom Labor ans Krankenbett: Die Forschung ist darauf ausgerichtet, bei der Behandlung neue individuelle Strategien zu

entwickeln, von denen die Patienten im Sinne der personalisierten Medizin so schnell wie möglich profitieren.

- Zugang zu ganz neuen Verfahren: An onkologischen Spitzenzentren können Patienten an klinischen Studien teilnehmen und eventuell von innovativen Verfahren profitieren.
- Mitreden: Kein Arzt weiß alles. Verschiedene Informations- und Beratungsangebote, die über das Medizinische hinausgehen, stehen den Patienten und ihren Angehörigen zur Verfügung. Das reicht von naturheilkundlichen und alternativen Behandlungsmöglichkeiten bis zu sozialrechtlichen Fragen.
- Zugang zu Spezialisten: Für alle Tumorarten gibt es spezialisierte Sprechstunden.

Unter www.ccc-netzwerk.de finden Sie alle onkologischen Spitzenzentren, die zurzeit von der Deutschen Krebshilfe gefördert werden. Die Broschüre *Netzwerk – Onkologische Spitzenzentren* gibt ebenfalls Auskunft, zu bestellen bei der Stiftung Deutsche Krebshilfe, Buschstraße 32, 53113 Bonn, Telefon 0228-72990-0, E-Mail: deutsche@krebshilfe.de, www.krebshilfe.de

Kompetente Krebshotline

Weitere hilfreiche Kontaktadressen erhalten Sie beim Infonetz Krebs. Dahinter steht ein Team der Deutschen Krebshilfe, der Deutschen Krebsgesellschaft und der Stiftung Deutsche Leukämie- und Lymphom-Hilfe. Hier gibt es von Montag bis Freitag jeweils von 8 bis 17 Uhr persönliche Beratung unter der kostenfreien Telefonnummer 0800 / 80 70 88 77.

E-Mail: krebshilfe@infonetz-krebs.de, Internet: www.infonetz-krebs.de

Teilnahme an klinischen Studien

Die Fortschritte der Medizin beim Kampf gegen Krebs sind enorm. Ob Operationstechniken oder Wirkstoffe – von der Entdeckung neuer Behandlungsverfahren und neuer Arzneimittel bis zur Zulassung ist es ein langer Weg, der bis zu zehn Jahre dauern kann. In dieser Zeit muss ein neuer Wirkstoff oder eine neue Methode nach einem festen Schema ein mehrstufiges Verfahren durchlaufen. Das beginnt mit ersten Tests im Labor, dann an krebskranken Tieren. Nur wenn diese Schritte die positive Wirkung bestätigen, darf ein Stoff an Menschen getestet werden. Das gibt berechtigte Hoffnung: Könnte ich an einer klinischen Studie teilnehmen, um frühzeitig von neuesten Erkenntnissen und innovativen Behandlungsmethoden zu profitieren? Die Chancen dafür stehen gut. Wenn bei einem Patienten bestimmte Kriterien erfüllt sind und genügend Hinweise dafür vorliegen, dass neue Medikamente ihm nutzen könnten, und das Risiko vertretbar ist, darf er prinzipiell an einer klinischen Studie teilnehmen.

Doch ganz ohne Risiko ist es natürlich nicht, denn so gut und hilfreich ein neuer Wirkstoff auch sein kann, es besteht immer die Gefahr unbekannter Risiken und Nebenwirkungen. Außerdem muss man sich sehr genau an die Vorgaben halten, Arztbesuche machen und eventuelle Krankenhausaufenthalte einplanen, was umständlich und zeitaufwendig sein kann. Wer sich dafür interessiert, sollte mit seinem Arzt darüber reden. Eventuell werden Sie auch während Ihrer Behandlung darauf angesprochen. Es ist sinnvoll, dann darüber nachzudenken. Aber Sie sollten sich nicht verpflichtet fühlen zuzusagen, wenn Sie Bedenken haben. Auch wenn Sie nicht an einer Studie teilnehmen, werden Sie wirksam behandelt.

Qualifizierte Sportangebote

Sie haben Krebs, möchten regelmäßig Sport treiben, wissen aber nicht, wie und wo? Über das Netzwerk OnkoAktiv (onkoaktiv.de) finden Sie Informationen und qualifizierte Trainings- und Therapieinstitutionen, die Krebspatienten angemessen beim Sport betreuen. Der Schwerpunkt liegt auf Baden-Württemberg. Informationen gibt es auch telefonisch bei der Koordinationsstelle Patienten, Telefon: 06221 / 56-5918, 8 bis 12 Uhr (Montag bis Donnerstag).

Dort können Sie auch die Broschüre *Sport, Bewegung und Krebs – Ein Ratgeber für mehr Sport im Leben* bestellen:

Netzwerk OnkoAktiv
Nationales Centrum für Tumorerkrankungen (NCT) Heidelberg
Arbeitsgruppe »Bewegung, Sport und Krebs«
Im Neuenheimer Feld 460
69120 Heidelberg
Telefon: 06221 564693
onkoaktiv@nct-heidelberg.de
www.nct-heidelberg.de/bewegung
www.nct-heidelberg.de/onkoaktiv
www.netzwerk-onkoaktiv.de

Geld und Beruf: Das sind Ihre Rechte!

Wovon werde ich leben, wenn ich länger krank bin? Wie lange zahlt mein Arbeitgeber noch Gehalt? Was kommt danach? Wer kann für mich verhandeln, wenn es schwierig wird? Hier gibt es das Wichtigste im Überblick.

Eine Krebserkrankung belastet nicht nur seelisch und körperlich. Sie kann einen auch in Existenznöte bringen. Denn die finanziellen Folgen können sehr hart sein – unabhängig davon, wie viel man verdient. Wie sieht die rechtliche Situation aus?

Zunächst einmal bekommen Berufstätige, die festangestellt und gesetzlich versichert sind, wie bei anderen Krankheiten ihr Gehalt in den ersten sechs Wochen weiter. Diese Lohnfortzahlung ohne

Abzüge ist für Arbeitgeber Pflicht. Arbeitnehmer müssen sich krankschreiben lassen, um die Lohnfortzahlung zu erhalten. Man sollte darauf achten, dass keine Lücken entstehen.

Von der Lohnfortzahlung ins Krankengeld

Wenn die Betroffenen danach nicht wieder arbeiten können, geht die Lohnfortzahlung in ein sogenanntes Krankengeld über. Das ist – nicht nur bei Krebs – dafür da, jemanden auch bei längerer Krankheit finanziell abzusichern. In dieser Phase gibt es aber nicht mehr den vollen Lohn, sondern nur etwa zwei Drittel des letzten Bruttolohns, aber höchstens 90 Prozent des Nettogehalts. Nach Abzug der Sozialabgaben bleiben dann etwa 75 Prozent des letzten Nettoverdienstes übrig. Private Krankenkassen vereinbaren die Höhe des Krankentagegelds individuell. Auch für freiwillig gesetzlich Versicherte gilt die im Vertrag vereinbarte Krankentagegeldregelung. Arbeitslose bekommen so viel Krankengeld, wie ihnen sonst Arbeitslosengeld zustehen würde. Bei Freiberuflern und Selbstständigen sieht es etwas anders aus. In den ersten Wochen bekommen sie nichts – es sei denn, sie haben eine Krankentagegeldversicherung abgeschlossen. Wer gesetzlich versichert ist, hat aber auch als Freiberufler oder Selbstständiger nach den ersten sechs Wochen einen Anspruch auf Krankengeld. Privat Versicherte decken das Risiko meistens mit einer Krankentagegeldversicherung ab.

Einen Antrag auf Reha stellen

Der Anspruch auf Krankengeld besteht höchstens 78 Wochen innerhalb von drei Jahren. Das wird jedoch selten komplett genutzt. Denn sobald ein ärztliches Gutachten vorliegt, das vermuten lässt, dass jemand nicht mehr erwerbsfähig wird, kann die Krankenkasse eine zehnwöchige Frist setzen, in der die Krebspatienten einen Antrag auf Reha stellen müssen. Lässt jemand die Frist verstreichen, verliert er den Anspruch auf Krankengeld. Für die Betroffenen ist das meistens unverständlich – und bedrohlich. Sie stecken noch mitten in der Therapie und sollen bereits eine Reha beantragen, obwohl sie noch ganz andere Sorgen haben. Bevor man sich verrückt macht, ist es wichtig zu wissen, dass es sich dabei nicht um Schikane handelt, sondern um ein Verwaltungsverfahren, mit dem sich die Krankenkasse Ansprüche gegen einen anderen Leistungsträger sichert. An diesem Punkt sollte man sich vom sozialen Dienst des Krankenhauses beraten lassen. Im optimalen Fall sitzen dort Spezialisten, die auch die Verhandlungen mit Kranken- und Rentenkassen führen, wenn die Betroffenen selbst nicht die Kraft dazu haben.

Recht auf Erwerbsminderungsrente

Wer nicht in seinen Beruf zurückkehren kann, hat ein Recht auf eine sogenannte Erwerbsminderungsrente – entweder voll oder teilweise, befristet oder unbefristet. Das hängt vom Einzelfall ab, über den der Rentenversicherungsträger entscheidet. In diesem Fall kann es – vor allem bei jungen Leuten, die noch nicht lange in die Rentenversicherung eingezahlt haben und eventuell ihre Familien versorgen müssen, schnell knapp werden. Dann kann die Krankheit Menschen in die Armut stürzen. Häufig müssen zusätzlich Leistungen beim Sozialamt beantragt werden. Für Krebspatienten in finanzieller Not gibt es auch Härtefonds (krebshilfe.de/haertefonds). Dort können Familien einmalige Zuwendungen beantragen.

Hilfe vom Sozialdienst des Krankenhauses

Für Laien ist es schwierig, sich allein in diesem System mit all seinen Fallstricken zurechtzufinden – vor allem in einer Situation, in der man, geschwächt durch die Krankheit und die vielen Sorgen, ohnehin alles andere als stark und durchsetzungsfähig ist.

Patienten sollten sich deshalb unbedingt beraten lassen. Im Krankenhaus hilft der Kliniksozialdienst bei solchen Fragen. Auch die Krankenkassen geben Auskunft. Geht es um eine Erwerbsminderungsrente, kann man sich bei den örtlichen Beratungsstellen der Rentenversicherungsträger informieren. Verbraucherzentralen, Wohlfahrtsverbände oder die Deutsche Krebshilfe beraten ebenfalls.

Was die Krankenkassen zahlen

Ob mit oder ohne Rechtsanspruch – Krebspatienten können bei den Krankenkassen verschiedene Leistungen beantragen. Dazu gehören unter anderem:

- Ärztliche Behandlungen (mit Psychotherapie)
- Behandlungen im Krankenhaus
- Medikamente, Verbände, Heil- und Hilfsmittel
- Fahrtkosten zu Therapien (vorher genehmigen lassen, mit 10 Prozent Eigenbeteiligung)
- Pflege zu Hause (sofern dort niemand ist, der sich kümmern kann)
- Hilfe im Haushalt (für Alleinlebende oder Eltern von Kindern unter 12 Jahren; manchmal auch in anderen Fällen, hier sollte man nachfragen)
- Werden Krebspatienten pflegebedürftig, übernimmt die Pflegekasse einige Leistungen, die von der Pflegestufe abhängen.
- Auch spezialisierte ambulante und stationäre Palliativversorgung (Hospizleistungen) werden bezahlt.
- Wer länger im Krankenhaus war oder operiert wurde, hat das Recht auf Rehabilitationsmaßnahmen, um die körperlichen und seelischen Folgen zu lindern. Auch nach ambulanten Chemo- oder Strahlentherapien sind Rehabilitationsmaßnahmen möglich.

Achtung: Nicht alles ist kostenlos – bei vielem müssen die Patienten Zuzahlungen leisten (10 Prozent der Kosten, mindestens 5 und höchstens 10 Euro).

Adressen der Spitzenzentren

Hamburg
Universitätsklinikum Hamburg-Eppendorf
Hubertus Wald Tumorzentrum / Universitäres Cancer Center Hamburg
Telefon: 040 / 7410 556 92 (Zentrale Anlaufstelle)
E-Mail: ucch@uke.de, www.ucch.de

Heidelberg
Nationales Centrum für Tumorerkrankungen (NCT)
Telefon: 06221 / 56 5924 (Patientenzentrum)
E-Mail: nct.patientenzentrum@med.uni-heidelberg.de
www.nct-heidelberg.de

Mainz
Universitäres Centrum für Tumorerkrankungen der Universitätsmedizin Mainz (UCT)
Telefon.: 06131 / 17 7575 (UCT-Hotline)
E-Mail: uct-hotline@unimedizin-mainz.de
www.unimedizin-mainz.de/uct

München
CCC München – Comprehensive Cancer Center
Telefon: 089 / 4400 57430
E-Mail: ccc-muenchen@med.uni-muenchen.de,
www.ccc-muenchen.de

Tübingen-Stuttgart
Comprehensive Cancer Center Tübingen-Stuttgart
Telefon: 07071 / 29 85235
E-Mail: tumorzentrum@med.uni-tuebingen.de
www.ccc-tuebingen.de

Ulm
Comprehensive Cancer Center Ulm
Tumorzentrum Alb-Allgäu-Bodensee
Universitätsklinikum Ulm
Telefon.: 0731 / 500 56056
E-Mail: sekr.cccu@uniklinik-ulm.de, www.ccc-ulm.de

Würzburg
Universitätsklinik Würzburg
Comprehensive Cancer Center Mainfranken
Telefon: 0931 / 201 35350
E-Mail: anmeldung_ccc@ukw.de
www.ccc.uni-wuerzburg.de

Aachen/Bonn/Köln/Düsseldorf
Centrum für Integrierte Onkologie
CIO Uniklinik RWTH Aachen
Telefon: 0241 / 80 89932
E-Mail: cio@ukaachen.de

Bonn
Universitätsklinikum Bonn
Telefon: 0228 / 287 17059
E-Mail: cio@ukbonn.de

Köln
Uniklinik Köln
Telefon: 0221 / 478 87660
E-Mail: cio@uk-koeln.de

Düsseldorf
Universitätsklinikum Düsseldorf
Telefon: 0211 / 81 188 90
E-Mail: UTA@med.uni-duesseldorf.de
Gemeinsamer Internetauftritt für Aachen, Bonn, Köln, Düsseldorf:
www.krebszentrum-cio.de

Berlin
Charité Comprehensive Cancer Center
Universitätstumorzentrum
Telefon: 030 / 450 564 222 (Cancer-Hotline)
E-Mail: cccc@charite.de
https://cccc.charite.de

Dresden
Universitäts KrebsCentrum Dresden
Universitätsklinikum Carl Gustav Carus Dresden
Telefon: 0351 / 458 4500 (Anmeldung)
E-Mail: anfrage@krebscentrum.de
www.krebscentrum.de

Essen
Westdeutsches Tumorzentrum Essen (WTZ)
Telefon: 0201 / 723 1614
E-Mail: wtz@uk-essen.de
www.wtz-essen.de

Frankfurt/Main
Universitäres Centrum für Tumorerkrankungen (UCT) Frankfurt
Telefon: 069 / 6301 87333 (Zentrale Informationshotline)
E-Mail: info-uct@kgu.de
www.uct-frankfurt.de

Freiburg i. Br.
Tumorzentrum Freiburg – CCCF
Universitätsklinikum Freiburg
Telefon: 0761 / 270 71510
E-Mail: tumorzentrum@uniklinik-freiburg.de
www.tumorzentrum-freiburg.de

18

Rettung in Sicht

Das Ende ist wie immer offen – aber es gibt Leuchttürme.

Der Gang durch ein Leben mit Krebs ist eine harte Schule. Aber die Hoffnung stirbt nicht. Es gibt gerade heute allen Grund dazu, ganz fest an die Zukunft zu glauben. Dank eines großartigen Rettungsnetzes. Und dank großer Leuchttürme, die im Sturm den Weg weisen.

Mehr als anderthalb Jahre sind nach der Diagnose nun vergangen, und wieder einmal sitzen Verena und ich in einem der Wartezimmer des Universitätsklinikums Hamburg-Eppendorf. Es dauert. Und dauert. Inzwischen kennen wir hier wohl alles auswendig. Die Broschüren in den Ständern, die Türen, die sich öffnen und schließen. Sogar die Pflanzen, die hier und da auf der onkologischen Station stehen, kennen wir aus dem Effeff; manchen von ihnen haben wir schon Namen gegeben. Und wenn die guten Seelen vorbeikommen, Schwester Trinh oder Schwester Sinja Friedl, dann ist es heute, als kämen Familienmitglieder vorbei.

Wieder einmal bangen wir. Spüren dieses hohle Gefühl im Bauch, bevor gleich wieder ein neuer Befund vor uns liegen wird. Die präzise vermessenen CT-Bilder, die über das Leben entscheiden. Ist der Tumor gewachsen? Sind die Metastasen größer geworden? Oder haben wir den Krebs im Griff?

Es gibt im Leben mit der Krankheit so viele Momente, in denen du zerbrechen könntest. Momente, in denen du einen ordentlichen Schluck aus dem Glas der Hoffnung nehmen musst – und dann ist das Glas auf einmal nicht mehr halb voll. Dann steht das Glas da und fühlt sich nur noch halb leer an. In diesen Momenten zerrt die Krankheit ganz fürchterlich an dir, bis du denkst, dass du nicht mehr kannst.

Dann ist da nur noch die blanke Angst.

Ich weiß nicht, wie oft am Tag ich an den Krebs denke. Aber es ist sehr, sehr, sehr, sehr oft. Diese Gedanken sind inzwischen wie ein Haus, in dem ich sitze, die Türen zu, die Fenster geschlossen. Kein Entkommen mehr, und so bleibt nichts anderes, als sich in diesem Haus irgendwie einzurichten. Mir kommen in diesen Momenten immer wieder dieselben rettenden Sätze in den Sinn. Ich höre Sarah, die befreundete Medizinjournalistin, höre ihre Stimme, die nach Verenas niederschmetternder Diagnose sagte: »Man kann mit metastasiertem Krebs heute bereits ein gutes mittleres Alter erreichen.« Ich höre noch immer die Worte von Professor Jäger. Wir waren gerade das erste Mal in Heidelberg gewesen und hatten von den voranschreitenden Erfolgen der neuen Immuntherapien erfahren. Ich höre die Stimme von Professor Jäger, die sagt: »Die Zeit spielt für Sie, Frau Sam.«

Ich höre diese Stimmen, Verena hört sie in allererster Linie, zusammen halten wir uns an ihnen fest. Der Krebs bleibt ein schwieriger Gang. Er führt über einen verteufelt schmalen Grat zwischen Hilflosigkeit und Hoffnung. Der Krebs ist eine harte Schule, eine schonungslose Aufgabe.

Und was wären wir dabei ohne die Leuchttürme, die wir haben? Was wären wir ohne die Säulen und Rettungsbojen, die jetzt so enorm wichtig sind? Die dabei helfen, die Nerven zu bewahren. Die es uns schaffen lassen, den Glauben aufrechtzuerhalten und die Hoffnung eben doch nicht zu verlieren.

Sie sind da, diese Leuchtfeuer, die kleinen und die großen, und wir alle sollten dankbar sein, dass es sie gibt.

An einem Sommertag gut ein Jahr nach der Diagnose lief am Autohof Tornesch bei Elmshorn eine junge Frau auf mich zu. Ich stand gerade an der Zapfsäule, als sie zu meinem Wagen kam. Sie trug zerschlissene Jeans, einen Nasenring, ihre Rastazöpfe hatte sie zu einem Turban zusammengebunden. Dann fragte sie frei heraus: »Nimmst du mich mit?« Sie wollte Richtung Hamburg, Richtung Autobahn, weiter nach Berlin.

Ja, klar, sagte ich, ich würde eh nach Hamburg fahren. Sie stieg ein, und wir kamen schnell ins Gespräch. Sie würde gerade von einer Demo in Schleswig-Holstein kommen, erzählte sie. Dort hatte gestern eine Aktion gegen die Sauerei mit der Umwelt stattgefunden. Aber es sei auch eine Demo gewesen, die sich gegen die ganze Schweinerei im Land richtete. Gegen die Wirtschaft, gegen die Superreichen, eine Aktion gegen das ganze System.

Dann holte sie richtig aus. Es könne nicht sein, dass die Reichen immer reicher würden, die Armen immer ärmer. Da sei der Irrsinn an den Börsen, die ganze Spaltung in eine Zweiklassengesellschaft. Mitten in ihrem Redeschwall nutzte ich eine Atempause und sagte: »Na ja, man kann das alles so oder so sehen.«

Ich hatte das Bedürfnis, ihr von unserer Situation zu berichten. Und so erzählte ich ihr kurz vom Krebs. Von dem schwierigen Befund, den Metastasen und auch von der Aussage zu Verenas Lebenserwartung. Sie wurde ganz still. Ich erzählte ihr von der Genanalyse und den vermutlich nicht ganz günstigen Injektionen, die Verena nun regelmäßig bekam. Und dabei streute ich noch kurz die Tatsache ein, dass in dem Land, das sie eben so bitter kritisiert hatte, gerade um die vier Millionen Menschen an Krebs leiden würden und man sich in diesem Land gar nicht so schlecht um diese Menschen kümmern würde. Und sie könne von der Wirtschaft, den Konzernen, den Superreichen halten, was sie wolle – viele dieser vier Millionen Menschen wären ohne sie hoffnungslos verloren.

Wir sagten eine Weile nichts. Dann fragte ich sie: »Weißt du, was in den USA eine Entbindung kostet?«

Wusste sie nicht. »Um die 10000 Dollar«, sagte ich. »Wenn es eine komplizierte Geburt wird, musst du 30000 hinlegen, sonst kannst du dein Baby zu Hause in der Badewanne kriegen.«

Sie schaute aus dem Fenster.

»Und weißt du, was es drüben kostet, wenn du wegen eines geschwollenen Lymphknotens eine CT machen lassen willst? Wenn du wissen willst, ob es harmlos ist oder vielleicht Krebs?«

Ich wusste es, denn ich war kürzlich erst in den USA gewesen. »Wenn du Pech hast und in Texas wohnst, dann bist du 3000 Dollar los«, sagte ich. »Nur für die Untersuchung, zahlbar im Voraus.«

Ich machte eine kleine Pause. Dann sagte ich, dass in den USA viele Menschen gar nicht zum Arzt gehen, gar nicht erst zum Arzt gehen *können*, weil sie das Geld nicht haben. Und auch Verena und ich wussten nicht, ob wir nicht vielleicht noch ein paar Wochen mit der Untersuchung gewartet hätten, wenn dafür ein solcher Betrag fällig gewesen wäre. Doch eben solch ein Warten kann beim Krebs das Leben kosten – im wahrsten Sinn des Wortes.

Ich fuhr sie noch weiter, fuhr sie bis zum Horner Kreisel, wo die Autobahn nach Berlin beginnt. Beim Aussteigen griff sie nach meinem Unterarm und bedankte sich. Sie wünschte Verena und mir viel Glück. Ich wünschte ihr viel Glück, wünschte ihr vor allem Gesundheit.

So verabschiedeten wir uns. Zwei Deutsche in Deutschland. Zwei Deutsche in einem Auto, die soeben – ganz unbeabsichtigt und aus völlig verschiedenen Blickwinkeln heraus – über ein bisweilen recht hitzig diskutiertes Thema nicht in Streit verfallen, aber doch mindestens ins Grübeln gekommen waren.

Und während ich durch Hamburg fuhr, dachte ich noch ein wenig über die Unterhaltung nach. Über die angesprochene Situation und das tiefe Dilemma, das die Worte letztlich angerissen hatten. Es war wieder einmal einer dieser Nebenschauplätze, die der Krebs wie aus heiterem Himmel eröffnen konnte. Ein Nebenschauplatz, der mit der Krankheit direkt nichts zu tun hatte, der aber doch so viel auszusagen vermochte und so viel preisgab. Über Ansichten und Einsichten. Über Perspektiven und Blickwinkel. Und noch viel mehr als das: Denn hinter den Worten verbargen sich am Ende ganze Einstellungen und Haltungen. Der Gesellschaft gegenüber, dem Leben gegenüber.

Und wie schnell macht dich eine Krankheit wie der Krebs hier eine ganze Spur leiser und nachdenklicher. Macht dich vorsichtiger. Demütiger und dankbarer. Und das kann wohl nie schaden. Nein, ganz gewiss nicht. Nicht von seinem komfortablen Sitzplatz im Leben herabposaunen. Sich lieber ein bisschen umschauen. Zuhören, wahrnehmen. Immer besser ein paar Grad kleinlauter als ein paar zu vorlaut.

Mir kam ein Zitat in den Sinn, das ich vor Kurzem gehört hatte: »Nichts macht schneller gesund als Arztrechnungen.«

Ich blieb an dem Satz hängen. Denn in der Tat waren uns in den zurückliegenden Monaten, im ganzen vergangenen Jahr kaum hohe Arztrechnungen in den Briefkasten geflattert. Trotz all der aufwendigen Untersuchungen. Trotz der komplizierten und teuren Therapien. Trotz all der Ärzte und all des Krankenhauspersonals. Trotz all der Frauen und Männer, die auf den Fluren, in den Laboren und in den OP-Räumen ihre langen Schichten schoben und sich kümmerten, die die Spritzen gaben und in der Regel, ganz kostenlos, auch noch ein paar wärmende Worte parat hatten.

Und so wusste ich, auch wenn immer mal wieder Regen fällt: In Deutschland scheint meist doch die Sonne! Das oft gescholtene System, die oft gescholtenen Ärzte, die häufig diskreditierten Krankenkassen, die allzu schnell angeprangerten Mäzene – bei uns machen sie möglich, was niemand als selbstverständlich erachten sollte. Und was in vielen anderen Ländern auch keinesfalls selbstverständlich ist.

Um es ganz klar zu sagen: Wenn du in Deutschland Krebs bekommst, dann gibt es immerhin ein Netz, das dich auffängt. Ein ziemlich gutes Rettungsnetz namens Gesundheitssystem. Eines, das aus den Beiträgen, die wir alle zahlen, geknüpft ist. Eines, das durch Spenden, Förderer und Stiftungen zudem immer engmaschiger und stabiler wird.

Und genau dafür sind wir über alle nur erdenklichen Maße dankbar: nicht für jeden Strohhalm, der Verena und mir gereicht wurde und wird, sondern für die große Hand, die uns auffing und weiter auffängt. Die das Leben weiter möglich macht und die Hoffnung niemals sterben lässt.

Ohne das wäre unser Glas halb leer, nicht halb voll. Ohne das stünden wir im Dunkeln.

Als Achim an besagtem Sommertag wieder nach Hause kam, erzählte er mir von der Tramperin, vom kurzen Meinungsaustausch der beiden. Ich konnte sie verstehen. Ihr Engagement. Doch auch ich hätte ihr gern ein paar Worte aus meiner Sicht mit auf den Weg gegeben, wenn ich zufällig mit im Wagen gesessen hätte.

Denn was die junge Frau über einen Kamm scherte und wie manch andere im Land zürnend kritisiert – das System, die Krankenkassen, die Konzerne –, genau das hilft mir gerade dabei, am Leben zu bleiben! Und auch das liegt durchaus in der Verantwortung eines krebskranken Menschen: sich zumindest darüber bewusst zu sein, welch großartiger Apparat parat steht und am Ende auch ziemlich gut funktioniert, wie viele Menschen sich im Rahmen ihres Berufs, ihrer Berufung und oft weit darüber hinaus dafür einsetzen, dass der Geißel namens Krebs immer effektiver begegnet wird. Was gegen den Krebs und für die Betroffenen getan wird, ist in der Regel nichts anderes als bewundernswert.

Im Jahr 2017 beispielsweise gingen mehr als 122 Millionen Euro bei der Deutschen Krebshilfe ein. Darunter waren Spenden aus Erbschaften und Vermächtnissen, Tausende Einzelspenden von Privatpersonen und Firmen, Beiträge aus dem Mildred-Scheel-Förderkreis. Aber auch Erlöse aus Aktionen und Veranstaltungen, Kondolenzspenden sowie Zuweisungen aus Geldauflagen zugunsten der Deutschen Krebshilfe flossen mit ein. Und das Geld wird gezielt eingesetzt, um die Versorgung krebskranker Menschen zu verbessern.

An Universitäten entstehen derzeit Nachwuchszentren, um junge Wissenschaftler für die Krebsforschung zu begeistern – ein wichtiger Schritt, nicht nur für die bessere Bekämpfung der Krankheit, sondern auch, um Deutschland zukunftsfähig zu halten. Weit mehr als 40 Millionen Euro flossen außerdem in neue Projekte auf den Gebieten der Grundlagenforschung, der klinischen Krebsforschung und der Versorgungsforschung. Denn gerade die Forschung ist eines der wichtigsten Felder, um in der Krebsbekämpfung voranzukommen. Doch damit ist es nicht getan: Denn die Erkenntnisse aus den Laboren müssen möglichst schnell den Patienten zugutekommen. Fast drei Millionen Euro wurden darum allein in einem Jahr für ein Großprojekt bereitgestellt, an dem fünfzehn universitäre Krebszentren beteiligt sind, darunter vierzehn Onkologische Spitzenzentren.

Was noch? Das »Nationale Netzwerk Genomische Medizin Lungenkrebs« zum Beispiel hat sich zur Aufgabe gemacht, künftig allen Patienten mit fortgeschrittenem Lungenkrebs in Deutschland den Zugang zu modernster Diagnostik und neuen Therapien zu ermöglichen. Und das Projekt soll als Modell für viele andere Krebsarten dienen. Ferner wurden fast zehn Millionen Euro in die Verbesserung der psychosozialen und psycho-onkologischen Versorgung gesteckt. Und mit rund 4,5 Millionen Euro im Jahr etwa unterhält die Deutsche Krebshilfe ihren »Härtefonds«: Er hilft jenen Menschen, die durch ihre Erkrankung finanziell in Not geraten.

Kurzum: Es geht um Millionensummen und immer weitere Bemühungen, den Kampf gegen den Krebs voranzutreiben. Eine nationale Dekade gegen den Krebs wurde dafür ausgerufen, und Bundesgesundheitsminister Jens Spahn behauptete gar: »Andere fliegen zum Mond, wir wollen den Krebs besiegen.« Den Krebs bald zu besiegen scheint vielleicht etwas hochgegriffen, doch die rasanten Fortschritte in den vergangenen Jahren lassen wirklich hoffen.

Die Untersuchungen zur Früherkennung werden immer genauer und größtenteils von den Kassen bezahlt, neue bildgebende Verfahren liefern immer exaktere Auskünfte über die Tumore, und vor allem die DNA-Analysen des Bluts, riesige Datenbanken und die Methoden der Künstlichen Intelligenz helfen, ganz neue Behandlungswege zu entwickeln. Die Immuntherapien verlängern die Lebenserwartung vieler Patienten schon jetzt, und in manchen Fällen konnten sie die Betroffenen sogar ganz heilen. Und um all das weiter zu fördern, sollen Politik, Gesundheitswesen, Forschung und Wirtschaft in Zukunft noch enger zusammenarbeiten.

Darum bin ich extrem dankbar dafür, dass so viele sich im Rennen um die effizienteste Krebsbekämpfung so vehement engagieren. Denn auch wenn die Methoden zur Behandlung besser werden, die Zahlen der Erkrankungen werden es nicht unbedingt. Bereits im Jahr 2030, schätzen Experten, wird die Zahl der neuen Krebsfälle in Deutschland auf etwa 600 000 jährlich ansteigen, während es heute um die 500 000 sind. Der Grund liegt hauptsächlich darin, dass die Menschen immer älter werden und die Wahrscheinlichkeit für zunehmende Erkrankungszahlen damit steigt. Dabei ist die generelle Tendenz erfreulich: Denn für viele Krebsarten geht die Rate an Erkrankungen zurück. Auch sonst machen viele Zahlen Hoffnung. Rund 50 Prozent der erwachsenen Patienten können heute geheilt werden – und inzwischen sogar vier von fünf Kindern, die an Krebs leiden. Auch beim Brustkrebs zum Beispiel leben 90 Prozent der Patientinnen nach der Diagnose noch mindestens fünf Jahre. Noch vor zehn, zwanzig Jahren fiel diese Zahl deutlich niedriger aus.

Doch am Ende steht noch etwas anderes: Denn neben all dem guten Willen, neben all den Kompetenzen und Bemühungen der Ärzte, neben allen Forschungseinrichtungen und neuen Methoden – es ist letztlich in erster Linie das liebe Geld, das helfen wird, den Krebs zu besiegen. Schon jetzt hilft es, Leben zu verlängern und Leben zu retten. Und die finanzielle Unterstützung wird in Zukunft eher noch entscheidender sein. Denn die Komplexität der Krebsbehandlungen nimmt stetig zu, die Methoden werden aufwendiger, die Technologien schneller und komplizierter. Und all das kostet unfassbar viel Geld.

Doch diese Sätze lesen sich so kalt, so nüchtern und so weit entfernt von dem, worum es am Ende geht. Diese Sätze hören sich nach Strategietalk an, nach Politikersprech und gut klingenden Phrasen: zukünftige Technologien. Komplexe Methoden. Individualisierte Therapien. Das alles ist schön und gut und wichtig. Doch etwas anderes ist wichtiger. Und auch in Sachen Krebsbekämpfung lässt es sich ganz einfach auf den Punkt bringen. Was am Ende wirklich zählt, ist wie überall das Gleiche: Nicht reden – sondern machen. Ja, wirklich etwas tun und die Sache ins Rollen bringen. Konkret. Effektiv. Schnell und mit Macht.

Es ist genau das, was uns Krebskranken am Ende Hoffnung schenkt. Es ist das, was uns ein Licht im dunklen Tunnel ist. Es ist das, woran unsere Leben hängen.

Nicht reden – sondern, bitte, bitte: machen!

Achim und ich wollten darum einen der großen Leuchttürme einmal selbst treffen. Einen jener Männer im Hintergrund, die die Krebsforschung und -bekämpfung nicht nur unterstützen, sondern maßgeblich vorantreiben. Einen Menschen, der dafür sorgt, dass die wichtigen Projekte in der Krebsforschung Fahrt aufnehmen. Ungefeiert, beinahe ungesehen. Denn er redet fast gar nicht darüber, verliert keine großen Worte, aber macht umso mehr möglich.

Wir kannten Dietmar Hopp über Achims Freund Christian Frommert, der eng mit ihm zusammenarbeitet. Christian hatte uns schon viel über diesen Mann erzählt. Diesen Mann, der 1940 in Heidelberg geboren wurde, der als siebenjähriges Kriegskind Alteisen für 50 Pfennig die Handvoll sammelte und schon früh als Fußballer auf dem Rasen stand und für jedes geschossene Tor vom ortsansässigen Metzger eine Dose Leberwurst bekam. Danach wurde der Heidelberger Dietmar Hopp Informatiker, wurde Mitbegründer des IT-Unternehmens SAP und nach dem Börsengang zum vielfachen Milliardär. Wir wussten auch, dass der heute Achtzigjährige einer der größten Stifter Europas ist. Und wir wussten von Professor Jäger, dass es die Onkologie in Heidelberg ohne diesen Mann so nicht geben würde. Dass viele neue Behandlungsmethoden seiner Unterstützung zu verdanken sind. Wir wussten, dass sich Dietmar Hopp dem Thema Krebs verschrieben hat wie kaum ein anderer. Dass aus den Mitteln seiner Stiftung nicht 100, nicht 200 und auch nicht 300, sondern bereits mehr als 850 Millionen Euro ausgeschüttet wurden – und ein großer Teil davon floss und fließt weiterhin in die Bekämpfung von Krebs.

Warum macht ein einzelner Mensch so etwas? Warum kauft er sich keine Rakete und fliegt zum Mond? Warum liegt er nicht in Bora-Bora vor Anker und genießt irgendein Leben auf einer Megayacht, sondern lebt noch immer in der Nähe von Heidelberg und kümmert sich maßgeblich darum, dass der Mensch den Krebs in den Griff bekommt?

Wir wussten es nicht. Aber wir wollten es wissen. Und wir wollten uns einmal bei einem der großen Unbekannten bedanken, die nicht reden, sondern machen. Die spenden, fördern, investieren. Die geben und nicht nehmen. Die helfen. Ja, wir wollten uns einmal bedanken. In unserem Namen. Im Namen aller Krebskranken. Aber auch im Namen all jener, die in der nahen oder fernen Zukunft die Diagnose Krebs erhalten werden. Es wird geschehen, ob wir wollen oder nicht. Aber es wird ebenfalls – auch und besonders dank großer Mäzene wie Dietmar Hopp – immer wirksamere Mittel geben, um der Menschheitsgeißel Krebs die Stirn zu bieten.

Wir trafen uns in St. Leon-Rot unweit von Heidelberg, es war ein normaler Wochentag im bereits tiefen Herbst. Dietmar Hopp saß an einem großen Konferenztisch, er trug einen blauen Pulli über dem Polohemd, er hatte Zeit und keine Eile, und er schaute uns mit ruhigen und interessierten Augen an.

Achim und ich hatten in den vergangenen Tagen bereits einige andere Termine wahrnehmen müssen. Es ging in den Gesprächen um dieses und jenes, um Abgabetermine, um berufliche Formalitäten, und wie immer beobachtete ich dabei die Menschen, die wir trafen. Hörte, was sie sagten. Spürte, was sie nicht sagten. Und sah zu, wie sie reagierten, wenn sie einer Krebskranken gegenübersaßen. Manche wanden sich seltsam. Kamen mit der Situation nicht klar. Drucksten herum, sprudelten nur so aus sich heraus oder übten sich in umschiffender Freundlichkeit, um das tödliche Thema nur nicht beim Namen zu nennen.

An diesem Tag in St. Leon-Rot war es Dietmar Hopp, der das Gespräch eröffnete. Und er machte es so, wie es eigentlich ganz normal und auch am menschlichsten ist. Er tat es auf eine Art und Weise, die die einzig richtige und natürliche ist. Eine schlichte und ehrliche Frage. Eine, die genau darum wärmt und guttut. Eine Frage, die die meisten jedoch seltsamerweise zu stellen verlernt haben, sobald sie einer Frau mit Krebs gegenübersitzen. Vielleicht, weil sie gewisse Manieren verloren haben. Vielleicht, weil sie nicht den Mumm dazu besitzen.

Herr Hopp sah mir gerade in die Augen und fragte: »Verena, wie geht es Ihnen?«

Die Worte gingen mir tief unter die Haut, sie ergriffen mein ganzes Herz. Ich konnte nicht anders, ich musste plötzlich weinen. Der Kampf gegen den Krebs hatte auf einmal ein Gesicht, das jetzt vor mir saß. Die Hoffnung besaß eine Stimme und zwei Augen. Augen, die mich verstehend und fest anschauten und die nicht auswichen. Sie sahen in diesem Augenblick mich und stellvertretend Millionen andere Betroffene an, und sie wichen nicht aus. Sie schauten hin – und ich wusste, dass sie etwas taten. Die Dinge wirklich bewegen. Im Kampf gegen den Krebs wirklich etwas bewirken. Ich wusste nicht, was ich sagen sollte. Konnte am Ende nur eine ebenso einfache Antwort herausbringen. Eine Antwort, die ich in diesem Moment auch für viele, viele andere Menschen aussprechen wollte.

Danke. Danke, dass ich sagen kann: Es geht mir gut.

Wir redeten lange, redeten anderthalb Stunden. Und ja, diesmal war nicht ich es, die nur zuhörte und beobachtete und seismografisch wahrnahm: Diesmal war ich es, die erzählte und erzählte. Denn Dietmar Hopp – und man könnte an dieser Stelle hinzufügen: ausgerechnet der Multimilliardär Dietmar Hopp – verfügte über eine zweite Fähigkeit, die heute nicht mehr so viele besitzen. Schon gar nicht beim Thema Krebs.

Er hörte zu.

Achim und ich redeten weiter. Stellten ebenfalls Fragen und hörten zu. Warum also der Krebs so ein großes Thema für ihn ist? Warum solche für uns unfassbaren Summen an Geld, die in die Bekämpfung dieser Krankheit fließen?

Dietmar Hopp erinnerte sich an seine Kindheit in dem kleinen Ort Hoffenheim, als er gerade mal fünfzehn, sechzehn Jahre alt war. Damals hatte er das Wort »Krebs« das erste Mal wahrgenommen. Wenn wieder einmal jemand im Dorf die Krankheit bekommen hatte, wenn es danach bald jeder im Dorf wusste, wenn bald alle darüber redeten und der Betroffene seinerzeit meist nicht mehr lange zu leben hatte. Der Dämon Krebs. Schon früh hatte der Teenager Dietmar Hopp das Unwesen dieser Krankheit vernommen.

Heute investiert er in mehrere Firmen, die sich konkret mit der Krankheit befassen, die Immuntherapien voranbringen, Forschung betreiben und Verfahren entwickeln. Dietmar Hopp kannte sich gut aus, wusste um die Mechanismen, auf denen die neuen Therapieformen basieren. Doch betraf dies die eher geschäftliche Seite. Sie hat mit Investitionen zu tun, mit Start-ups, die in wenigen Jahren viel Geld verbrennen, mit anderen, die erst nach vielen Jahren einen Gewinn erzielen.

Die Stiftung und die Förderung der Krebsbekämpfung aber hat einen ganz anderen Hintergrund. Es waren seine damals noch kleinen Söhne, die ihn zur Stiftung bewogen. Seine Söhne, die er als Vater in eine Zukunft schicken wollte, in der es bessere Möglichkeiten geben würde, diese so um sich greifende Krankheit zu behandeln, zu besiegen. Er spürte hier eine besondere Verantwortung. Eine, die mit normalen Maßstäben vielleicht nicht so leicht zu begreifen ist. Dietmar Hopp sagte bei unserem Gespräch den Satz: »Eigentum verpflichtet, Reichtum erst recht.«

Es entstehen durch dieses Gefühl der Verantwortung für die nachfolgenden Generationen gerade Kindertumorzentren, die sich zum Ziel gesetzt haben, auch jenen zwanzig Prozent der betroffenen Kinder zu helfen, bei denen die bisherigen Therapien nicht anschlagen. Es eröffnet sich durch diese außerordentliche Hilfsbereitschaft gerade die Möglichkeit, die DNA anhand von Blutproben sehr früh entschlüsseln zu lassen, um Immundefekten besser vorbeugen zu können. Und es fließen aufgrund dieses seltenen Empfindens von Verpflichtung mehrere Hundert Millionen Euro in die

Erforschung von Krebsstammzellen, in maßgeschneiderte Krebstherapien für jeden Patienten sowie – um nur ein weiteres Beispiel zu nennen – in die verbesserte Diagnostik und Behandlung des Multiplen Myeloms, einer Krebserkrankung des Knochenmarks.

Vor allem aber führt diese ungewöhnliche Bereitschaft zur Hilfe zu einem weiteren, unbezahlbaren Therapeutikum. Denn ein Engagement dieser Größenordnung gibt vor allem eines: Hoffnung. Es schenkt uns und Millionen anderen Betroffenen die Zuversicht, nach vorn schauen zu dürfen. Mit einem guten Gefühl im Bauch. Mit dem festen Glauben an eine Zukunft.

Und mit dem unheimlich tröstenden Wissen, dass an den rauen Küsten dieser Erde große, helle Leuchttürme stehen. Leuchtfeuer, die uns wissen lassen: nicht aufgeben!

Da ist Land in Sicht.

Neue Freunde und noch mehr Erdnuss-Eis

Auf ein Wort zur Neuausgabe im Paperback

Wenn ich diese Zeilen schreibe, anderthalb Jahre, nachdem unser »Krebs-Kompass« erschienen ist, muss ich an das uralte Gesetz von Ursache und Wirkung denken. Es ist ganz einfach: Wenn irgendwo auf der Welt etwas geschieht, dann löst es irgendetwas anderes auf der Welt aus.

Ein Stein fällt in einen See. Kleine Wellen dehnen sich aus. Eine Seerose am Ufer kommt in Bewegung, weshalb eine Biene auf deren Blüte davonfliegt, auf einer nahen Parkbank landet und dort bald einen Zeitung lesenden Rentner umschwirrt. Was macht der wiederum? Er könnte nun wild herumfuchteln, der Biene nach dem Leben trachten und der Dame neben sich dabei aus Versehen die Brille vom Gesicht schlagen. Vielleicht kramt der Rentner aber auch ganz ruhig sein zu Hause geschmiertes Marmeladenbrot aus der Jackentasche, legt es neben sich auf die Parkbank und sagt: »Iss dich nur satt, Biene, du bist ein Lebewesen in diesem Universum, genauso wie wir alle.«

Alles ist möglich. Und der Stein ist ja nur eine von vielen Millionen, Milliarden denkbaren Ursachen. Ursachen, die wiederum viele Millionen, Milliarden verschiedene Auswirkungen haben können – die ihrerseits wiederum zu Ursachen werden.

Das ewige Karussell der Kausalitäten. Der Kreis von allem.

Vor anderthalb Jahren überlegte ich, welche Auswirkungen es wohl haben würde, wenn unser »Krebs-Kompass« herauskommt und viele Menschen dieses Buch lesen. Menschen, die ich gar nicht kenne. Menschen, die betroffen sind oder auch nicht. Menschen, die vielleicht im Park neben der Onkologie auf einer Bank sitzen und unsere Zeilen lesen.

Heute, drei Jahre nach der Diagnose, zwei Jahre, nachdem wir den ersten Satz für dieses Buch aufgeschrieben haben, weiß ich zumindest von einigen Auswirkungen, deren Ursache in den Kapiteln liegt, die Sie gerade in Händen halten. Von einigen dieser Auswirkungen möchte ich Ihnen an dieser Stelle erzählen.

Wir haben neue Freunde gefunden. Sonja. Jacky. Ludwig. Menschen, die uns eines Tages, nach dem sie unser Buch gelesen hatten, auf Instagram kontaktierten. Die Mails schrieben und Briefe. Die Worte fanden wie zum Beispiel diese: »Mein Name ist Sonja, ich bin 47, glücklich verheiratet und Mutter von vier Kindern. Ich wusste circa acht Wochen von meiner Diagnose, Brustkrebs mit Metastasen in Wirbelsäule und Rippen, als ich in der Tageszeitung vom ›Krebs-Kompass‹ gelesen habe. Ich habe euer Buch direkt bestellt und förmlich verschlungen. Ich bin euch beiden aus tiefstem Herzen dankbar, dass ihr all euer Wissen, eure Erfahrungen, eure Geschichte durch dieses Buch mit sicherlich sehr vielen Betroffenen und auch mit mir teilt.«

Sonja schrieb uns, was viele uns geschrieben haben und weiterhin schreiben. Dass ihr Worte geholfen hätten. Dass die Worte, Zeilen und Erfahrungen, die Achim und ich festgehalten haben, ihnen gut getan hätten.

Worte. Ich wusste vorher nicht, was sie bewirken können. Dass auch sie Medizin sein können. Worte, die über Beipackzettel hinausgehen. Worte, die man mit anderen Menschen austauscht. Worte, die dann wieder zu einem zurückkommen und sich anfühlen wie eine Injektion Leben.

Wann immer wir können, antworten wir auf die vielen Zuschriften, die uns seit Erscheinen unseres Buches erreichen. Viele schreiben uns dann abermals zurück. Und dann schreiben wir erneut zurück. So geschah es auch mit Claudia aus Dresden. Wir schrieben hin und her. Dann telefonierten wir das erste Mal. Dann telefonierten wir wieder. Heute telefonieren wir regelmäßig. Tauschen uns aus, teilen Erfahrungen, muntern uns auf und lachen uns manchmal nicht tot, sondern lebendig. Bald wollen wir uns das erste Mal treffen.

Wie schön. Es fühlt sich an wie Labsal, wie frisches Quellwasser für zwei Wanderer. Und selbst wenn es nur eine einzige Menschenseele gewesen wäre, die unser Buch gelesen, der es ein wenig die Last genommen und Zuversicht geschenkt hätte – es wäre jede Mühe wert gewesen. Jeden Absatz, jede Zeile, jedes einzelne Wort.

Das alte Prinzip. Ursache, Wirkung. Nie hätte ich gedacht, dass in der guten alten Übung des Lesens tatsächlich so eine wunderbare Quelle der Hoffnung und Linderung liegt. Für andere, für Achim, für mich. Und wir bekommen weiterhin Feedback. Erhalten Briefe, Kommentare und Mails von Betroffenen, die mit der Krankheit Krebs in irgendeiner Form zu tun haben und deren Zuschriften und Rückmeldungen uns bestätigen.

Vielleicht also konnten und können wir mit diesem Buch ein klein bisschen helfen. Und nicht vielleicht, sondern ganz sicher hat es uns auf wundersame Weise geholfen. Hat verbunden, Durchlässigkeit geschaffen.

Wenn ich neben meiner Therapie genug Kraft und Muße finde, nehme ich einige der Briefe zur Hand oder lese die neuen Kommentare, die uns auf unterschiedlichsten Wegen erreichen. Und immer wieder bin ich erstaunt, wie vielfältig die Reaktionen ausfallen. So las ich zum Beispiel auch, dass es beim Krebs durchaus auch um Spaß gehen kann. Da nämlich schrieb jemand über unser Buch:

»Vom Titel her dachte ich, ich halte ein typisches Problem-Sachbuch in der Hand, doch dann hab ich reingelesen und die Leseprobe verschlungen. Verena und Achim schreiben die Geschichte aus ihren beiden unterschiedlichen Blickwinkeln und Sichtweisen, und das macht echt Spaß zu lesen!«

Spaß. Das gefällt mir. Spaß ist immer gut. Spaß macht Spaß. Und ja, verdammt, Spaß heilt! Natürlich gab es gelegentlich auch eine Kritik zu lesen, und das ist verständlich. Man kann es nicht allen

Menschen recht machen, nicht allen recht schreiben. So ein Buch, das jedem und jeder gefällt, muss erst noch geschrieben werden.

Bald fiel mir diese Zuschrift eines Lesers auf, der sich zu unserem Buch äußerte. Er schrieb: »Da es von selbst Betroffenen verfasst ist, kann man sich in vielen beschriebenen Situationen wiederfinden, und das ist sehr hilfreich und wie Balsam für die Seele. Es lädt dazu ein, die Krebserkrankung aus einer neuen Perspektive zu sehen, und nimmt damit die Hoffnungslosigkeit. Auch auf die sehr wichtige Rolle des Partners wird nachvollziehbar eingegangen.«

Auch so etwas tut gut. Wegen der schönen Verben, die in dieser Zuschrift zu finden sind, wenn man ein bisschen genauer liest. Wiederfinden. Helfen. Sehen. Hoffen. Eingehen. Nachvollziehen.

Genau darum geht es.

Mein Lieblingswort allerdings steht in dem Kommentar einer weiteren Leserin. Sie muss sich eines Tages nach der Lektüre unseres Buchs die Zeit genommen und die Mühe gemacht haben, um diesen Satz zu verfassen – und wandte sich mit ihm letztlich auch wieder an Achim und mich: »Ein wunderbares Buch, unglaublich toll geschrieben, voller Informationen und – ganz wichtig – voller Leben.«

Was für ein Wort.

Denn ja, ganz wichtig ist in der Tat die Frage, wie man mit ihm umgeht: dem Leben. Wie ein Mensch ganz besonders jenem fragilen Zustand entgegentritt, der sich einstellt, wenn dieses oft so selbstverständlich hingenommene Leben eines Tages einmal in Frage gestellt wird. Nichts ist dann mehr, wie es war. Alles ist anders. Alles ist neu. Es ist, als würde man mit der Seele in eine neue Zeit einziehen. Und dann sind weitere Worte wichtig, weitere Verben. Vor allem: eine Haltung, die jetzt über vieles entscheidet.

Eines Tages, ich hatte gerade ein großes Stück veganen Bananenkuchen gegessen, schrieb ich in die Runde auf Instagram selbst eine Nachricht. Mir waren diese Gedanken schon länger durch den Kopf gegangen. Erst zaghaft, dann deutlicher. Gedanken dieser Art brauchen ein bisschen, um sich zu passenden Worten zu formen.

Sie kommen und gehen. Auf diese Weise aber lernt man sie besser kennen. Prüft sie, wägt sie ab, sortiert sie. Bis man einige dieser Gedanken wieder verabschiedet, dafür jedoch noch andere, neue hinzugewinnt. Es ist ein innerer Prozess. Vielleicht teilt man diese Gedanken dann eines Tages. In einem Moment, der sich gut und richtig anfühlt. Mit einem Menschen, der sich gut und richtig anfühlt. Irgendwann behält man diese Gedanken dann, und sie werden Teil von einem, weil man dann weiß, dass sie wahr sind. Es ist, wie gesagt, ein Prozess. Es ist wie eine Blume, die wächst. Sie wächst, wenn es draußen regnet und dann wieder Sonne scheint und wenn es dann erneut regnet und wenn dann abermals Sonne scheint. So ist es auch mit den Gedanken, die mich umtrieben.

Also schrieb ich eines Tages selbst in die Runde der Wachsamen und Eingeweihten:

»Flexibilität – damit meine ich nicht den Körper. Ein großes Learning in den letzten Jahren für mich war: Wer starr an Dingen festhält, nicht bereit ist, neue Wege zu gehen, sich ewig über veränderte Gegebenheiten ärgert und nicht bereit ist, auch mal mutig zu sein oder Herausforderungen als Chance zu sehen, verliert. Denn eines ist sicher: Das Universum interessiert es nicht, ob du das, was gerade passiert, gut findest oder nicht. Ob du es unfair findest oder du wütend bist. Ob du den ›guten alten Zeiten‹ nachweinst, weil doch da alles besser war. Nope! Anpassen heißt die Devise. Annehmen, was gerade nicht zu ändern ist, einen anderen Weg suchen, neue Dinge ausprobieren – und weitergehen. Zuversichtlich, dass auf dem Weg neue Möglichkeiten warten. Und vielleicht sogar das Glück. Denn ja: Veränderung tut manchmal weh, doch sie ist notwendig, um zu wachsen. Nix ›Survival of the Fittest‹! Ich denke ›Survival of the most Flexible‹ trifft es eher. Das Schlechte finden kann jeder. Aber sei lieber der- oder diejenige, die das Gute findet. In Personen, Situationen, Ereignissen. An jedem Tag.«

Ich glaube heute fest an diese Worte. Doch natürlich bin ich nicht die erste und einzige, die ähnliche Gedanken schon hatte.

Diese Gedanken zogen wohl schon durch die Seelen vieler, bis sie in irgendeiner Form auch wieder den Weg in die Welt und zu den Menschen fanden. Zu jenen, die entsprechend offene Ohren haben.

Hemingway hatte sich auch so seine Gedanken gemacht. Er drückte seine Überlegungen so aus: »Der Mensch ist nicht für eine Niederlage geschaffen. Er kann zerstört, aber nicht besiegt werden.« Das unterschreibe ich. Denn darum geht es.

Wachsen. Auch wenn dir gerade ein Orkan ins Gesicht bläst.

Wenn ich diese Zeilen schreibe, drei Jahre nach der ersten Biopsie, nach verschiedenen Hormontherapien, mehreren Chemotherapien und diversen Bestrahlungen, dann muss ich auch an die alte Weisheit denken, dass geteiltes Leid halbes Leid ist. Schön, dass sich diese null mathematische, dafür umso menschlichere Formel wieder einmal bewahrheitet hat. Und das mithilfe ebenfalls altbewährter Werkzeuge, die – neben der modernen und immer weiter voranschreitenden Medizin – sehr wohl helfen. Früher wie heute.

Schreiben. Lesen. Gedanken teilen. Erfahrungen teilen. Gefühle, die auch. Wissen, dass man nicht allein ist.

Ganz bewusst schreibe ich in diesen Zeilen darum nicht einfach vom »Krebs-Kompass«, sondern von *unserem* »Krebs-Kompass«. Und damit meine ich keinesfalls nur Achim und mich. Denn man könnte die Namen beliebig austauschen, könnte sogar ganz viele einsetzen. Die Namen all jener Menschen, die von der Krankheit betroffen sind. Die Namen all jener, die von der Krankheit eines Tages betroffen sein werden. Die Namen von Geheilten, weil sie wissen, worum es geht. Natürlich auch die Namen von all jenen Unermüdlichen, die mit ihrer ganzen Kraft dabei helfen, diese Krankheit in ihren vielen Formen gut zu überstehen und sie eines Tages zu besiegen.

Man könnte letzten Endes die Namen aller Menschen einsetzen, die unser Buch lesen, ob sie betroffen sind oder nicht. Denn sie werden die Krankheit Krebs nach dem Lesen anders verstehen, anders sehen, anders gewichten. Und dann hoffentlich auch besser mit ihr umgehen können. Mit der Krankheit und vielleicht auch noch mit manch anderen Situationen, die uns alle einholen können. Unvorhersehbar. Von einer Sekunde auf die andere.

Darum also *unser* »Krebs-Kompass«. Oder vielmehr *Dein* »Krebs-Kompass« – *Dein* Freund und Helfer in der Not.

Der Gedanke, dass sich viele darin in irgendeiner Form wiedererkennen, andere vielleicht ein, zwei, drei hilfreiche Ratschläge aus dem Buch mitnehmen oder beim Lesen sogar einen kleineren oder größeren Schluck Kraft tanken – auch dieser Gedanke tut gut. Er wärmt.

Darum verstehen wir das Buch inzwischen so: Im besten Fall ist *unser* »Krebs-Kompass« ein Buch für alle. Ein Buch fürs Leben.

Was ist noch passiert in der Zwischenzeit? In diesen vielen verrückten Monaten, in denen auch noch eine Pandemie den Planeten heimsuchte? Viele Menschen haben in dieser Zeit unvorstellbares Leid erfahren. Oft genug unsichtbares Leid, das sich hinter Isolation, hinter Masken und gebotener Abstandswahrung zusätzlich verbergen musste – und sich noch nicht einmal mehr teilen ließ.

Diese Zeiten machten es niemandem einfacher, auch nicht den Krebspatienten. Zur Krankheit kam nun noch die Gefahr der Ansteckung hinzu, obendrein die harsche Realität der weiteren Distanzierung. Aber wir Krebsbetroffenen kennen das schon. Wenn Freundschaften bröseln, Familienbande sich ausdünnen, wenn lautstarke Unterstützer kleinlaut werden, verstummen und die liebe heile Welt auf Abstand geht. Auch hier kann ein Anker nicht schaden. Und wir hoffen darum inständig, dass auch diese Neuausgabe unseres Buches genau das ist: ein Anker, vielleicht sogar ein Rettungsanker.

Aus den vielen Zuschriften wissen wir jedenfalls, dass irgendetwas zum Festhalten sehr wichtig ist. Eine Schwimmhilfe in schwerer See. Ein Guide, der an die Hand nimmt. Im schönsten Fall dies: ein Freund, der einem die Stunden füllt, wenn es einmal einsam wird.

Denn der Krebs hält keinen Abstand.

Und dabei haben Achim und ich noch eine weitere Erkenntnis gewonnen, die wir mit Ihnen teilen möchten. Sie betrifft das Kommen und Gehen, die Ebbe und die Flut. Sie betrifft: die Menschen. Die Erkenntnis kreist dabei um jene muskulären Hohlorgane, die sich wegducken und verabschieden. Und um jene Herzen, die bleiben.

Unterm Strich geht diese Erkenntnis so: Der größte Verlass ist auf Menschen, die wissen was es heißt, von allen guten Geistern verlassen zu werden. Erweitert man diese Erkenntnis ein wenig, wissen wir heute auch: Ein Kranker, der sich seinen Themen stellt, denkt oft gesünder und klarer als viele vermeintlich Gesunde. Neulich wollte ich das einer Freundin erklären, die Englisch spricht. Ich sagte zu ihr: »Somedays you need therapy to deal with people without therapy«.

Man könnte auch sagen: An manchen Tagen schreist du nach einer Therapie, um jene zu ertragen, die nicht in einer Therapie stecken.

Dies gehört auch zur Wahrheit. Und es ist vielleicht nicht immer einfach, um diese Wahrheit zu wissen. Aber es ist gut.

Wenn ich diese Zeilen schreibe, weit über ein Jahr nach der ersten Veröffentlichung dieses Buchs, inmitten von Immuntherapie und experimentellen Behandlungen, dann weiß ich, dann wissen Achim und ich, dass es auch noch sehr pragmatische Gründe für die Annahme gibt, dass manche Dinge ganz wunderbare Folgen haben können.

Denn unser Buch hat viele Menschen auch zu den Spitzenzentren der Krebsheilkunde geführt. Hat sie darüber informiert, welche Handlungsoptionen und Behandlungsmöglichkeiten heute bereits existieren und an welchen bahnbrechenden Therapien wunderbare Wissenschaftler wie etwa Professor Jäger und seine Teams vom NCT in Heidelberg unermüdlich forschen – mit dem großen Ziel, Menschen mit bislang hoffnungslosen Diagnosen so schnell wie möglich eines schenken zu können: mehr Leben.

Eine Frau beschrieb das in einem Kommentar zum Buch so: »Ganz entscheidend war für mich der Artikel von Dr. Jäger ›Plädoyer für ein Umdenken‹. Sein Text hat mir wirklich einen anderen Blick auf die Diagnose Krebs ermöglicht, einen, der viel mehr Hoffnung zulässt.«

Die Forschung ist allein in den letzten zwei Jahren noch einmal weit vorangekommen. Und hier hat die Pandemie ausnahmsweise einmal nicht geschadet, sondern geholfen. Bei der rasanten Forschung nach wirksamen Corona-Vakzinen setzte die Wissenschaft gezielt auf sogenannte mRNA-Impfstoffe – und diese sind auch in der Krebsforschung entscheidend für die zunehmend individualisierten Therapien und bilden seit Jahren ein Schwerpunkt in der modernen Bekämpfung von Krebs.

Die mRNA-Technologie ist somit noch einmal deutlich stärker ins Rampenlicht getreten – denn diesmal waren nicht nur Millionen Krebspatienten betroffen. Diesmal war die ganze Welt betroffen.

Achim und mir macht das große Hoffnung. Und darum geht es: Das Gute finden. Nicht den Kopf in den Sand stecken. Und das sogar trotz einer Pandemie, in der am Ende – wenn man nicht aufgibt – eben auch der Fortschritt steckt. Das Vorankommen. Das Weiterforschen und Weiterprobieren. Daraus ist in diesen letzten harten Monaten nun eine weitere Etappe geworden, um auch die Krankheit Krebs wieder ein Stück besser in den Griff zu bekommen.

Wenn ich diese Zeilen schreibe, nachdem es nach der ersten Diagnose nun zum dritten Mal Sommer geworden ist und gerade ein Becher Erdnuss-Eis neben mir steht, dann schaue ich gerade aufs Meer. Achim und ich sind für eine Woche nach Kreta geflogen, nach der Einsiedelei der Pandemie, vor den Etappen der nächsten Behandlungen, um die Krankheit in den Griff zu bekommen. Ein bisschen Normalität tanken. Dort sein, wo keiner deinen Krebs kennt. Dort, wo ich die Gesunde bin und Achim unbeschwert durch die blauen Wellen taucht. Eine Woche nur das – und nichts anderes.

Das geht hervorragend auf dieser herrlichen Insel Kreta. Es funktioniert so gut wie auf Kos, wo die Reise durch dieses Buch ihren Anfang nimmt. Kreta allerdings bringt meine Gedanken noch aus einem anderen Grund zum Tanzen. Denn hier weht der Wind des Alexis Sorbas. Sie wissen schon, der alte, wunderbare, verrückte Grieche mit seiner Bouzouki, die er sich nur in besonderen Momenten schnappt, um darauf zu spielen.

Ja, dieser Alexis Sorbas gefällt mir. Und er gefällt mir immer besser. Anthony Quinn mimte die Romanfigur in dem berühmten Film, und vielleicht verstehe ich diesen unerschütterlichen Lebensgeist namens Sorbas erst heute so richtig.

Am Ende der Geschichte kracht seine große Hoffnung unter Staub und Donner in sich zusammen – eine mit eigenen Händen und eigenem Schweiß am Berg errichtete Seilbahn, für die er alles gegeben hatte.

Seinen Mut, seine Kraft, seine letzten Moneten.

Die schöne Seilbahn liegt nun in Schutt und Asche. Die Arbeiter und sein Boss stehen daneben, erschüttert, bedrückt, beklommen. Was macht Sorbas? Nach einer kurzen Weile beginnen seine Augen zu leuchten, seine Mundwinkel und Arme richten sich gen Himmel. Dann sagt er: »Hast du jemals erlebt, dass etwas so bildschön zusammenkracht?«

Danach gehen sie runter zum Strand – und beginnen zu tanzen.

Der Rest ist Geschichte.

Wenn ich diese Zeilen also nun hier zu Ende schreibe, in einem Moment der stillen Gedanken, dann fällt mir nur noch eine einzige Haltung ein, in der noch mehr Kraft steckt. Ein kleines Wort bringt diese Haltung, wie ich finde, ganz gut zum Ausdruck. Es ist ein kurzes, aber schönes Wort. Wir benutzen es oft und gehen in der Regel sehr leichtfüßig damit um. Allerdings braucht man ein bisschen, um den wahren Gehalt dieses Worts zu verstehen.

Nachdem sie unser Buch gelesen hatte, richtete eine Frau aus

Bergfelde bei Berlin dieses Wort in einem Brief an mich. Der Brief war von Hand geschrieben, in einer schönen, leicht geschwungenen Schrift, und er war von oben bis unten in Grün. An den Schluss hatte sie das Wort gesetzt. Ebenfalls in Grün und noch dazu in Großbuchstaben. Es ist das Wort, um das sich im Leben alles dreht, und ich kann es nur in noch größeren und noch grüneren Buchstaben erwidern.

Danke.

Verena Sam im Sommer 2021

Dank

Wir danken dem Leben und denen,
die es bereichern.

Bibliografie

Medizin

Das Handbuch gegen Krebs – Neues Wissen, neue Hoffnung, neue Therapien, hrsg. v. Sarah Majorczyk und über 60 Experten der Deutschen Krebsgesellschaft und der Deutschen Krebshilfe, ZS-Verlag, 2014.

Dempke, Wolfram: *Molekulare Therapie in der Hämatologie/ Onkologie*, Uni-Med Verlag, 2008.

Donnelly, L.: »By 2050 no one under 80 will be dying from cancer, study says«, in: *The Telegraph*, 14. Januar 2015.

Gutzmer, R., Strumberg, D.: »Risiko und Management von Nebenwirkungen zielgerichteter Therapien« in: *Der Onkologe, 19 (10)*: S. 863–869, 2013.

Institut für Qualität und Wirtschaftlichkeit im Gesundheitswesen (IQWiG) (Hrsg.): »Nutzen oder Schaden von Früherkennungsuntersuchungen«, in: *Gesundheitsinformation.de*, 2017.

Malvezzi, M., Carioli, G., Bertuccio, P., Boffetta, P., Levi, F., La Vecchia, C., Negri, E.: »European cancer mortality predictions for the year 2019 with focus on breast cancer«, in: *Annals of Oncology* 30 (5), S. 781–787, Mai 2019.

Tomasetti, C., Li, L., Vogelstein, B.: »Stem cell divisions, somatic mutations, cancer etiology, and cancer prevention«, in: *Science* 355 (6331), S. 1330–1334, 24. März 2017.

Verslype, C. et al.: »Rash as a marker for the efficacy of gemcitabine plus erlotinib-based therapy in pancreatic cancer: Results from the AViTA Study«, in: *Journal of Clinical Oncology*, 27 (15s), S. 4532–4535, 20 Mai 2009.

Ernährung

Aktories, K.: *Allgemeine und spezielle Pharmakologie und Toxikologie*, Elsevier/Urban und Fischer, München/Jena 2005.

Ambrosone, C. A. et al.: »Dietary supplement use during chemotherapy and survival outcomes of patients with breast cancer in a cooperative group clinical trail«, in *J Clin Oncol* 2019; JCO 1901203. doi:10.1200/JCO.19.01203.

»Association between sucrose intake and cancer: a review of the evidence«, in: *PMID*: 23834098

Aune, D. et al.: »Whole grain consumption and risk of cardiovascular disease, cancer, and all cause and cause specific mortality: systematic review and dose-response meta-analysis of prospective studies«, in: *BMJ*, 353: S. i2716, 14. Juni 2016.

Baudry, J. et al.: »Association of Frequency of Organic Food Consumption With Cancer Risk: Findings From the NutriNet-Santé Prospective Cohort Study«, in: *JAMA Intern Med*, 178 (12), S. 1597–1606, 1. Dezember 2018.

Bjelakovic, G. et al.: »Vitamin D supplementation for prevention of cancer in adults«, in: *Cochrane Database Syst Rev*, (6), 23. Juni 2014.

Blaheta, R. A., Nelson, K., Haferkamp, A., Juengel, E.: »Amygdalin, quackery or cure?«, in: *Phytomedicine*, 23 (4), S. 367–376, 15. April 2016.

Brandhorst, S., Longo, V. D.: »Fasting and caloric restriction in cancer prevention and treatment. Metabolism in Cancer«, in: Cramer, T., Schmitt C. A.: *Recent results in Cancer Research*, Springer 2016.

Bundesinstitut für Risikobewertung (BfR): *Zwei bittere Aprikosenkerne pro Tag sind für Erwachsene das Limit – Kinder sollten darauf verzichten*, Aktualisierte Stellungnahme Nr. 009/2015 des BfR vom 7. April 2015.

Bundesinstitut für Risikobewertung: Beta Carotin (www.bfr.bund.de)
De Groot, S. et al.: »The effects of short-term fasting on tolerance to (neo) adjuvant chemotherapy in HER2-negative breast cancer patients: a randomized pilot trial«, in: *BMC Cancer*, 15 (652), 2015.
Deutsches Krebsforschungszentrum: *Krebsinformationsdienst*, 2019.
Deutsches Krebsforschungszentrum, Krebsinformationsdienst: Ballaststoffe (darmkrebs.de)
Deutsches Krebsforschungszentrum: *Neuartige Infektionserreger aus Milch und Fleisch als Krebsrisikofaktoren*, Presseinformation vom 26. Februar 2019.
Dhillon, N., Aggarwal, B. B. et al.: »Phase II trial of curcumin in patients with advanced pancreatic cancer«, in: *Clin Cancer Res*, 14 (14), S. 4491–4499, 2008.
EFSA (European Food Safety Authority): »Acrylamid in Lebensmitteln«, Parma 2015.
El-Sohemy, A.: »Coffee and health: what we still don't know«, in: *The American Journal of Clinical Nutrition*, 109 (3), S. 489–490, 1. März 2019.
»Food and drug interactions«, hrgs. v. U. S. Food and Drug Administration, National Consumers League, 1998.
Frisoli, T. M., Schmieder, R. E., Grodzicki, T., Messerli, F. H.: »Salt and hypertension: is salt dietary reduction worth the effort?«, in: *Am J Med*, 125, S. 433–439, 2012.
Gates, M. A, Vitonis, A.F., Tworoger, S.S., Rosner, B., Titus-Ernstoff, L., Hankinson, S.E., Cramer, D.W.: »Flavonoid intake and ovarian cancer risk in a population-based case-control study«, in: *Int J Cancer*, 24 (8), S. 1918–1925, 15. April 2009.
»Green tea (Camellia sinensis) for the prevention of cancer«, in: *Cochrane Database of Systematic Reviews*, 3, Art. Nr.: CD005004, 2009.
Greenhalgh, K. et al.: »Integrated In Vitro and In Silico Modeling Delineates the Molecular Effects of a Symbiotic Regimen on

Colorectal-Cancer-Derived Cells«, in: *Cell Reports*, 27 (5), S. 1621–1632, 30. April 2019.

Gröber, U., Kisters, K.: »Vitamin D niemals ohne Vitamin K2«, in: *Schweizer Zeitschrift für Ernährungsmedizin*, 4/2018.

Gu, C. H., Li, H., Levons, J. et al.: »Predicting effect of food on extent of drug absorption based on physicochemical properties«, in: *Pharmaceutical Research*, 24 (6), S. 1118–1130, 2007.

Hamm, Michael: *Gib Krebs keine Chance*, Knaur, 2009.

Hedrén, E., Diaz, V., Svanberg, U.: »Estimation of carotenoid accessibility from carrots determined by an in vitro digestion method«, in: *Eur J Clin Nutr*, 56, S. 425–430, 2002.

Hoensch, H., Groh, B., Edler, L., Kirch, W.: »Prospective cohort comparison of flavonoid treatment in patients with resected colorectal cancer to prevent recurrence«, in: *World J Gastroenterol*, 14 (14), S. 2187–2193, 14. April 2008.

Hofmann, F., Bolm-Audorff, U.: »Krebs durch den Umgang mit Biostoffen«, in: *MMW – Fortschritte der Medizin*, 155, S. 73–75, 2013.

Hyder, S. et al.: *Breast Cancer Effectively Treated with Chemical Found in Celery, Parsley by MU Researchers*, Mai 2012.

Ide, H., Tokiwa, S. et al.: »Combined inhibitory effects of soy isoflavones and curcumin on the production of prostate-specific antigen«, in: *Prostate* 70 (10), S. 1127–1133, 2010.

Koerber, K. v., Männle, T., Leitzmann, C.: *Vollwert-Ernährung: Konzeption einer zeitgemäßen und nachhaltigen Ernährungsweise*, 11. Aufl., Haug, Stuttgart 2012.

Kooti, W., Daraei, N.: »A Review of the Antioxidant Activity of Celery (Apium graveolens L)«, in: *J Evid Based Complementary Altern Med*, 22 (4), S. 1029–1034, 2017.

Lorenz, M., Jochmann, N., von Krosigk, A. et al.: »Addition of milk prevents vascular protective effects of tea«, in: *European Heart Journal*, 28, S. 219–223, 2007.

Maalmi, H., Ordóñez-Mena, J. M., Schöttker, B., Brenner, H.: »Serum 25-hydroxyvitamin D levels and survival in colorectal and breast cancer patients: Systematic review and meta-analysis of prospective cohort studies«, in: *Eur J Cancer,* 50 (8), S. 1510–1521, Mai 2014.

»Dünger für die Magenschleimhaut«, in: *wissenschaft.de*, 9. Mai 2008.

Müller, Sibylle: »Sellerie – Entschlackt, heilt und schmeckt«, in: *Zentrum der Gesundheit*, 6. Dezember 2019.

Poff, A. M. et al.: »The Ketogenic Diet and Hyperbaric Oxygen Therapy Prolong Survival in Mice with Systemic Metastatic Cancer«, in: *PLoS One*, 8 (6), S. e65522, 5. Juni 2013.

Ralston, R. A., Truby, H., Palermo, C. E., Walker, K. Z.: »Colorectal cancer and nonfermented milk, solid cheese, and fermented milk consumption: a systematic review and meta-analysis of prospective studies«, in: *Crit Rev Food Sci Nutr*, 54 (9), S. 1167–1179, 2014.

Reynolds, A. et al.: »Carbohydrate quality and human health: a series of systematic reviews and meta-analyses«, in: *The Lancet*, 393 (10170), S. 434–445, 2. Februar 2019.

Schöttker, B., Jorde, R., Peasey, A. et al.: »On behalf of the Consortium on Health and Ageing: Network of cohorts in Europe and the United States (CHANCES): Vitamin D and mortality: Meta-analysis of individual participant data from a large consortium of cohort studies from Europe and the United States«, in: *British Medical Journal*, 348, S. g3656, 2014.

Schwingshackl, L., Schwedhelm, C., Hoffmann, G. et al.: »Food groups and risk of colorectal cancer«, in: *Int J Cancer*, 142 (9), S. 1748–1758, 1. Mai 2018.

Sørensen, J. M.: »Herb-drug, food-drug, nutrient-drug, and drug-drug interactions: mechanisms involved and their medical implications«, in: *J Alternative Complementary medicine*, 8 (3), S. 293–308, Juni 2002.

WCRF-Report: »Empfehlungen zur Krebsprävention (2007)«, in: *forum.ernährung heute*, März 2008.

WCRF/AICR (World Cancer Research Fund & American Institute for Cancer Research): *Food, Nutrition, Physical Activity and the*

Prevention of Cancer: A Global Perspective, Washington D. C. 2007.

WCRF/AICR: *WCRF/AICR Systematic Literature Review – Continuous Update Project Report – The Associations between Food, Nutrition and Physical Activity and the Risk of Ovarian Cancer*, 2013.

Wei, M. et al.: »Fasting-mimicking diet and markers/risk factors for aging, diabetes, cancer, and cardiovascular disease«, in: *Science Translational Medicine*, 9 (377), Februar 2017.

Wunderer, H.: »Wechselwirkungen: Nicht jeder Arzneistoff verträgt Grapefruitsaft«, in: *Pharm. Ztg.*, 143, S. 2467–2478, 1998.

Zeeb, H., Greinert, R.: »The Role of Vitamin D in Cancer Prevention: does UV Protection Conflict With the Need to Raise Low Lewels of Vitamin D?«, in: *Deutsches Ärzteblatt Int*, 107 (37), S. 638–643, September 2010.

Bewegung

Ashcraft, K. A. et al.: »Exercise as Adjunct Therapy in Cancer«, in: *Semin Radiat Oncol*, 29 (1), S. 16–24, Januar 2019.

Bischoff, Alexandra: »Sogar Patienten mit Knochenmetastasen profitieren von einer Sporttherapie«, in: *Medical Tribune*, 30. Januar 2019.

DKFZ, Deutsches Krebsforschungszentrum, Krebsinformationsdienst: *Bewegung und Sport bei Krebs*, 2018.

Gould, D. W. et al.: »Cancer cachexia prevention via physical exercise: molecular mechanisms«, in: *J Cachexia Sarcopenia Muscle*, 4 (2), S. 111–124, Juni 2013.

Heinicke, V., Halle, M.: »Drei Highlights aus der Sportmedizin, Fall 3 – Sporttherapie bei Knochenmetastasen«, in: *Bayerisches Ärzteblatt*, 14. November 2018.

Hofmann-Aßmus, Marion: »Weniger Krebs durch Sport«, in: *Pharmazeutische Zeitung*, 27. Juli 2015.

Horneber, M. et al.: »Cancer-Related Fatigue«, in: *Deutsches Ärzteblatt international*, 109 (9), S. 161–172. März 2012.
Irwin, M. L. et al.: »Effect of the Livestrong at the YMCA exercise program on physical activity, fitness, quality of life, and fatigue in cancer survivors«, in: *Cancer*, 123 (7), S. 1249–1258, 28. November 2016.
Krebsverband Baden-Württemberg e.V. und NCT Heidelberg (Hrsg.): *Sport, Bewegung und Krebs – Ein Ratgeber für mehr Sport im Leben auch vor oder mit Krebs*, 5. Aufl., April 2018.
Lindholm, M. E. et al.: »An integrative analysis reveals coordinated reprogramming of the epigenome and the transcriptome in human sceletal muscle after training«, in: *Epigenetics*, 9 (12): S. 1557–1569, 7. Dezember 2014.
Otto, Sandra: *Mein Lauf ins Leben – Sport als Rettungsanker nach der Krebsdiagnose*, Meyer & Meyer Verlag, 2018.
Scott, J. M. et al.: »Efficacy of Exercise Therapy on Cardiorespiratory Fitness in Patients With Cancer: A Systematic Review and Meta-Analysis«, in: *J Clin Oncol*, 36 (22), S. 2297–2305, August 2018.
Wieber, F., Thürmer, J. L., Gollwitzer, P. M.: »Promoting the translation of intentions into action by implementation intentions: Behavioral effects and physiological correlates«, in: *Frontiers in Human Neuroscience*, 9, S. 395, 2015.

Batty, G. D. et al.: »Psychological distress in relation to site specific cancer mortality: pooling of unpublished data from 16 prospective cohort studies«, in: *BMJ*, 356, S. j108, 25. Januar 2017.

Deng, G. E. et al.: »Evidence-based clinical practice guidelines for integrative oncology: complementary therapies and botanicals«, in: *J Soc Integr Oncol*, 7 (3), S. 85–120, 2009.

Dorfmüller, Monika, Dietzfelbinger, Hermann (Hrsg.): *Psychoonkologie: Diagnostik – Methoden – Therapieverfahren*, Urban & Fischer Verlag, München 2009.

Jacobson, E: *Entspannung als Therapie. Progressive Relaxation in Theorie und Praxis*, 3. Aufl., Pfeiffer Verlag, München 1996.

Krebs und Sport: Regeneration und Stärkung für Körper – Seele – Geist, Informationen und praktische Ratschläge zum Thema Bewegung bei und nach Krebstherapie, hrsg. von der Bayerischen Krebsgesellschaft. 4. Auflage, September 2014.

Lübbert, K. et al.: »The effectiveness of relaxation training in reducing treatment-related symptoms and improving emotional adjustment in acute non-surgical cancer treatment: a meta-analytical review«, in: *Psychooncology*, 10 (6), S. 490–502, 2001.

Mayer, K.C.: *Progressive Muskelentspannung – Jacobson Entspannungstraining – oder Progressive Muskelrelaxation (PMR).*

Michalsen, Andreas: *Heilen mit der Kraft der Natur. Meine Erfahrung aus Praxis und Forschung. Was wirklich hilft*, Insel Verlag, Frankfurt 2017.

Michalsen, Andreas: *Mit Ernährung heilen – Besser essen. Einfach fasten. Länger leben*, Insel Verlag, Frankfurt 2019.

S3-Leitlinie: *Psychoonkologische Diagnostik, Beratung und Behand-*

lung von erwachsenen Krebspatienten, Langversion 1.1, AWMF-Registernummer: 032/051OL, 2014.

Schmauser, C. et al.: »Einfluss des Qigong auf die Lebensqualität onkologischer Patienten«, in: *Forum*, 27 (4), S. 287–291, 2012.

Institutionen

Deutsche Krebshilfe e.V.
Deutsches Krebsforschungszentrum
Nationales Centrum für Tumorerkrankungen
Robert-Koch-Institut
Universitätsklinikum Hamburg-Eppendorf
Zentrum für Krebsregisterdaten des Robert-Koch-Instituts

Register

Leserstimmen

Auszüge aus Leserzuschriften und Rezensionen:

»Unbedingt empfehlenswert!«

rbb »ZIBB«

»Ein ganz toller Kompass für Betroffene und Angehörige. Das gab es bisher so gut noch nicht.«

Angela

»Sehr einfühlsamer Mutmacher nicht nur für Krebspatienten und deren Angehörige.«

Aus einer Rezension des Hörbuchs

»Super hilfreich sind für mich auch die vielen, vielen Fakten und das Wissen, das ihr in eurem Buch vermittelt. Ich selbst hätten gar nicht die Kontakte und die Möglichkeiten, all die Studien zu lesen und zu sichten. Euer Buch ist eine super Sammlung von kompaktem Wissen. Tausend, tausend Dank dafür!«

Sonja T.

»Eine große Navigationshilfe!«

Helga und Helmut G.

»Euer Buch hat uns dabei geholfen, unsere eigene stets positive Haltung im Umgang mit einer als aussichtslos definierten Situation zu bewahren und die gemeinsame Zeit als ein ganz besonderes Geschenk zu betrachten. Danke!«

Susann S.

»Äußerst ermutigend und überaus hilfreich. Wie sehr die beiden Autoren nach der vernichtenden Diagnose zusammenwachsen, sich gegenseitig stützen und ihre Probleme mit einer unglaublich positiven Einstellung angehen, hat mich sehr berührt.«

Adrian L.

»Nichts weniger als einen Paradigmenwechsel befeuern die beiden in ihrem Buch, das neben Ernährungstipps und Psychotipps auch einen Überblick zum neuesten Stand der Wissenschaft gibt.«

Berliner Zeitung

»Das Buch motiviert mich, meinen Lifestyle hinsichtlich Ernährung und Bewegung endlich zu ändern. … Ich habe bereits angefangen, mich mehr zu bewegen und besser zu ernähren. Ich bin bereit für diesen langen und vielleicht steinigen Weg. Ich fühle mich ermächtig, dem Krebs den Kampf anzusagen. Mein Dank an Verena und Achim, die ihre wertvollen Erfahrungen und Recherchen nicht für sich behalten, sondern mit diesem Buch geteilt haben.«

Marion M.

»Ein wunderbares Buch, unglaublich toll geschrieben, voller Informationen und – ganz wichtig – voller Leben.«

AL

»Dieses Buch ist kein reines Sach- oder Präventionsbuch. Es ist ein komplexes Überlebensbuch. Für die Betroffenen in allererster Linie, aber auch für Ärzte und das Klinikpersonal und besonders auch für Angehörige, Partner, Freunde und das gesamte Umfeld.«

Anonym

»Sehr klug, sehr kompetent und sehr weise. Dringende Empfehlung.«

Aus einer Rezension des Hörbuchs

»Ein sprachgewaltiges ›Überlebensbuch‹, geschildert aus zwei Perspektiven – aus Verenas und Achims – und zugleich ein Ratgeber, der Informationen, wertvolle Tipps und Expertenbeiträge liefert.«

Münchner Merkur

»Der Perspektivwechsel macht dieses ›Überlebensbuch‹ so hilfreich – nicht nur für Patienten.«

tz